LEÇONS CLINIQUES

SUR LES

TÆNIAS DE L'HOMME

PAR

L.-J.-B. BÉRENGER-FÉRAUD

DIRECTEUR DU SERVICE DE SANTÉ DE LA MARINE ET DE L'ÉCOLE

DE MÉDECINE NAVALE DE TOULON

MEMBRE CORRESPONDANT DE L'ACADÉMIE DE MÉDECINE

AVEC CINQUANTE FIGURES DANS LE TEXTE

PARIS

OCTAVE DOIN, ÉDITEUR

8, PLACE DE L'ODÉON, 8

1888

MME

LEÇONS CLINIQUES

SUR LES

TÆNIAS DE L'HOMME

OUVRAGES PUBLIÉS PAR L'AUTEUR

Traité de l'Immobilisation directe des fragments dans les fractures et les résections, in-8°, 750 pages et 102 figures, Paris, Delahaye, 1869. Ouvrage récompensé par l'Institut (Académie des sciences).

Traité des Fractures non consolidées ou pseudarthroses, in-8°, 700 pages et 102 figures, Paris, Delahaye, 1871. Récompensé par l'Académie de médecine.

De la Fièvre mélanurique au Sénégal, in-8°, 460 pages, Paris, Delahaye, 1873. Récompensé par l'Institut (Académie des sciences).

De la Fièvre jaune au Sénégal. in-8°, 460 pages, Paris, Delahaye, 1874: Récompensé par l'Académie de médecine.

Traité clinique des Maladies des Européens au Sénégal, 2 vol. in-8°, de 600 pages, avec tableaux et une carte, Paris, Delahaye, 1875-77. Récompensé par l'Institut (Académie des sciences).

De la Fièvre bilieuse, inflammatoire, aux Antilles, in-8°, Paris, Delahaye, 1878. Récompensé par l'Institut (même récompense que le précédent ouvrage).

De la Fièvre jaune à la Martinique, in-8°, 460 pages, Paris, Delahaye, 1878. Récompensé par l'Institut (Académie des sciences).

Traité clinique des Maladies des Européens aux Antilles (Martinique), 2 vol. in-8°, 600 pages, avec tableaux et une carte, Paris, O. Doin, 1881. Récompensé par l'Institut (même récompense que le précédent ouvrage).

Les Peuplades de la Sénégambie (histoire, ethnographie, mœurs et coutumes, légendes, etc., etc.), in 8°, 420 pages, Paris, Ernest Leroux, 1880.

Saint-Mandrier près Toulon (contribution à l'histoire de la localité et de l'hôpital maritime), in-8°, 524 pages, avec dessins, plans, cartes, etc., etc., Paris, Ernest Leroux, 1881.

Traité théorique et clinique de la dysenterie, in-8°, 795 pages, Paris, O. Doin, 1883.

La Race provençale, au point de vue de ses origines, in-8°, 420 pages, Paris, O. Doin, 1884.

LEÇONS CLINIQUES

SUR LES

TÆNIAS DE L'HOMME

PAR

L.-J.-B. BÉRENGER-FÉRAUD

DIRECTEUR DU SERVICE DE SANTÉ DE LA MARINE ET DE L'ÉCOLE

DE MÉDECINE NAVALE DE TOULON

MEMBRE CORRESPONDANT DE L'ACADÉMIE DE MÉDECINE

———

AVEC CINQUANTE FIGURES DANS LE TEXTE

———

PARIS

OCTAVE DOIN, ÉDITEUR

8, PLACE DE L'ODÉON, 8

1888

TOULON. — IMPRIMERIE DU VAR

Angle des rues Picot et d'Antrechaus.

A M. LE BARON H. LARREY

MEMBRE DE L'INSTITUT (ACADÉMIE DES SCIENCES)

DE L'ACADÉMIE DE MÉDECINE ET DU CONSEIL D'HYGIÈNE PUBLIQUE

GRAND OFFICIER DE LA LÉGION D'HONNEUR

ANCIEN INSPECTEUR GÉNÉRAL ET PRÉSIDENT DU CONSEIL DE SANTÉ DES ARMÉES

ANCIEN DÉPUTÉ, ETC., ETC.

Hommage d'affection et de respectueuse reconnaissance.

BÉRENGER-FÉRAUD.

INTRODUCTION

Rien ne paraît, de prime-abord, plus simple que la question du tænia, quand on commence à étudier, soit la nosologie, soit la thérapeutique de ce parasite ; et, cependant, dès qu'on veut l'approfondir quelque peu, pour se faire une opinion solide, on ne tarde pas à constater que tout est difficulté et obscurité, là où l'on croyait n'avoir que des détails clairs et simples à examiner.

On sait bien, et sans grand effort de mémoire, que les vers plats, de l'intestin de l'homme, désignés sous le nom générique de *tænia,* se rangent en deux catégories : les tænias proprement dits et le bothriocéphale. On a bien appris, dès le début, que les tænias proprement dits se partagent en tænia armé et en tænia inerme ; que le tænia armé provient du porc, tandis que l'inerme est fourni par le bœuf ; enfin, que le bothriocéphale nous est donné par certains poissons. Mais, si on veut se rendre un compte exact des divers détails afférents à ces propositions, on se sent arrêté, dès le premier pas, par des obscurités, des doutes, et, même des incompatibilités, qui indiquent, d'une manière formelle, que nos connaissances sont encore très imparfaites sur ce point.

Intentionnellement, je ne parle pas de l'histoire naturelle des tænias ; il me suffit de dire, qu'après des travaux innombrables, accumulés par trois siècles d'observations, les zoologistes disent encore, de nos jours, que nos connaissances, au sujet de leur biologie, sont fragmentaires, et consistent en une série de faits qui ne sont pas, jusqu'ici, reliés les uns aux autres par des liens suffisants.

Si nous parlons de la nosologie, nous voyons, dans les livres, que, dans certains cas, ces vers sont restés inaperçus, chez un sujet, pendant sa vie entière; tandis, au contraire, que dans d'autres, ils ont été la cause de phénomènes morbides les plus divers, tant sous le rapport de la nature que sous celui de la gravité.

Enfin, si nous nous occupons de la thérapeutique, nous constatons que, tandis que cent substances différentes ont été présentées, tour à tour, comme des tænifuges infaillibles, il a été, parfois, impossible de chasser le tænia, malgré les efforts les mieux combinés, quoiqu'on s'y fût repris à dix, à vingt fois, avec les médicaments les plus renommés dans le moment.

Bref, cette question des tænias, qui paraît si simple, au début, est hérissée de difficultés; on peut avancer même, que, pendant bien longtemps encore, mille points de l'histoire naturelle, de la nosologie et de la thérapeutique de ces tænias, seront pour nous des énigmes, malgré les travaux dont ils sont l'objet, depuis presque l'origine même de la médecine.

Pour ma part, j'ai été si complètement pénétré de cela, que c'est peut-être à ces obscurités, que je dois de m'être occupé du tænia, pendant une bonne partie de ma carrière médicale. Assurément, mieux armé aujourd'hui qu'en 1865, lorsque je soignai le premier malade atteint de tænia, je sens aussi, mieux aujourd'hui qu'alors, l'étendue de tout ce que je ne sais pas, touchant cette petite partie de la pathologie.

C'était, ai-je dit, en 1865, que je soignai mon premier malade. Nous étions sur les bords du lac de Genève, et, tandis que je cherchais à me remémorer les caractères du tænia armé, je me trouvais en présence d'un bothriocéphale. Je crus qu'il suffisait de prescrire la graine de courge, pour obtenir une guérison certaine. Or, malgré l'expulsion d'une grande longueur du ver, trois mois après, le sujet n'était pas plus avancé que le premier jour.

Sans doute, en travaillant la question des tænias plus à fond que je ne l'avais d'abord cru nécessaire, j'appris bientôt à différencier le bothriocéphale du tænia proprement dit. Je retins le nom de vingt tænifuges différents, qu'on affirmait être d'une efficacité certaine; mais, je n'étais pas au bout de mes étonnements.

En effet, appelé par les hasards du service dans notre colonie du Sénégal, je me trouvai en présence de maintes difficultés nouvelles. Ce n'était plus au bothriocéphale, mais bien au tænia que j'avais affaire alors ; seulement, à une époque où le cysticerque ladrique du porc et le tænia armé étaient à peu près uniquement mis en cause, la plupart de mes malades, appartenant à la religion musulmane, n'avaient jamais fait usage de la viande de porc, proscrite par le Coran.

Par ailleurs, je donnais avec un insuccès presque semblable : le cousso, l'éther, la térébenthine, voire même l'écorce du grenadier. Tel sujet que je croyais guéri, me montrait de nouveau des cucurbitins, quelques mois après. Tel autre, qui me paraissait ne pas avoir été débarrassé de son parasite, n'en ressentait plus les effets.

C'est dans ces conditions, que je fus placé à la tête du grand hôpital de Saint-Mandrier. Plus de cent individus atteints du tænia, y passaient chaque année; le grenadier poussait spontanément dans les jardins du voisinage, j'avais autour de moi, des médecins et des chimistes, aussi zélés qu'instruits. Je pensai que le moment était bien choisi, pour compléter mon instruction touchant le tænia.

Mes savants amis, le professeur Heckel, et le docteur Dumas, de Cette, venaient depuis peu, d'étudier le principe actif, de la graine de courge. M. Marty, du service de santé militaire, avait appelé l'attention, sur l'efficacité relative de la tige et de la racine du grenadier; le professeur Laboulbène, venait de faire à la Société des hôpitaux de Paris, sa remarquable communication sur les helminthes de l'homme (*Bull. gén. de thér*, t. XCII, p. 385); l'occasion était propice, on le voit.

D'abord, j'entrepris d'étudier la valeur comparative des divers tænifuges, dont on trouve la longue énumération dans les traités de thérapeutique : depuis l'écorce de mûrier, jusqu'à l'eucalyptus, en passant par l'ail, la térébenthine et le cousso, ou la noix de coco et le kamala.

Ensuite, m'occupant du grenadier, avec le soin tout spécial que justifie son action, je recherchai l'activité comparative des diverses parties du végétal : racine, tige, branches, feuilles, fleurs, fruits; j'essayai des écorces fraîches, sèches, provenant d'arbres vigoureux ou malingres, jeunes ou vieux.

Une fois fixé sur la partie du végétal, qui donne les meilleurs résultats, je priai mon excellent ami, M. Porte, pharmacien principal de la marine, de chercher à isoler son principe actif : « Faisons, lui disais-je, ce qui a été fait pour le quinquina; obtenons, si c'est possible, une substance qui soit

à l'écorce de grenadier, ce que la quinine est à celle
du perou. »

M. Porte se mit à l'œuvre, et nous en étions
encore à la période d'essai, lorsque je vis dans les
comptes rendus de l'Académie des sciences, que
M. Tanret venait d'isoler la pelletiérine de l'écorce
du grenadier.

Sans plus tarder, je me mis en relation avec
M. Tanret, et tandis que mon savant ami Dujardin-
Beaumetz faisait des expériences, qui resteront
dans l'histoire de la science, sur l'action physiologique, et les diverses applications thérapeutiques
de la pelletiérine, j'entrepris, de mon côté, d'étudier
son action tænifuge.

Comme j'ai eu l'occasion de le dire à diverses
reprises, les hôpitaux de la Marine, sont des mines
admirablement fécondes, le nombre des observations qu'on peut y récolter, est très considérable.
Je dois ajouter que j'ai utilisé de ces mines, le filon
du tænia, aussi complètement que j'ai pu.

C'est ainsi que non-seulement je recueillis maintes observations personnelles, mais encore que
j'analysai celles qui avaient été récoltées pendant
vingt ans, dans l'hôpital Saint-Mandrier, ce qui me
donna des renseignements précis, sur plus de
mille faits bien spécifiés, de tænia.

Plus tard, les obligations de mon service militaire m'appelèrent à Cherbourg, puis à Lorient,
puis de nouveau à Toulon, et j'eus ainsi la possibilité de consulter les archives de ces ports. Grâce
au concours de quelques-uns de mes élèves, les
mêmes recherches furent faites à Brest et à Rochefort. De sorte, que j'ai pu baser mon travail sur les
observations du tænia, dans nos cinq ports militaires, pendant une période de vingt-cinq années. Or,
il faut savoir que, de 1860 à la fin de 1884, il est

entré dans les hôpitaux maritimes de ces cinq ports, 696,487 malades, parmi lesquels 2,782 étaient atteints du tænia.

Pendant ce temps, je feuilletais, dans les bibliothèques de nos hôpitaux maritimes, ce qu'elles avaient d'écrits sur les vers plats de l'intestin de l'homme.

En outre, dans ma position de chef de service il me fut facile de décider que tous les tænias que présenteraient les marins et soldats, reçus dans les hôpitaux, de mon ressort, seraient placés dans une salle à part, où, avec mon chef de clinique, M. le docteur Cotte, j'ai pu me livrer à des recherches prolongées, sur certaines particularités comme le nombre, la longueur, le poids, les variétés des tænias humains, sur les symptômes réactionnels qu'ils entraînent, etc., etc.

J'ajouterai qu'en même temps, je pouvais entreprendre, sur une vaste échelle, des expériences comparatives, sur la valeur thérapeutique du grand nombre de médicaments tænifuges, ou réputés tels : fougère, cousso, graine de courge, kamala, éther, térébenthine, étain, etc., etc.

Ces leçons sont purement cliniques, elles sont destinées aux médecins et non aux naturalistes ; je dois le dire sans tarder, pour bien fixer les idées sur la nature et la portée de ce livre. En effet, pour ce qui est de l'histoire naturelle, je n'ai fait que résumer les théorisations qui ont cours actuellement, touchant la biologie des tænias ; n'apportant rien de nouveau aux connaissances acquises déjà. Si ce n'est, cependant, ce qui regarde la clinique : leur longueur, leur poids, leur nombre, etc., etc.

En revanche, j'ai cherché à étudier la nosologie et la thérapeutique des tænias d'une manière plus complète, que ne l'avaient fait nos prédécesseurs.

En ce qui concerne la nosologie, tant pour la distribution géographique des tænias que pour certains détails, tels que le moment de l'année où on observe le plus de malades atteints du parasite, la question de savoir si on trouve des tænias dans les autopsies, si l'expulsion spontanée s'observe souvent, si le ver peut être expulsé par la bouche, l'urèthre, un abcès, une fistule, etc., etc., j'ai essayé de réunir, en un ensemble coordonné, les divers faits restés jusque là dans la science, épars et sans liaison entre eux.

D'autre part, j'ai analysé ces faits curieux qui ont été cités, çà et là, touchant les phénomènes, symptomatiques ou réactionnels, qu'on a pu attribuer à la présence du tænia dans l'intestin, afin de déterminer ce que le médecin peut en déduire pour la connaissance de la maladie.

Mais, c'est surtout à la question de la thérapeutique que j'ai essayé d'apporter tous mes soins. J'ai d'abord cherché à expérimenter un assez grand nombre de tænifuges, et, mettant à profit mes recherches précédentes, touchant l'efficacité des diverses parties du grenadier, de son principe actif, de diverses préparations de fougère mâle, récoltée dans tel ou tel pays, j'ai entrepris de déterminer, d'après les mêmes errements, l'action de la graine de courge, du kamala, etc., etc.

Puis, j'ai essayé de colliger les méthodes si diverses de traitement du tænia qui ont été conseillées dans le courant du siècle dernier et au commencement de celui-ci, ce qui m'a entraîné à rechercher la valeur réelle d'un grand nombre de substances décorées du nom de tænifuges par nos prédécesseurs.

A propos de l'action tænifuge des diverses substances, que j'ai étudiées, une chose frappera le lecteur : c'est le faible nombre de succès que j'ai considéré comme démontrés. Le chiffre des succès est assurément beaucoup moindre dans mon livre que dans les divers travaux publiés sur la thérapeutique du tænia, et c'est au point que je dois m'expliquer là-dessus. La raison en est en ceci : que j'ai toujours porté, sans hésitation, au nombre des insuccès, tous les cas où la présence de la tête du ver n'avait pas été bien clairement constatée. Or, un certain nombre de fois tant, dans les observations que j'ai consultées dans les livres, que dans les feuilles de clinique des hôpitaux de la Marine, on avait oublié de consigner ce renseignement important ; d'autres fois, aussi, l'investigation n'avait pas été faite avec un soin suffisant.

C'est intentionnellement que je suis resté ainsi, en dessous de la vérité. Comme je l'ai dit tant de fois déjà, dans les divers mémoires que j'ai publiés sur les tænias de l'homme : en fait de médication tænifuge, on inscrit si souvent que le résultat a été bon, parce qu'il est sorti une certaine longueur du ver, alors cependant que la portion rétrécie, et la tête surtout, est restée dans l'intestin, c'est-à-dire, qu'en réalité, l'insuccès est manifeste, que j'ai préféré rester très loin en deçà, plutôt que de dépasser, n'eût-ce été que de fort peu, le chiffre des succès.

C'est assurément parce qu'on a été trop souvent porté à considérer l'expulsion comme complète alors que la tête de l'animal était restée dans l'intestin, c'est-à-dire que la tentative d'expulsion avait échoué, que la thérapeutique a été encombrée d'un si grand nombre de prétendus tænifuges.

Il est grand temps, je crois, de réagir contre

cette tendance, car, quoique le tænia n'entraîne
pas de grandes incommodités, le plus souvent, il
n'en est pas moins vrai, qu'à mesure que la fréquence augmente, il est plus urgent de connaître
le moyen réellement efficace de l'expulser, et il
faut recourir aux tænifuges réels, au lieu de se
contenter des douteux ou impuissants, qui sont en
majorité dans les formulaires et les livres de
matière médicale.

Ma sévérité, qu'on me passe le mot, dans l'appréciation de l'action thérapeutique des divers
médicaments réputés tænifuges, est une des choses
caractéristiques de mon étude. Je crois avoir, ainsi,
été mieux inspiré que si je m'étais laissé aller à
un optimisme, qui, trop souvent, a entraîné les
observateurs à des appréciations erronées. Les praticiens, comme les malades, préféreront, je crois,
la marche que j'ai adoptée, car elle a au moins
l'avantage de ne pas promettre, quand elle parle
de l'action de tel ou tel médicament, pour l'expulsion totale du tænia, plus que ce que la réalité ne
comporte. Dans le traitement du tænia, il vaut
mieux exposer les intéressés à une surprise agréable qu'à une déception.

Je ne saurais terminer cette introduction sans
adresser mes remercîments à diverses personnes,
qui m'ont aidé dans l'accomplissement de mon
étude clinique sur les tænias de l'homme.

Et, d'abord, c'est mon savant ami, le docteur
Dujardin-Beaumetz, que je dois citer.

M. le professeur Laboulbène et M. le professeur
De Lannessan ont bien voulu, à la sollicitation de
mon sympathique ami, M. l'éditeur O. Doin, mettre à ma disposition les gravures de leurs ouvrages
sur le tænia. Grâce à eux, mon livre a pu s'enrichir du grand nombre de figures qu'il contient,

et qui rendra maints passages de ses descriptions plus faciles à suivre pour le lecteur.

Je dois adresser aussi des remercîments à M. Tanret, qui a bien voulu me fournir maintes indications sur la pelletiérine, à l'époque où j'ai commencé mes recherches sur le principe actif du grenadier ; et à mon affectionné camarade, le docteur Doué, pharmacien en chef de la Marine, qui m'a aidé de son savant concours, lorsque j'ai étudié l'action de la fougère mâle de Normandie, de Bretagne et du Jura.

Je ne saurais oublier de remercier aussi le docteur Cotte, médecin de la Marine, mon chef de clinique et mon secrétaire, qui, cette fois comme d'habitude, a mis à ma disposition son empressement affectueux, et sa sagacité médicale de premier ordre.

Enfin, j'adresse aussi l'expression de ma gratitude à M. le docteur Baret, médecin de deuxième classe de la Marine, dont j'ai eu, maintes fois, l'occasion de réclamer le zèle, pour la correction des épreuves de ce livre.

Dans ces leçons cliniques, j'ai cherché à faire de mon mieux, pour présenter, d'une manière claire et méthodique, la question des tænias de l'homme, dans l'état actuel de nos connaissances médicales. Ceux qui auront la patience de suivre mon exposition diront si j'ai réussi.

Hôpital maritime de Toulon. — Janvier 1888.

LEÇONS CLINIQUES

TÆNIAS DE L'HOMME

PREMIÈRE LEÇON

HISTORIQUE — SYNONYMIE. — ÉNUMÉRATION ET CLASSIFICATION

HISTORIQUE

Quand on veut étudier l'histoire de nos connaissances touchant les tænias de l'homme, il faut remonter à la plus haute antiquité, car on rencontre déjà des notions sur leur existence, dans les livres Hippocratiques.

Néanmoins, tout en signalant la nécessité de recourir à ces sources si éloignées, il ne faut pas oublier de constater, tout d'abord, que la question de ces helminthes n'a guère commencé à être ébauchée, d'une manière quelque peu profitable, que depuis trois siècles environ ; et même que, malgré les progrès considérables qu'elle a faits dans le courant de celui-ci, elle est loin, encore, d'être éclairée, à l'heure présente, d'un jour suffisamment satisfaisant, dans nombre de ses parties.

On a dit, avec raison, que nul autre animal n'avait donné lieu à tant de discussions, et n'avait été l'objet de tant d'hypothèses, d'opinions différentes ; n'avait, en un mot, subi tant de vicissitudes dans son histoire. En effet, son animalité même, admise et niée tour à tour, avait plus d'une fois été révoquée en doute, au moment où on pensait, cependant, qu'elle ne devait plus être en discussion.

Dans les conditions où je me trouve placé ici, c'est-à-dire ayant pour objectif de faire une étude clinique et thérapeutique, et non une œuvre zoologique; en d'autres termes, voulant étudier le tænia en médecin et non en naturaliste, je n'entrerai pas dans de longues considérations touchant ce que les anciens ont su, ou ont cru savoir, suivant le moment, touchant les tænias. Je renvoie ceux qui voudraient avoir des indications plus détaillées sur ce point, au remarquable livre de Davaine, qui a traité magistralement la question.

Donc, il me suffira de dire qu'Hippocrate, Aristote, Galien, Celse, etc., etc., savaient que l'homme peut être atteint du tænia; j'ajouterai que, pour eux déjà, ce tænia était un organisme bien défini, auquel on ne devait pas dénier une animalité propre.

Mais ces données, d'ailleurs très fragiles, s'obscurcirent bientôt, et, après avoir été relativement plus avancée, la question fit un pas rétrograde. Si bien, qu'on se demanda plus d'une fois si, au lieu d'être de véritables animaux, ces tænias n'étaient pas des productions spéciales de l'intestin, des excrétions ne possédant pas une vie propre et une existence déterminée.

Les médecins Grecs, les Arabes, eurent des idées tout à fait inexactes touchant les tænias. Leurs descriptions obscures, et souvent contradictoires, portent à penser qu'ils considéraient les cucurbitins comme des vers distincts les uns des autres. Le tænia n'était, pour eux, qu'une sorte de membrane, de poche, de gaîne sécrétée par l'intestin, pour les contenir jusqu'au moment où ils étaient mis en liberté.

Cette opinion continua à être en faveur pendant toute cette période si obscure qu'on appelle le moyen âge, car on la trouve rééditée, sans grands changements, par Pietro d'Albano, vers l'an 1250; par Arnaud de Villeneuve, au commencement du XIVe siècle. Il faut arriver au XVIIe siècle pour voir la question faire un pas vers le progrès.

Ce pas fut dû à Félix Plater, qui, en 1602, donnant à l'observation une petite place, à côté des interminables théorisations qui avaient trop longtemps obscurci la discussion, commença à distinguer le tænia proprement dit du bothriocéphale.

Ce bothriocéphale avait bien déjà été vu par Thadéus Dunus, en 1571 (*Miscell. de re med.* cap. xv). Mais Dunus ne l'avait pas suffisamment différencié du tænia, de sorte que la constatation était restée entièrement stérile. Même chose à dire pour Gaspard Wolphius, qui avait certainement rencontré le bothriocéphale chez un enfant en bas âge, vers la fin du XVIᵉ siècle, sans faire ressortir, comme il faut, les particularités qui le séparent du tænia. La distinction faite par Plater fut, sans doute, un événement heureux; car, tout en appelant le bothriocéphale *tænia prima*, et le tænia proprement dit *tænia secunda*, elle les différencia d'une manière assez catégorique pour que la confusion ne fût, désormais, plus possible. Cependant, nous devons ajouter que la description qu'il en fit, était encore trop imparfaite, pour n'avoir pas besoin d'être reprise en sous-œuvre.

En 1698, Spigel, qui écrivait probablement sans connaître les travaux de Plater, reconnut et constata aussi la différence qu'il y a entre le tænia proprement dit et le bothriocéphale; mais sa description, également incomplète, ne pouvait guère faire avancer la science. Ce ne fut que près d'un siècle plus tard, qu'un nouveau pas sérieux put être fait dans la voie de nos connaissances sur le point dont nous parlons.

Il fut fait cette fois par Nicolas Andry, qui, en 1714, établit d'une manière parfaitement claire, dans la seconde édition de son traité de la génération des vers, la différence qu'il y a entre le tænia proprement dit et le bothriocéphale. « Il y a deux sortes de tænias, dit-il, l'un a le long du milieu du corps, en dedans, une espèce d'épine qui s'étend d'un bout jusqu'à l'autre....., l'autre n'a point cette épine, mais on y remarque, au bord, après chaque article, une espèce de mamelon au bout duquel paraît une ouverture, dans laquelle on discerne un vaisseau bleuâtre qui traverse la moitié de la largeur du corps. L'un et l'autre ont la tête ronde et un cou extrêmement mince. » (*loc. cit.* p. 73.)

La description des deux vers que donnait Andry, était assez claire et assez précise, pour empêcher désormais toute méprise; et, d'ailleurs, elle fut complétée par Ch. Bonnet de Genève qui, dans sa dissertation sur le tænia, insérée dans les mémoires des savants étrangers, de l'Académie des sciences, de 1750 (T. I, p. 477), consacra les idées de Nicolas Andry, en faisant remarquer que le tænia a des anneaux beaucoup plus longs que le bothriocéphale. Bonnet proposa de se baser sur ce caractère pour appeler le tænia (c'est du tænia armé qu'il parlait) le *tænia à anneaux longs*. Le bothriocéphale devait alors s'appeler d'après lui le *tænia à anneaux courts*.

N'oublions pas de signaler en passant, qu'entre Andry et Bonnet, Dionis fut sur le point de faire admettre une erreur manifeste : ayant rencontré, comme cela arrive quelquefois, et comme l'avaient rencontré Sérapion, Arnaud de Villeneuve, etc., etc., un ver entouré accidentellement de mucus intestinal assez concret, il crut avoir découvert une nouvelle espèce de tænia qu'il appela le *tænia à enveloppe*. Mais, heureusement, les conséquences de cette idée fausse furent nulles, parce qu'elle n'eut qu'un retentissement passager et très limité.

Goëze, en 1782, différencia le tænia inerme du tænia armé, appelant le premier du nom de *tænia cucurbitana grandis sagitana*. Voici d'ailleurs le passage de son travail qui l'établit d'une manière bien explicite : « Je connais et je possède deux espèces de tænias intestinaux ; la première est la grande, ayant de longs articles épais et gros que je veux appeler *tænia cucurbitana grandis saginata*. La seconde semble en être une variété, mais qui reste cependant, sous bien des rapports, semblable, et se rencontre, dans mes environs, plus fréquente que la première. Je la nomme : *tænia cucurbitana plana pellucida*.

« De la première espèce, je possède sept spécimens incomplets sans extrémité céphalique et deux complets, avec l'extrémité céphalique parfaite.

« Les articles inférieurs du *tænia saginata* les plus mûrs ne sont pas aussi longs que chez la variété plate, pellucide, mais d'autant plus épais. Quelques-uns ont une demi-ligne d'épaisseur et sont tous striés en haut le long de la surface. A ces articles, les orifices marginaux sont situés, dans une étendue de plus d'une aune, comme à l'ordinaire, savoir : à chaque article, tantôt à droite tantôt à gauche. Dans ces articles, est encore une bouillie jaunâtre d'œufs qui se résout dans l'eau en graines distinctes.» (Goëze. Versuch ein naturgesch der eingeweid thieriseh. Blackenburg 1782, f. 278.)

La découverte de Goëze fut sanctionnée par maints observateurs, et ne tarda pas à obtenir son droit de domicile dans la science, d'autant que Nicolaï en 1830, Küchenmeister en 1855, insistèrent encore sur les différences qui existent entre le tænia inerme et le tænia armé.

Enfin, si nous ajoutons que plusieurs observateurs contemporains ont fait connaître certaines variétés du tænia, soit inerme, soit armé, et certaines variétés du bothriocéphale, nous avons parcouru le champ de cet historique sommaire touchant les diverses espèces de vers plats, que l'intestin de l'homme peut renfermer.

Nous n'avons pas besoin de nous appesantir longuement sur cet historique pour ce qui touche la nosologie, car il remonte à peine à deux siècles de nous, et n'a longtemps consisté qu'en quelques indications isolées, fournies çà et là par des observateurs, qui, trop souvent, se laissèrent aller à des théorisations prématurées.

SYNONYMIE

La synonymie du tænia a varié, suivant les diverses époques, et n'a pu avoir une précision suffisante que le jour, où les diverses espèces de vers plats ont été assez bien différenciées, pour qu'une appellation spéciale pût être attribuée à chacune d'elles. Nous serons donc obligé de diviser cette synonymie en paragraphes différents, se rattachant aux diverses phases de l'histoire de nos connaissances touchant le tænia.

A. — SYNONYMIE COMMUNE AU TÆNIA ET AU BOTHRIO-CÉPHALE, LORSQUE LEURS DIFFÉRENCES N'ÉTAIENT PAS CONNUES.

Ἑλμίνς πλατεία (Hippocrate, Aristote, Théophraste, Oribase, Alex. de Tralles). — Ταινία (Galien). — Κειρία κηρία (Erotianus, Galien). — *Lumbricus latus* (Celse, Paul d'Egine, Gabucinus, Mercurialis, Spigel, Sennert, Tyson, etc.). — *Lumbricus longus* (Avicenne). — *Lumbricus longus et latus* (Arnaud de Villeneuve). — *Lombric long et large* (Ambroise Paré). — *Tænia, Tinea* (Pline, Scribonius longus, Marcellus empiricus). — *Tinia* (Malpighi). — *Ver solitaire* (vulgaire).

B. — SYNONYMIE COMMUNE AUX DEUX TÆNIAS.

Tænia sans épine, tænia de la première espèce (Andry). — *Tænia à longues articulations* (Ch. Bonnet, Van Doeveren). — *Tænia cucurbitana* (Pallas, Bloch, Cuvier, Delle Chiaïe). — *Tænia cucurbitin* (Lamark). — *Tænia solum* (divers). — *Tænia solum ou cingulum* (Arnaud de Villeneuve). — *Ver solitaire* (vulgaire). — *Tænia secunda* (Plater).

C. — Synonymie du tænia armé.

Tænia solium (Küchenmeister). — *Tænia armé* (vulgaire).
— *Tænia plana* (Goëze). — *Tænia pellucida* (Goëze).

D. — Synonymie du tænia inerme.

Tænia mediocanellata (Küchenmeister). — *Tænia inerme*
(vulgaire). — *Tænia saginata* (Goëze). — *Tænia dentata*
(Nicolaï). — *Tænia grandis* (Goëze). — *Tænia lata* (divers).

E. — Synonymie du bothriocéphale.

Tænia prima (Plater). — *Tænia veterum* (Spigel). —
Tænia de la deuxième espèce, tænia à épine (Andry). —
Tænia de la première espèce (Van Doeveren). — *Tænia à
anneaux courts, tænia à mamelons ombilicaux* (Bonnet). —
Tænia lata, tænia vulgaris (Linné). — *Botriocephalus latus*
(Bremser). — *Botriocéphale* (divers). — *Botriocephalus
cristatus* (Davaine).

Dans le but d'éviter tout malentendu au cours de ce
travail, je me propose de n'adopter que les dénominations
suivantes, pour les trois vers que l'on rencontre le plus
souvent dans la pratique :

A. — *Tænia armé.*
B. — *Tænia inerme.*
C. — *Bothriocéphale.*

Pour ce qui est des diverses variétés de vers de ces trois
catégories, je joindrai, suivant le besoin, à ces appellations
le nom qui leur a été donné par ceux qui les ont décrites.

ÉNUMÉRATION ET CLASSIFICATION

Les vers plats que l'on rencontre dans le tube digestif de l'homme, et dont nous entreprenons de faire l'histoire médicale, appartiennent à la tribu des tæniadés, de la famille des cestoïdes.

Pour fixer les idées sur leur compte, nous devons d'abord définir ce qu'on entend par vers cestoïdes ; puis, nous indiquerons les caractères spéciaux de la tribu des tæniadés et enfin nous énumérerons les diverses variétés de ces tæniadés que le médecin peut avoir à combattre. Cette étude sera toute sommaire ; elle serait incomplète assurément si nous avions pour objectif l'histoire naturelle des tænias au lieu de leur étude clinique. Mais comme elle n'est utile, dans la situation où nous sommes placés ici, que pour nous donner un aperçu suffisant sur les principales particularités du tænia, nous pouvons ne pas la pousser plus avant ; d'autant que nous aurons à la compléter dans les leçons qui traiteront de la biologie et de l'étiologie des tænias de l'homme.

CESTOÏDES. — Les cestoïdes (de κεστός, festonné, ressemblant à des festons) appartiennent à la classe des helminthes. Ils sont caractérisés de la manière suivante, d'après Davaine : « animaux à corps mou, ordinairement aplatis, à tégument confondu, point de cavité générale, corpuscules calcaires, ordinairement très nombreux, disséminés dans le parenchyme, point de bouche d'anus ni d'intestin, ayant ordinairement une tête (*nourrice, scolex*) munie de deux ou quatre ventouses ou fossettes musculaires très contractiles (*oscules, suçoirs, bothries*) et souvent, en outre de crochets disposés, soit en couronne terminale autour d'une sorte de petite trompe (*rostre, rostellum*), soit par paires en avant de chaque fossette, ou très nombreux sur quatre trompes rétractiles. — Corps plus ou moins long (*strobila*) formé d'articles ou d'anneaux plus ou moins nombreux. Articles restant longtemps réunis entre eux et à la tête, ou se détachant et vivant quelque temps (*cucurbitins, proglottis*). Quatre canaux longitudinaux plus ou moins ramifiés, contractiles, occupant la tête et les anneaux, s'ouvrant en arrière au dehors et formant un appareil excréteur. — Organes génitaux des deux sexes réunis dans un seul article ; organes mâles disparaissant ordinairement lorsque la fonction est accomplie, organe femelle persistant. — Spermatozoïdes filiformes. — Œufs pourvus d'une enveloppe simple, double ou triple, avec ou sans opercule. — Embryon ordinairement ovoïde et muni de six crochets (*hexacante*). — Larve subissant des transformations se multipliant quelquefois sous la même forme par gemmation. »

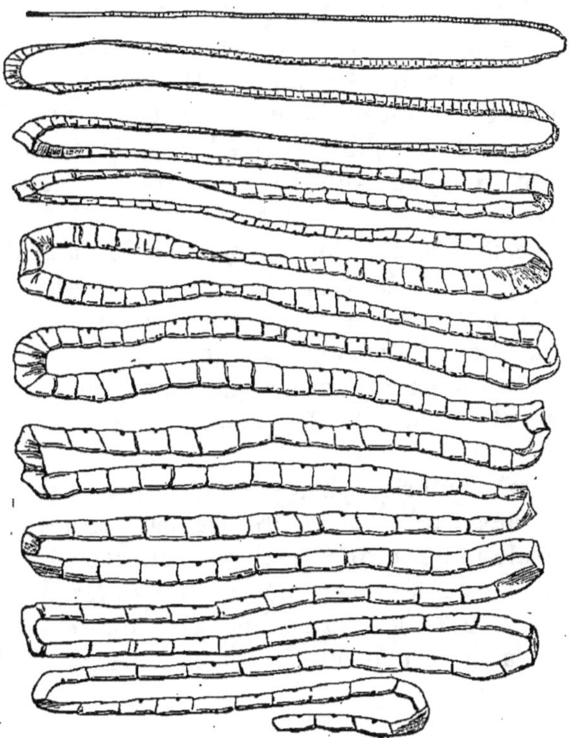

FIG. 1. — Tænia inerme représenté dans son ensemble au cinquième de sa grandeur naturelle.

La figure ci-dessus nous donne, à première vue, une idée de la forme des cestoïdes à l'état de tænia. C'est le tænia inerme qu'elle représente.

Les cestoïdes se partagent, d'après Davaine, en deux familles ou tribus :

A. Tæniadés ; B. Bothriocéphalés. — D'après d'autres auteurs, ils se divisent en trois tribus : A. Rhyncobothriens ; B. Tæniadés ; C. Cystiques.

C'est la classification de Davaine que les médecins suivent de préférence, et, par conséquent, c'est elle que nous prendrons pour guide. Voici, d'un mot, les caractères généraux qui sont attribués aux tæniadés et aux bothriocéphalés.

Tribu des tæniadés. — Cestoïdes ayant une tête munie de quatre ventouses et souvent d'une trompe armée de crochets ou inerme ; un corps en forme de bandelette, constitué par une série plus ou moins grande d'articles qui, à l'état adulte, contiennent des organes génitaux mâles et femelles. Ces articles ont leurs orifices sexuels sur le côté.

Tribu des bothriocéphalés. — Cestoïdes ayant une tête munie de deux ventouses et des anneaux pourvus d'organes sexuels mâles et femelles, comme les tæniadés, mais ayant leurs orifices génitaux situés sur la ligne médiane d'une de leurs faces.

Pour la commodité de notre exposition des tæniadés, nous partagerons cette tribu en trois catégories: 1° les tænias se rapportant au type armé ; 2° les tænias se rapportant au type inerme ; 3° ceux qui n'ont pas été jusqu'ici décrits d'une manière suffisamment précise, pour pouvoir se rattacher actuellement à l'un de ces deux types d'une manière certaine.

Quant aux bothriocéphalés, nous les partagerons aussi en trois catégories : A. le bothriocéphale large ; B. le bothriocéphale à tête cordiforme ; C. le bothriocéphale à crête.

Pour bien fixer les idées, nous pouvons présenter, sous la forme suivante, le tableau des vers plats du tube digestif de l'homme que nous nous proposons d'étudier :

1° Tribu tæniadés   } Type armé......{ tænia armé proprement dit.
tænia nain.
tænia flavo-punctata.
tænia cucumérin.
tænia elliptique.
tænia de Madagascar.

1° Tribu
tæniadés
(Suite)

Type inerme....
- tænia inerme proprement dit.
- tænia tenella.
- tænia algérien.
- tænia du cap de Bonne-Espérance.
- tænia abietina.
- tænia nègre.

Type indéterminé.
- tænia lophotoma.
- tænia des tropiques.

2° Tribu
bothriocé-
phalés

Type
Bothriocéphale.
- bothriocéphale large.
- bothriocéphale à tête cordiforme.
- bothriocéphale à crête.

Appendice...

Type
Tænia fenêtré.
- tænia scalariforme.
- bothriocéphale fenêtré

Ai-je besoin de faire remarquer que cette classification
est toute provisoire, et qu'elle sera très probablement
modifiée dans un avenir prochain? La chose est inutile, car
nous n'avons pas la prétention de connaître toutes les
variétés de tænias et de bothriocéphales qui peuvent habiter
le tube digestif de l'homme. Néanmoins le présent tableau
était nécessaire pour donner un premier aperçu sur la variété
de vers que le médecin peut rencontrer, et c'est pour cela
que je l'ai fait.

DEUXIÈME LEÇON

DESCRIPTION DES TÆNIAS DE L'HOMME

TYPE TÆNIA ARMÉ

TÆNIA ARMÉ PROPREMENT DIT

Le tænia armé se présente sous la forme d'un ruban plat, de largeur différente, suivant le point de la longueur où on l'examine. Ce ruban plat est plus ou moins long : de quelques centimètres à un mètre et au-dessus; il est composé d'une tête, d'un cou et d'anneaux. Son ensemble est désigné quelquefois sous le nom de strobila. Le cysticerque du tænia armé vit dans les chairs du porc.

La tête qu'on a appelée aussi scolex ou nourrice, est une portion, de petit volume, ayant une forme obscurément sphérique, sur laquelle on voit quatre ventouses, disposées d'une manière régulière, et, au point central, le rostre, placé à égale distance de ces quatre ventouses. Ce rostre est une petite élevure, sorte de trompe sessile, armée de deux couronnes concentriques de crochets, qui servent à sa fixation contre la paroi intestinale.

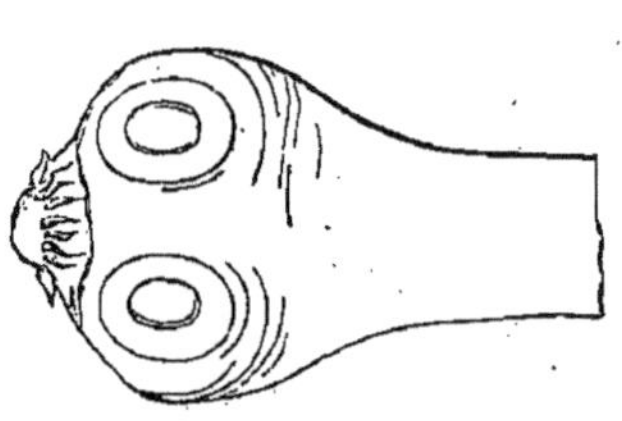

FIG. 2. — Tête du Tænia armé (très grossie).

Cette tête du tænia est très peu volumineuse, elle a de $0^{m/m},56$ à $0^{m/m},75$, et, par conséquent, elle est à peine visible à l'œil nu; il faut l'examiner à la loupe pour bien distinguer les quatre ventouses et la trompe ou rostre. Ce n'est qu'avec un microscope qu'on peut apercevoir les crochets placés en forme de couronne, d'une manière suffisamment claire. La couronne extérieure la plus grande a des crochets de $0^{m/m}$,167 de longueur, tandis que la couronne intérieure a des crochets de $0^{m/m}$,110.

Les deux couronnes de crochets sont si rapprochées l'une de l'autre qu'elles paraissent n'en être qu'une. Chaque couronne contient quinze à seize crochets; ces crochets ont une forme spéciale bien connue. Les crochets insérés par leur partie mousse, dans la tête du tænia, ont l'apparence suivante, quand on les regarde en bonne position, avec un grossissement suffisant.

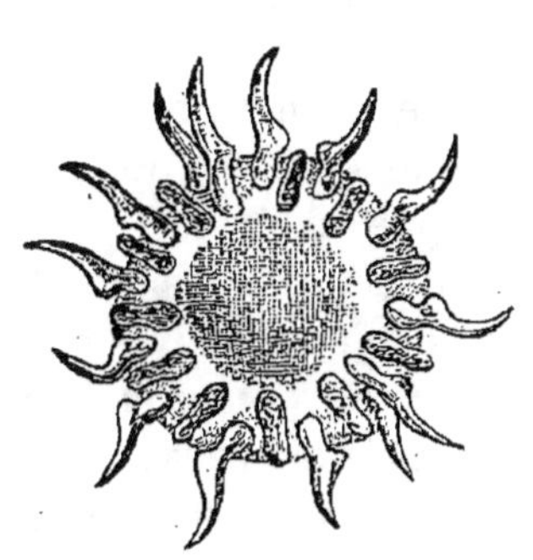

FIG. 3. — Couronne de crochets du tænia armé
(très grossie).

Grâce à un mouvement de bascule déterminé par des contractions musculaires, ces crochets servent à fixer le parasite sur la muqueuse intestinale de l'homme.

Enfin, terminons ce qui a trait à la tête du tænia armé en disant qu'elle est plus brune que le restant du corps, coloration due à une accumulation de pigment placé dans l'épaisseur des tissus.

Le cou, est une portion rétrécie, qui fait suite à la tête; il a à peine $0^{m/m}$,23 à $0^{m/m}$,34 de largeur, et de $0^{m/m}$,80 à un millimètre de longueur; il est lisse d'apparence, dans la partie qui avoisine la tête, tandis qu'il se strie peu à peu, de manière à se confondre avec les anneaux proprement dits, à mesure qu'on l'examine plus loin de la tête.

Les anneaux qu'on a appelés cucurbitins ou proglottis, sont de volume très différent, suivant le point où on les examine. En effet, dans les environs du cou, ils n'ont que $0^{m/m}$,2 ou $0^{m/m}$,3 de largeur, et guère plus de longueur; mais, à mesure qu'on s'éloigne de cette partie, ils vont grossissant d'une manière insensible, et finissent par avoir jusqu'à un ou même près de deux centimètres, dans leur diamètre longitudinal et transverse.

Ces anneaux, qui sont d'autant plus allongés qu'ils sont plus éloignés de la tête, et qui sont caducs lorsqu'ils sont parvenus à l'état adulte, contiennent un utérus dendritique de six à treize branches et un testicule claviforme, qui aboutissent ensemble vers le milieu d'un des bords, où ils communiquent à l'extérieur à l'aide d'un pore génital, visible à l'œil nu ; ces pores génitaux sont assez irrégulièrement alternes.

Il n'existe pas d'appareil digestif chez le tænia. Comme nous le verrons plus tard, il absorbe les éléments nutritifs situés dans le liquide intestinal, qui le baigne par des cils qui couvrent sa surface. Ces particules alimentaires pénètrent dans une couche cellulaire qui existe dans les anneaux par une véritable action d'osmose.

Lorsqu'on fait la coupe transversale d'un anneau du tænia préparé pour l'étude, on constate qu'il est formé : 1º par une cuticule qui est son enveloppe extérieure; au-dessous d'elle se trouve : 2º une couche de cellules qui la sécrètent ; 3º puis vient une couche conjonctive; 4º une couche musculaire; 5º l'appareil excréteur ou aquifère; 6º les organes reproducteurs; 7º le système nerveux.

1º *La cuticule*, est une sorte de membrane chitineuse homogène, résistante qui revêt tout le tænia, et qui le protège contre l'action des agents extérieurs; car le tænia vit dans le tube digestif, c'est-à-dire dans un milieu perpétuellement baigné par des liquides qui l'attaqueraient vivement s'il n'avait pas un moyen de protection efficace, et qui bientôt l'auraient détruit : disons *digéré* pour bien rendre notre pensée.

Cette cuticule est traversée par de nombreux canalicules très ténus dans lesquels se prolongent des filaments protoplasmiques; ces canalicules sont disposés à sa surface, comme des cils très fins, comme une sorte de velours.

Ces cils sont probablement les organes de la nutrition, qui se fait par absorption des liquides qui baignent la surface du ver; et cette surface se trouve augmentée très considérablement par leur présence.

Les liquides qui pénètrent dans ces cils, sont transportés par eux jusque dans le tissu conjonctif placé profondément, et entourant les systèmes aquifère et générateur. Ce tissu conjonctif serait, alors, le représentant du tube digestif qui fait entièrement défaut chez les tænias.

La face interne de la cuticule donne attache aux fibres musculaires qui passent au travers de la couche sous-cuticulaire ou épidermique que nous allons étudier.

2º *La couche sous-cuticulaire*, cellulaire ou épidermique, est constituée par des cellules arrondies, pressées l'une contre l'autre, et donnant naissance à ces prolongements, dont j'ai parlé tantôt, qui vont faire saillie à la surface du ver comme des cils très fins.

3º *La couche conjonctive* sous-épidermique est formée de cellules fusiformes ou étoilées très pressées les unes contre les autres.

4º *La couche musculaire* est épaisse, formée de deux zones concentriques : l'externe longitudinale, l'interne circulaire; la première, assez mince, provoque le raccourcissement des anneaux; la seconde, plus épaisse, préside à leur rétrécissement. Autour des ventouses de la tête, on voit aussi ces fibres musculaires, les premières sous forme d'anneau, les autres disposées en long, et comme radiées, pour assurer le jeu de ces ventouses.

5º *L'appareil excréteur* ou aquifère est constitué par deux larges canaux, qui s'étendent d'un bout à l'autre du corps sur les côtés des anneaux, et qui sont réunis par un canal transverse, ou peut-être circulaire, au niveau de la partie postérieure de chaque anneau.

Au point de jonction de ces canaux longitudinaux et circulaires, il y a une valvule, destinée à fermer l'orifice du canal, quand besoin est.

A la tête, ces canaux aquifères longitudinaux sont mis en rapport par plusieurs canaux transversaux; jusqu'à présent, on ne sait pas au juste quelles sont les fonctions de ce système aquifère.

Je n'ai pas besoin de rapporter toutes les opinions qui ont été formulées au sujet de cet appareil aquifère qu'on a considéré comme un tube digestif ou un appareil urinaire.

Nous pouvons faire comprendre sa fonction, en disant que c'est le système excréteur. Et de même que l'absorption des substances nutritives se fait d'une manière particulière chez le tænia, de même il fallait que l'élimination des déchets de la nutrition se fît aussi d'une manière spéciale.

6° *Les organes reproducteurs.* — Ces organes sont très intéressants à étudier, car les anneaux sont hermaphrodites. Seulement il est à remarquer que les organes mâles se développent les premiers, et arrivent à leur apogée, c'est-à-dire à la production des spermatazoïdes, avant que les organes femelles soient, de leur côté, arrivés à maturité.

Puis, après avoir produit ces spermatozoïdes, ils s'atrophient, pendant que les organes femelles continuent leur période d'extension; de sorte que, suivant le moment où l'on examine un anneau, on voit les organes mâles avoir la prédominance sur les organes femelles, et vice-versa; on a donc pu dire avec raison que chaque anneau est successivement mâle, puis femelle.

Les organes mâles sont constitués par de très nombreux testicules, qui se trouvent disposés surtout dans les parties supérieures et latérales de chaque anneau, et sont plus rares dans la région inférieure. Ces testicules sont arrondis, ils sont formés d'une membrane propre, amorphe et très mince dont M. Moniez nie l'existence dans ses récents travaux sur les tænias. Ces testicules consistent dans un amas de cellules dans lesquelles se forment les spermatozoïdes.

Chaque testicule émet un canal efférent qui, se réunissant au voisin, arrive à former en fin de compte un seul canal déférent commun dont les parois sont assez épaisses, et qui va déboucher dans le sinus génital, après avoir traversé une poche elliptique, à parois musculaires épaisses et contractiles, qui est la gaîne du cirrhus.

Ces parois de la poche paraissent striées lorsque le cirrhus est enfermé dans le sinus génital, tandis que lorsque ces stries se déplissent et disparaissent, le cirrhus fait saillie par une véritable érection.

Quand le cirrhus est retiré dans le pore génital, le canal déférent fait à son niveau une double courbure en forme d'S, tandis qu'il se rapproche de l'état rectiligne quand il est érigé.

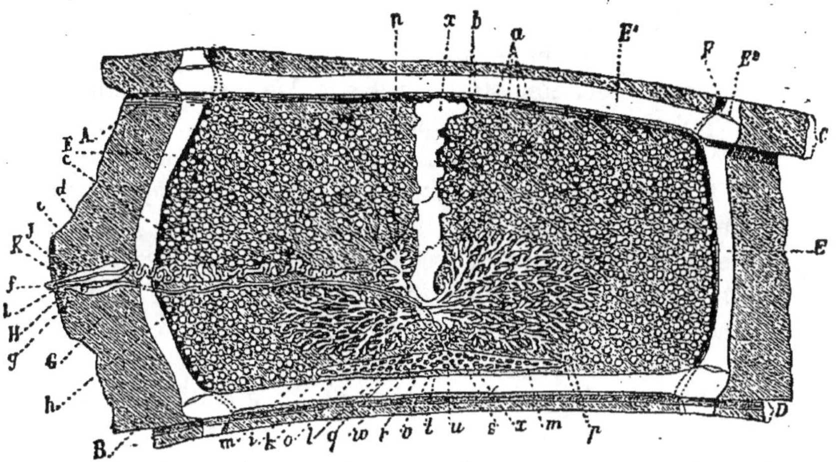

FIG. 4. — Anneau de tænia armé, d'après Sommer et Landois.

A, bord supérieur de l'anneau. — B, bord inférieur de l'anneau. — C, bord inférieur de l'anneau placé au-dessus. — D, bord supérieur de l'anneau placé au-dessous. — E, canal excréteur. — E^1, canal transversal qui unit les deux canaux longitudinaux. — E^2, valvule située au point de l'anastomose. — F, cordons nerveux longitudinaux. — G, bord qui porte la papille génitale. — H, bord du sinus génital. — J, orifice de ce sinus. — K, pore génital. — L, sinus génital. — a, testicule. — b, canaux efférents. — c, canal déférent. — d, poche du cirrhus. — e, canal du cirrhus. — f, saillie du sinus dans le pore génital. — g, entrée du vagin. — h, vagin. — i, portion chitineuse du vagin. — k, réservoir séminal. — l, canal du réservoir séminal. — m, portion latérale de l'ovaire. — n, portion médiane de l'ovaire. — o, point de réunion des diverses parties de l'ovaire. — p, culs-de-sac de l'ovaire. — q, portion descendante de l'oviducte. — r, son inflexion. — s, portion ascendante de l'oviducte. — t, glande albuminigène. — u, réseau de cette glande. — v, son canal évacuateur. — w, glande de la coque chitineuse de l'œuf. — x, utérus.

Les organes femelles qui, comme nous l'avons dit, ont une évolution plus tardive que les organes mâles, sont constitués par un ovaire qui produit les œufs, et une glande à albumine qui fournit à ces œufs les éléments nutritifs nécessaires à leur développement, après la fécondation; l'ovaire se trouve à peu près à la portion centrale du cucurbitin, il est formé par des culs-de-sac glanduleux, ramifiés.

Notons que ces ramifications, différentes, suivant qu'on

examine un tænia armé ou un tænia inerme, ont un aspect dont il faut se souvenir pour le diagnostic de la variété du ver à laquelle le médecin a affaire.

Cet ovaire est constitué par des culs-de-sac glanduleux, qui sont limités par une membrane propre, amorphe et très mince. Les culs-de-sac de l'ovaire, le remplissant par leurs ramifications, arrivent à constituer un canal unique, qu'on appelle la branche descendante de l'oviducte.

Ces culs-de-sac ovariens sont remplis de cellules sphériques, constituées, d'abord, par un protoplasma très peu abondant et des cellules à noyau très volumineux. Ce sont les œufs primitifs et non encore fécondés.

La branche descendante de l'oviducte, aboutit à un canal oblique, et plus étroit en bas qu'en haut; c'est le canal séminal, portant, en haut, une ampoule appelée le réservoir séminal, et se continuant, en bas, par un canal qui n'est autre chose que le vagin, et qui va déboucher dans le sinus génital, au-dessous du canal déférent.

L'extrémité inférieure du canal séminal aboutit à un carrefour commun à deux autres canaux; un supérieur, qui est la branche descendante de l'oviducte, l'autre inférieur, qui est le canal de la glande à albumine.

L'utérus est d'abord un tube cylindrique, situé dans l'axe longitudinal du cucurbitin; il occupe un espace différent, suivant la phase de développement des œufs, car à mesure que les œufs fécondés s'accumulent dans la cavité, il se forme, de chaque côté du tube d'abord unique, deux poches, sortes de branches horizontales, qui, elles-mêmes se bifurquent, et dans lesquelles ces œufs grossissent peu à peu.

Pendant que cet utérus, contenant les œufs, se développe, les autres parties de l'organe femelle s'atrophient peu à peu; de sorte, qu'il arrive un moment, où les organes mâles étant déjà atrophiés et, l'organe femelle étant réduit à l'utérus gravide, cet utérus finit par remplir, presque à lui seul, le cucurbitin.

Notons que les œufs fécondés ne peuvent être mis en liberté que par la rupture, par l'éclatement, ou bien par la putréfaction des membranes utérine et cucurbitine qui les entourent.

La glande à albumine se trouve dans la portion médiane et inférieure du cucurbitin, elle est constituée par des canaux ramifiés et anastomosés, aboutissant à un canal excréteur, qui communique, ainsi que nous l'avons dit, avec l'extrémité inférieure de la branche descendante de l'oviducte et le canal du réservoir séminal. Cette glande à albumine est formée de cellules rondes, qui se transforment en granulations destinées à la nutrition de l'œuf.

Il y a aussi, d'après quelques auteurs, une glande de la coque des œufs; c'est un amas de grosses cellules qui, comme le nom l'indique, sont destinées à sécréter l'enveloppe chitineuse, relativement plus dure et plus solide de l'œuf.

Le système nerveux du tænia est constitué par deux cordons longitudinaux, qui sont voisins des canaux aquifères, et qui ont été longtemps confondus avec ceux de la tête; ces cordons nerveux sont réunis par une commissure transversale dans les anneaux; les rapports et la disposition de ce système nerveux n'ont pas encore été suffisamment étudiés pour fixer les idées.

Si j'étudiais les tænias au point de vue de leur histoire naturelle, j'aurais maintenant à décrire l'œuf du tænia armé; mais, au point de vue clinique où je me suis placé, ce serait une longueur; aussi attendrai-je d'être arrivé à l'étude du développement ou au diagnostic des tænias pour m'occuper de l'organisation de ces œufs, en les comparant les uns aux autres. Je me bornerai pour le moment à fournir la figure grossie de l'œuf du dit tænia armé.

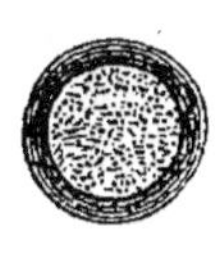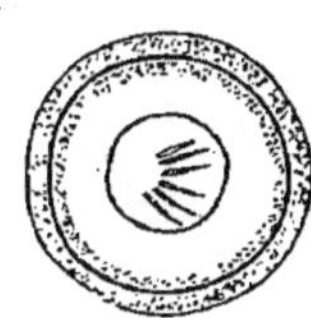

FIG. 5.
Œuf grossi du tænia armé.

TÆNIA NAIN

Ce ver, qui appartient au tænia armé, a été observé en mai 1851, par Bilharz, en Egypte, dans l'intestin grêle d'un homme mort de méningite. Il y en avait, dit Bilharz, un nombre considérable dans cet intestin. Il est à remarquer, comme le fait observer Davaine, que ce ver n'a été rencontré qu'une fois seulement et que, depuis, on n'a pu le retrouver; de sorte que, joint à la description fautive qu'en ont faite Bilharz et Siebold, il est fort possible que ce soit une pure vue de l'esprit. Quoiqu'il en soit, voici la description que j'emprunte à Davaine (*loc. cit. synopsis*, p. LII.): « Corps filiforme, déprimé (de 15$^{m/m}$ environ de longueur), tête obtuse, en avant, atténuée graduellement vers le cou; ventouses subglobuleuses, ayant 0$^{m/m}$.04 de diamètre; rostre piriforme, armé d'une couronne simple de vingt-deux à vingt-quatre crochets; articles plus larges que longs, pores génitaux et cirrhus unilatéraux; ovules, globuleux, ayant 0$^{m/m}$ 04 de diamètre pourvus d'une coque lisse, épaisse, double. Longueur totale du tænia : treize à vingt-un millimètres; largeur : un demi-millimètre; longueur de l'embryon : 0$^{m/m}$,023. »

On ne sait pas où vit le cysticerque de ce ver.

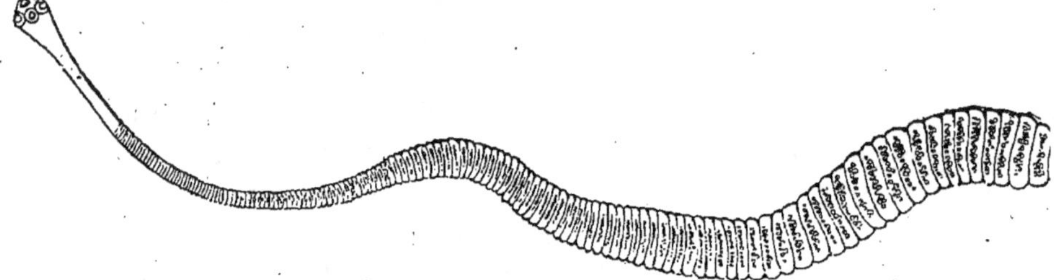

FIG. 6. — Tænia nana dont le rostre est rentré.

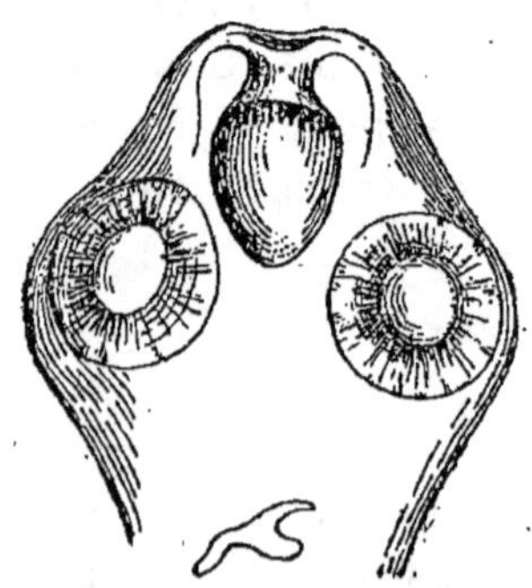

FIG. 7. — Tête du tænia nana dont le rostre est rentré.

TÆNIA FLAVO PUNCTATA

Ce tænia, décrit par Wienland (*Essais sur les tænias de l'homme*, Cambrigde 1858, p. 49), a été observé en Amérique par le Dr Ezra Palmer, qui l'a donné au musée de Boston; il a été rendu par un enfant de dix-neuf mois, sevré depuis six mois. Cet enfant en a fourni six spécimens. Ce ver, qui n'a pas été rencontré depuis, a des points d'analogie de conformation avec le tænia nana, de sorte qu'il peut être rapproché de lui et, à ce titre, appartient au type du tænia armé.

Voici la description qu'en fait Davaine (*loc. cit. synopsis*, p. LII): « Ce tænia atteint une longueur de vingt à trente centimètres. — La tête qui manquait chez tous les individus est inconnue. La moitié antérieure du strobila est formée d'anneaux non mûrs, longs de $0^{m/m},2$ à $0^{m/m},5$ larges de $1^{m/m}$ à $1^{m/m},15$, ayant une forme quadrilatère, et marquée, vers leur partie médiane et postérieure, d'une tache jaune assez grande, qui a été prise comme caractère de l'espèce. D'après Wienland, cette tache serait formée par le testicule. La moitié postérieure est une série d'anneaux mûrs, qui atteignent $1^{m/m}$ de longueur sur $2^{m/m},3$ de largeur, avec une forme trapézoïdale. Leur bord antérieur étant plus ou moins rétréci, va, parfois, jusqu'à figurer un triangle. Ces anneaux ne sont point, comme les premiers, marqués d'une tache jaune. Les pores génitaux sont unilatéraux. A la partie antérieure des segments, se trouve un organe en forme de massue, dont le fond est situé près de la ligne médiane; l'extrémité amincie, dirigée en travers, s'ouvre à la marge, par un orifice distinct (réservoir séminal?). La matrice est une cavité simple qui envahit presque tout l'article : elle est remplie d'un nombre incalculable d'œufs ayant $0^{m/m},06$ de diamètre et une double enveloppe lisse (Leuckart). L'embryon a environ $0^{m/m},03$, ses crochets longs de $0^{m/m},017$ sont visibles par l'addition d'un alcali. Les corpuscules calcaires sont petits et rares. »

On ne sait pas où vit le cysticerque de ce ver.

TÆNIA CUCUMÉRIN

Le tænia cucumérin habite ordinairement l'intestin du chien, et a été rencontré quelquefois chez l'homme. C'est le tænia canina de Linné. — Il appartient au groupe du tænia armé.

La longueur du tænia cucumérin varie de : dix ou vingt centimètres jusqu'à trois mètres. Sa longueur est de : deux ou trois millimètres; sa tête est armée de : quarante-huit petits crochets; ses anneaux sont carrés, puis ressemblant assez à des semences de melon; ils portent deux pores génitaux, chacun sur le bord marginal de chaque côté. Les œufs sont relativement peu nombreux, de $0^{m}/^{m},037$ à $0^{m}/^{m},046$ de diamètre ; l'embryon est long de $0^{m}/^{m},023$ à $0^{m}/^{m},030$.

Le tænia canina a été constaté chez l'homme par divers observateurs, d'après ce que nous apprend Davaine (*loc. cit.* p. 921). Ainsi, par exemple, Linné dit l'avoir vu en Suède. Eschricht en a reçu, de Saint-Thomas-des-Antilles, un échantillon qui provenait d'un esclave nègre. Leuckart a vu, à l'Institut anatomique de Halle, un tænia canina, expulsé par un jeune garçon. Wienland et Salzmann ont constaté qu'un enfant de treize mois rendait de temps en temps des anneaux du tænia cucumerina. Küster de Crovenberg a vu des anneaux provenant d'un enfant de treize semaines. Krabbe, en 1869, a vu une fois le tænia cucumerina chez l'homme, en Danemarck.

Le cysticerque du tænia cucumerina vit dans le trichodectes canis, insecte parasite du chien.

TÆNIA ELLIPTIQUE

Le tænia elliptique, très semblable au tænia cucumerin, habite ordinairement l'intestin du chat : on dit qu'il a été rencontré quelquefois chez l'homme. Sa tête a quatre ventouses et une trompe, garnie de crochets, qu'il peut faire saillir ou rentrer au contraire. Ce ver est long de quinze à vingt centimètres. Sa partie antérieure est très grêle; sa partie postérieure a des anneaux de un à deux millimètres de large. Chaque anneau a deux pores génitaux, un de chaque côté.

Le cysticerque du tænia elliptique vit très probablement dans le trichodectes subrostratus, insecte parasite du chat.

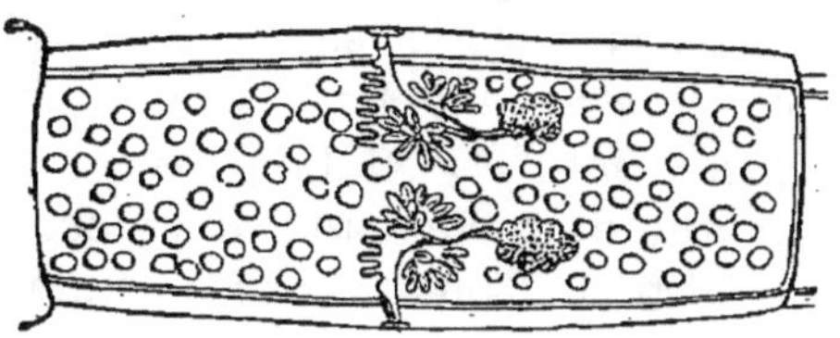

FIG. 8. — Anneaux du tænia elliptique, d'après LEUCKART.

TÆNIA DE MADAGASCAR

Davaine a donné ce nom à une espèce très petite de tænia, recueillie par Grenet, médecin de la marine, à Mayotte (Comores), sur deux enfants qui présentèrent des accidents épileptiformes assez graves. (Davaine, *loc. cit.* p. 922.)

Voici ce que dit Grenet des dispositions de ce ver : « L'un des tænias consistait en plusieurs fragments dont le plus long avait six centimètres et demi et formait environ soixante-quinze anneaux ; deux autres, plus courts, étaient composés par dix-sept et dix-huit anneaux ; enfin, trois fragments n'avaient chacun que trois anneaux. Tous ces fragments appartenaient évidemment à un cestoïde de la même espèce ; la tête manquait. La taille de ce tænia doit être fort petite ; les anneaux les plus rapprochés de la tête, sur le fragment le moins développé, sont courts et larges, (longueur $0^m/^m,8$, largeur $2^m/^m,2$). Les derniers anneaux sont carrés (longueur et largeur $2^m/^m,6$; dimensions prises sur des anneaux conservés dans l'alcool, donc très contractés).

« Les premiers anneaux du fragment le plus long étaient neutres ; à partir du troisième ou du quatrième, l'organe génital mâle était reconnaissable. Les derniers anneaux étaient mûrs, c'est-à-dire qu'ils contenaient des œufs complètement développés ; les autres fragments étaient formés par des articles mûrs et dans lesquels même l'appareil génital mâle n'était plus visible.

« Les portions apparentes de l'organe mâle (les anneaux étant traités par la potasse caustique ou par la glycérine, pour les rendre moins opaques), consistaient dans le canal déférent et le pénis. Celui-ci est court, lisse, cylindrique extersile, pouvant faire, au dehors, une saillie de $0^m/^m,04$ et ayant un diamètre de $0^m/^m,025$. Le pore génital est situé au milieu de la marge de chaque anneau ; à cet orifice aboutit aussi un vagin distinct. Tous les pores génitaux sont unilatéraux; aucun des anneaux ne possède deux pores génitaux opposés.

« L'organe femelle est très remarquable : indiqué sur les premiers segments où il est apparent, par le vagin, il remplit toute la capacité des anneaux mûrs. L'examen de ces anneaux avec de la glycérine ou de la potasse caustique, en solution, fait voir que le proglottis est complètement rempli de petits corps sphériques ou ovoïdes, opaques au centre, demi-transparents à la périphérie, offrant l'apparence d'un œuf formé par un vitellus entouré d'un albumen abondant. Ces corps, qu'au premier aspect l'on prendrait pour des œufs, sont disposés en séries juxtaposées, dont l'ensemble donne l'image d'un quinconce. Rien ne paraît relier ces petits corps entre eux ; ils sont dans le proglottis mûr, complètement indépendants les uns des autres. Ils ont environ $0^m/^m,9$ dans leur plus grand diamètre, sur $0^m/^m,6$ pour le plus petit. Le nucléus, nous voulons dire la partie centrale, opaque, a $0^m/^m,5$ sur $0^m/^m,3$ pour ses deux diamètres. Ces corps sont au nombre de cent vingt à cent cinquante dans chaque anneau. »

Le Dr Grenet, qui avait examiné ces corps à l'état frais, disait Davaine (*loc. cit.*), les a considérés comme des œufs; il en donne la description suivante :

« Les œufs contenus en grand nombre dans chaque
« fragment sont des points visibles à l'œil nu. Lorsque le
« ver (proglottis) n'excédait pas un millimètre de long, ces
« œufs, vus au microscope, présentaient une coque sphéri-
« que dont la moitié du contenu était transparente et
« l'autre opaline. Plus tard, lorsque le proglottis atteint

« jusqu'à trois millimètres, les œufs, vus au microscope, sont
« opaques et simulent un petit cocon d'œuf de sangsue ou
« une boulette de poils bien roulés. »

« L'examen microscopique, fait avec un fort grossissement, permet de reconnaître que ces corps ne sont pas des
œufs, mais que ce sont des poches ovariennes où la portion
centrale opaque contient une grande quantité d'œufs, au
nombre de trois ou quatre cents. Les œufs sont plongés
dans un amas considérable de granulations élémentaires,
d'une forme sphérique, bien définies, et que la potasse
caustique laisse intactes. La couche externe du nucléus,
demi-transparente, ne contient point d'œufs. Cette couche
possède une structure toute particulière ; elle est formée
par un tissu fibroïde dont les fibres principales partent en
rayonnant du nucléus, et se dirigent vers la périphérie en
se ramifiant de plus en plus ; on dirait des nervures de la
feuille des plantes dicotylédonées ; souvent l'extrémité des
plus fines ramifications se termine par un petit renflement.
Dans le parenchyme que constituent toutes ces ramifications, se trouve un petit nombre de corpuscules calcaires.

« L'œuf est formé de deux enveloppes ; l'une, externe,
membraneuse, transparente, plissée et ratatinée par l'absence du liquide qu'elle contenait à l'état frais, et dont, à
cause de cette circonstance, on ne peut reconnaître
exactement les dimensions ; l'autre, interne, d'une capacité
de beaucoup inférieure à la première et dépassant peu le
volume de l'embryon qu'elle renferme immédiatement.
Cette enveloppe qui, chez la plupart des tænias, est rigide,
chitineuse et qui constitue la coque de l'œuf, est ici simplement membraneuse. L'embryon devient assez distinct après
l'action de la potasse caustique ; chez quelques-uns, il est
possible de constater l'existence de six crochets, qui sont
indiqués par des points ou par des lignes très minces.

« Le diamètre de l'enveloppe externe de l'œuf (membrane
vitelline) peut être évaluée à $0^{m/m},04$; celui de l'enveloppe
interne (coque) est de $0^{m/m},02$, l'embryon a $0^{m/m},015$.

« Les anneaux de ce tænia sont recouverts par un
tégument, lisse sans fibres et sans structure appréciable
(cuticule). Le tissu interne est constitué par des fibres

irrégulières, plus ou moins épaisses, et entre-croisées à angle droit. Les corpuscules calcaires sont peu nombreux; ils ont au plus $0^m/^m,01$ de diamètre. Il est inutile de faire remarquer les différences considérables qui existent entre l'espèce de tænia décrite ci-dessus, et les deux tænias vulgaires de l'homme. Notre cestoïde se rapproche plus du tænia nana observé par Bilharz en Egypte, et du tænia flavopunctata rendu par un enfant en Amérique et décrit par Wienland; mais, sans parler des autres différences, ces tænias sont complètement distincts par la structure de l'ovaire qui est si particulière chez le nôtre. »

Davaine, si compétent, on le sait, en helminthologie, termine la description de Grenet en disant : « Il nous paraît donc que les deux tænias observés par le Dr Grenet appartiennent à la même espèce, espèce inconnue jusqu'à aujourd'hui, et qui possède une organisation tellement particulière, qu'elle pourrait sans doute donner lieu à l'établissement d'un genre nouveau.

« En considérant que la contrée où ce ver a été observé est voisine de Madagascar, île dont la faune et la flore se distinguent sous beaucoup de rapports de celles des continents voisins, on peut croire que ce tænia lui appartient en propre, ainsi qu'aux groupes des îles avoisinantes; c'est ce qui m'a engagé à lui donner le nom de tænia madagascarensis. »

TROISIÈME LEÇON

CONTINUATION DE LA DESCRIPTION DES TÆNIAS DE L'HOMME

TYPE TÆNIA INERME

TÆNIA INERME PROPREMENT DIT

Je reproduis ici la figure du tænia inerme, représenté
dans son ensemble, que j'ai déjà fournie précédemment à la
page 9, pour donner une première idée de l'aspect général
des tænias.

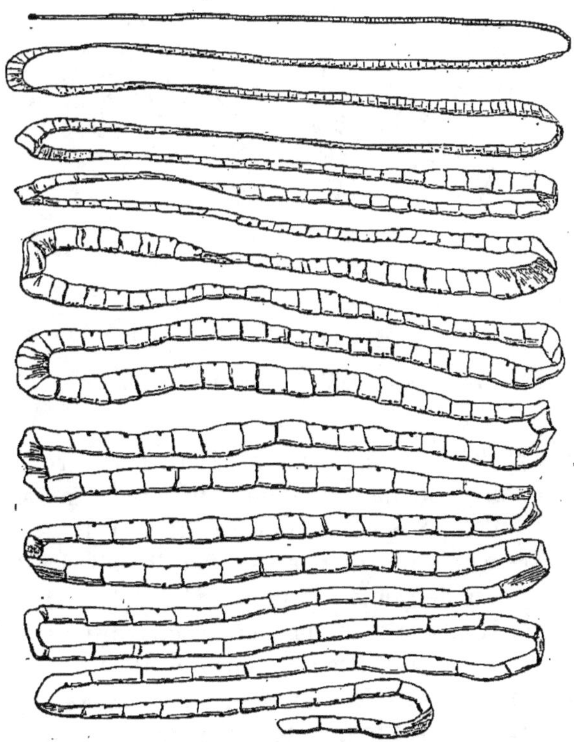

FIG. 9. — Tænia inerme représenté dans son ensemble au cinquième
de sa grandeur naturelle.

Le tænia inerme se présente sous forme d'un ruban plat plus ou moins long, variant de : un à six ou huit mètres, et plus encore, parfois. Sa tête est un peu plus grosse et un peu plus segmentée que celle du tænia armé, elle est dépourvue de rostre, et au contraire aplatie à la partie supérieure, de sorte qu'elle est à peu près quadrilatère. Les angles sont constitués par quatre ventouses hémisphériques, semblables à celles du tænia armé. Son cou est très grêle. Les anneaux mûrs sont plus longs que larges, et se détachent facilement ; ils sortent souvent de l'anus spontanément, sans que le malade aille à la selle, et en ait conscience. Son cysticerque vit dans les chairs du bœuf.

Voici maintenant la figure schématique de la tête du tænia inerme, destinée à montrer l'aspect qu'elle a, avec son absence de crochets entre les quatre ventouses.

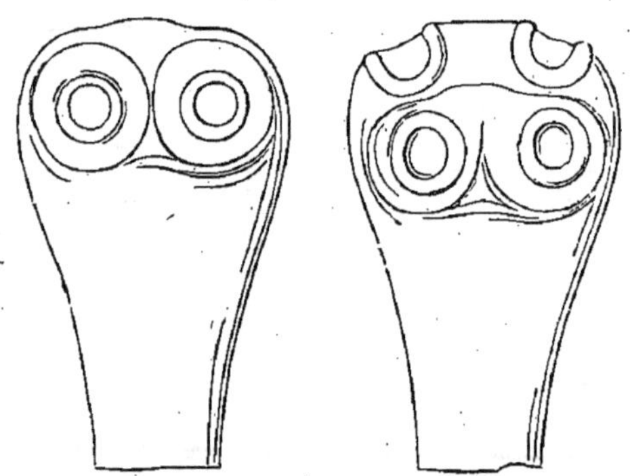

FIG. 10. — Schéma de la tête du tænia inerme.

Ce que j'ai dit du tænia armé me permet d'être très bref en ce moment, touchant le tænia inerme, car les seules différences qu'on puisse établir entre eux sont les suivantes :

A. *Différences dans la tête.* — Par le fait de l'absence de crochets dans le tænia inerme, la tête diffère de celle du tænia armé. Il n'y a pour apprécier ces différences qu'à comparer la figure n° 2 avec la figure n° 10.

B. *Différences dans la disposition intérieure des cucurbitins.* — Les figures suivantes vont montrer aussi, d'un seul coup d'œil, ces différences sur lesquelles je reviendrai en détail, quand je m'occuperai, plus loin, du diagnostic différentiel, entre le tænia armé et le tænia inerme.

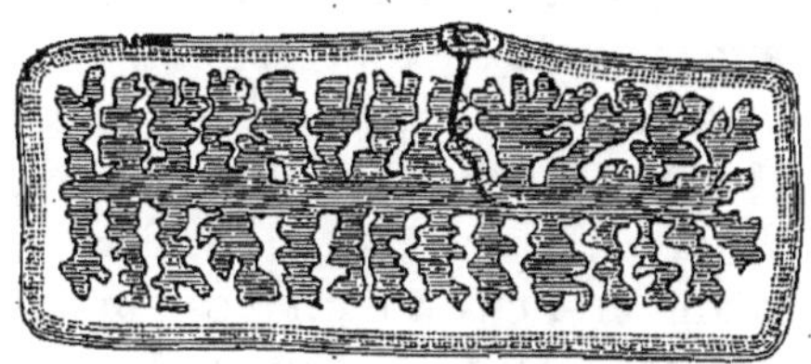

FIG. 11. — Anneau du tænia armé.

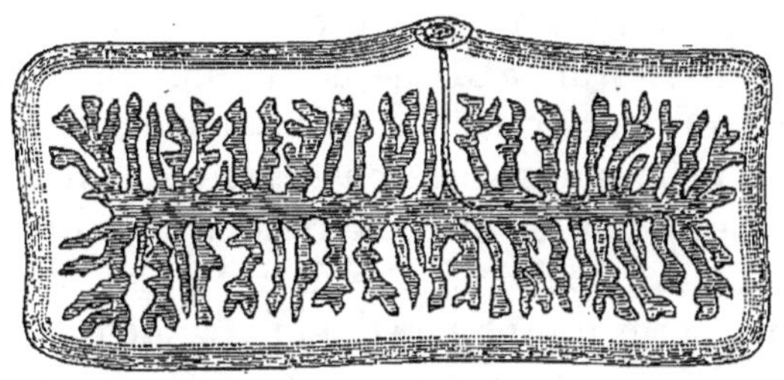

FIG. 12. — Anneau du tænia inerme.

C. *Différence dans l'élimination des cucurbitins.*—Celle-ci, toute réelle qu'elle soit, est moins facile à constater parfois; en effet, les anneaux du tænia inerme s'éliminent un à un, en général; ceux du tænia armé, soit un à un, soit plus souvent, par petits fragments de quatre, six, dix ou douze. Il en résulte que les expulsions sont quinze ou vingt fois plus fréquentes chez les individus atteints du tænia inerme.

Notons qu'il semble exister deux variétés de tænia inerme : un à tête blanche, l'autre à tête noire, leur organisation est, d'ailleurs, la même pour les autres organes.

Je répèterai ici, à propos des œufs du tænia inerme, ce que j'ai dit déjà pour les œufs du tænia armé : que nous les étudierons en détail, lorsque nous nous occuperons du diagnostic différentiel des tænias. Je me bornerai donc, pour le moment, à en fournir la figure, comme je l'ai fait pour le tænia armé.

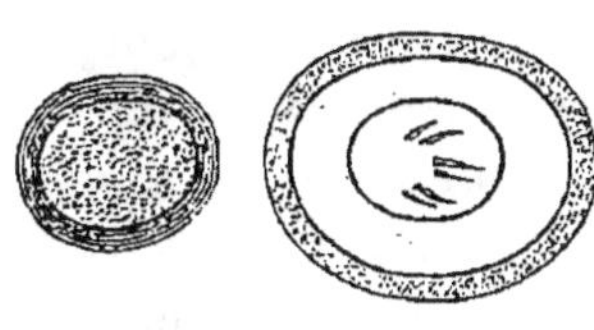

FIG 13. — Œuf grossi du tænia inerme.

Avant d'en finir, cependant, avec le tænia inerme, je dois dire un mot d'un point de son organisation soulevé par un médecin de la marine, le docteur Bonnet. On admet, généralement, qu'au milieu de l'espace compris entre les quatre ventouses de la tête, il n'y a pas d'ouverture. Or, Bonnet a soutenu (*Arch. de méd. nav.*, t. 30, p. 398), qu'il y en avait une et voici, d'ailleurs, ce qu'il dit à ce sujet : « Cette ouverture que nous considérerons, jusqu'à nouvelles études, comme une bouche, est située au point d'intersection des diagonales du carré, qui figurent les quatre ventouses. Elle est, pendant le repos de l'entozoaire, régulièrement circulaire, très petite (un dixième de millimètre environ), son diamètre antéropostérieur dépasse à peine cette dimension. Ses limites extérieures sont constituées par un entrecroisement régulier de fibres musculaires, les unes droites rayonnées, les autres circulaires. Ces dernières se groupent pour former une sorte de sphincter d'une couleur un peu plus foncée et très apparent pendant la vie du tænia. Cette ouverture a la figure d'un cône à base extérieure. La forme change suivant les contractions opérées ; parfois on la voit s'élargir et d'autres fois se rétrécir, et, dans ce dernier cas, on y distingüe d'autant plus de plis que le rétrécissement est plus prononcé. En outre, obéissant à ces mouvements musculaires, cette ouverture se déplace et se rapproche tantôt d'un des oscules et tantôt des autres.

« Vers le fond imperforé de cette bouche médiane, on remarque quatre petits nodules très visibles pendant la vie du tænia, placés en des points symétriques, regardant chacune des ventouses et qui sont les origines de quatre petits conduits sur lesquels nous allons revenir.

« Je ne m'arrêterai pas à la description de la constitution anatomique des cucurbitins que l'on trouve dans tous les ouvrages qui traitent du tænia ; je parlerai seulement, à cause de ses relations avec l'ouverture médio-céphalique, du conduit unique que l'on aperçoit le long du bord longitudinal de chaque segment et qui, d'après Blanchard, serait un tube digestif, tandis que selon Van Beneden, Leuckart, Clauss, etc., il serait chargé de la dépuration urinaire.

« Ce conduit, canal aquifère de Clauss, après avoir fourni

vers le bord supérieur de chacun des cucurbitins, une branche anastomotique à son congénère du côté opposé, passe d'un segment à l'autre, et, arrivé à la portion rétrécie du tænia, on lui voit prendre une disposition en zig-zag, ce qui est dû à la rétraction des anneaux les uns sur les autres.

« A une petite distance du renflement céphalique, ce tube se divise, une première fois, en deux branches qui se dirigent vers chacun des oscules. Au niveau de ceux-ci, une deuxième division dichotomique a lieu. Enfin, après un court trajet en dedans et en avant, les dernières branches forment deux nouveaux rameaux qui vont s'aboucher avec les rameaux correspondants, tant du côté opposé que du même bord, pour former une sorte de collier circulaire, autour et en arrière de l'ouverture médiane céphalique. Dans les tænias inermes que j'ai observés, je n'ai pas vu de conduits céphaliques se porter, comme dans le tænia solium, vers chacune des ventouses, pour l'entourer d'une couronne vasculaire. De la partie interne du collier décrit ci-dessus partent quatre tubes d'un calibre très délié, et difficilement visibles, même chez le tænia vivant. Ces petits tubes se dirigent en avant et en dedans, en suivant les médianes du carré formé par les ventouses, et vont aboutir à chacun des petits nodules que nous avons dit exister au fond de l'ouverture buccale infundibuliforme.

« Cette disposition assez compliquée des divers canaux de la tête du tænia inerme, est rendue très visible si l'on examine la tête, l'entozoaire étant encore en vie, car une fois mort, si la tête est immergée dans un liquide quelconque, toute trace de canaux disparaît.

« Le docteur Laboulbène dit, avec raison, que les ventouses du tænia inerme, visibles à l'œil nu, sont noirâtres. Cette règle présente cependant de fréquentes exceptions. Ainsi, à côté de têtes de tænia inerme, tellement chargées de granulations pigmentaires qu'elles en sont tout à fait noires, j'en ai rencontré souvent qui ne présentaient pas la moindre trace de pigment et qui étaient complètement incolores. »

TÆNIA TENELLA

Cobbold a décrit un tænia, auquel il a donné le nom de tenella, et; qui est encore très imparfaitement connu. Ce tænia a été trouvé, quelques très rares fois, chez l'homme, mais on n'a pas encore observé sa tête. Il est de un mètre environ de longueur. Ses pores génitaux alternent très régulièrement d'un côté d'un anneau à un autre. Cobbold a pensé que ce tænia provenait du cysticerque du mouton. Il est très possible que ce soit le même que le tænia algérien de Redon, dont nous allons parler.

TÆNIA ALGÉRIEN

Redon, médecin de l'armée d'Afrique, a décrit un tænia qui se rencontre fréquemment chez les soldats, en campagne dans le sud algérien et qui, d'après lui, constitue une variété spéciale de tænia inerme. En voici les caractères, que j'emprunte à l'article de M. Hahn, du dictionnaire encyclopédique :

« A l'œil nu, on remarque sur la face supérieure de la tête, quatre points noirs latéraux, disposés en croix ; ces points, qui rappellent les ventouses pigmentées du tænia médiocanellata correspondent à quatre lignes pigmentées, dont deux formées par des sillons longitudinaux ; deux autres par de simples traits transversaux, sans dépression. Entre ces lignes, on reconnaît nettement, à la loupe, quatre ventouses arrondies, profondes, sans pigment. La tête est dépourvue de rostre et de crochets. Ce ver a un mètre et demi à deux de longueur. Il est gris, les anneaux sont courts et étroits et fortement striés longitudinalement. La couleur grise du tænia algérien est due à une fine pigmentation, noire et granulée, abondamment répandue dans tous les tissus.

« Les œufs sont plus gros que ceux des tænias solium et inerme, d'un μ au moins ; ils sont circulaires ou à peu près circulaires. Les organes génitaux sont beaucoup plus pigmentés dans le tænia algérien que dans les deux autres espèces indiquées. Le pénis est droit, grêle et suivi d'un canal déférent rectiligne, dans une poche génitale, oblongue; cette poche n'est pas visible par transparence sur un anneau comprimé entre deux lames de verre; dans les deux autres espèces de tænia, le pénis est plus volumineux, en tronc de cône, et se contourne plusieurs fois sur lui-même dans la poche génitale, laquelle est visible par transparence. Le vagin, très musculaire chez les autres tænias, l'est très peu chez l'espèce nouvelle; le renflement terminal n'est pas séparé du reste du canal vaginal par une sorte d'étranglement, comme dans le tænia inerme, mais ne forme que la continuation invisible du canal vaginal lui-même qui s'élargit simplement à ce niveau. »

Ce ver et son congénère, le tænia inerme proprement dit, se rencontrent concuremment chez les soldats atteints (environ le quart de l'effectif), de même que chez les indigènes. Son cysticerque existe dans la chair du mouton, au dire de Redon.

TÆNIA DU CAP DE BONNE-ESPÉRANCE

Ce tænia est une variété de tænia inerme. On ne connaît jusqu'ici que la partie postérieure de l'animal qui a été excrétée par un hottentot, et examinée par Küchenmeister. On ne sait pas où vit son cysticerque.

Les articles de ce tænia du Cap sont épais, longs, pourvus sur toute la longueur du corps d'une crête longitudinale; les orifices génitaux sont en tout semblables à ceux du tænia inerme ordinaire.

Davaine pense que ce ver n'est qu'une anomalie du tænia inerme : « les caractères de ce ver, dit-il (*loc. cit.* p. 920), tiennent sans doute à une anomalie dont on possède quelques autres exemples, plus ou moins analogues; tels étaient un tænia de l'homme décrit par Levacher; un autre de l'homme, probablement le tænia inerme, décrit par le Dr L. Vaillant (*Soc. de Biologie* 1869, p. 188). »

TÆNIA ABIETINA

Wienland a décrit ce tænia, qui est une variété de l'inerme, de la manière suivante : (*Essais sur les tænias de l'homme*, Cambridge 1858, p. 43) « Tous les articles sont très minces, presque transparents, et tous également étroits. Leur largeur est d'environ 4$^{m/m}$, leur longueur de 12$^{m/m}$. Les orifices génitaux sont très petits et sans lèvres extérieures, ce qui peut venir de la maturité très avancée des articles dont il s'agit. Il n'a de pigment ni dans le vagin, ni dans le spermiducte. L'utérus est plus régulier que dans le tænia armé et inerme ; toutefois, il ressemble davantage à celui du dernier. Le tronc médian de cet organe est droit ; les branches, qui sont au nombre de trente environ, partent du trou principal ou bien à angle droit, ou bien en formant un angle d'environ 45°. Ces branches sont toujours parallèles entre elles et ordinairement droites, mais lorsqu'elles sont recourbées elles ont toutes la même inclinaison ; elles ne sont jamais divisées en branches, ni bifurquées à l'extrémité, à l'exception de l'antérieure et de la postérieure de chaque article, lesquelles s'étendent, l'une en avant, l'autre en arrière, en se contournant et se bifurquant. Les œufs qui sont très nombreux dans ces articles, et qui donnent à l'utérus une teinte jaunâtre visible à l'œil nu, sont longs de 0$^{m/m}$,033 et larges de 0$^{m/m}$,030 : 1° Ils sont protégés par une coque extérieure (chorion) qui est épaisse de 0$^{m/m}$,003, foncée dans ses couches externes transparentes, et jaunâtre dans ses couches internes ; 2° par une autre enveloppe (membrane vitelline) épaisse de 0$^{m/m}$,0006, entièrement transparente. Dans la cavité de l'œuf existe un embryon qui en occupe les deux tiers à peu près et qui ne mesure que 0$^{m/m}$,016. Nous avons vu d'autres œufs non mûrs qui n'avaient qu'une seule coque, mais rarement.

« Nous regardons ce ver, dit Wienland, comme une simple variété du tænia solium et nous l'avons appelé *varietas abietina*, de Abies, fin, auquel ressemble la configuration de son utérus. »

Ce ver abietina de Wienland avait été évacué par un indien Chippewa, au saut Sainte-Marie, sur le lac supérieur des États-Unis du Nord, et fut rapporté par le professeur Agassis. Il est, comme je l'ai dit, une variété du tænia inerme, malgré ce que dit Wienland qui, après avoir partagé cette opinion, ajoute qu'il le considère comme une variété du solium, c'est-à-dire du tænia armé.

TÆNIA NÈGRE

Davaine (*Soc. méd. hôp.*, 10 décembre 1875) a décrit ce tænia qui lui a été donné par Laboulbène, et qui provenait d'un anglo-américain des États-Unis du Sud, proche de la frontière septentrionale du Mexique. Voici les caractères que lui attribue Davaine :

« Il était long de 6^m,50, et était noirâtre dans toute son étendue, ou plutôt de la teinte d'un mulâtre foncé. Sa tête, large de deux millimètres, se continuait avec le col en s'amincissant ; elle était inerme, plus noire que le reste du corps, et portait quatre ventouses blanchâtres qui contrastaient sur le fond noirâtre et qui avait six à sept dixièmes de millimètres de diamètre. Les pores génitaux, très saillants à la marge des anneaux, étaient aussi très remarquables par leur teinte blanchâtre. De chacun de ces pores, une raie d'un noir très foncé se portait transversalement jusqu'au milieu de l'anneau et correspondait à la gaîne du pénis et du vagin. Les œufs, ayant l'aspect de ceux du tænia inerme, étaient longs de 0^m/^{m},05 et larges de 0^m/^{m},04 ; les digitations de la matrice ne semblaient point différer de celles du tænia inerme.

D'après les renseignements pris par M. Laboulbène, cette coloration noire s'observe assez fréquemment dans les parties méridionales de l'Amérique du Nord, au Texas et au Mexique, soit chez les individus de race blanche, soit chez les métis.

TYPE TÆNIA INTERMÉDIAIRE

TÆNIA LOPHOTOMA

Cobbold dit avoir vu, dans le musée de l'hôpital de Middlessex, un tænia qui devait avoir huit pieds de longueur, quand il était entier, et qui possède une crête longitudinale, qui donne à la plupart des anneaux une figure pentagonale, quand on le voit de face. Ces anneaux sont plus petits que ceux du tænia adulte, ils ont tous leur pore génital du même côté (à gauche) au milieu du bord marginal. On connaît un second spécimen de ce tænia lophotoma observé par Callingworth sur une femme de Manchester : il diffère cependant de celui de Cobbold en ceci, que les orifices génitaux sont situés sur la crête même, au lieu d'être sur le côté de l'anneau.

Il faut peut-être rattacher au tænia inerme lophotoma, le ver que Levacher présenta à la séance du 27 septembre 1841 de l'Académie des sciences, et qui portait une crête flottante, représentant une partie d'un autre ver, tout le long du corps de l'animal. Levacher l'avait considéré comme une monstruosité par fusion de deux tænias, et Bremser, qui avait vu une disposition semblable, avait formulé avant lui la même opinion.

TÆNIA DES TROPIQUES

Ce ver, signalé par Schmidtmüller (Gervais et Van Bénéden), sur des nègres et des européens, arrivant de Guinée aux Indes, est encore indéterminé.

TYPE BOTHRIOCÉPHALE

BOTHRIOCÉPHALE LARGE

Le bothriocéphale de l'homme, *bothriocephalus latus* de Bremser, varie de six à vingt mètres de longueur ; il est large de 27^m/^m dans sa partie la plus développée.

Sa couleur est quelquefois blanche, mais le plus souvent d'un gris roussâtre plus ou moins foncé. Sa tête est oblongue avec deux ventouses latérales, allongées ; son cou est presque nul ; ses premiers anneaux sont à peine apparents ; les suivants d'abord, presque carrés, puis de plus en plus larges. Ils présentent un épaississement médian, plus foncé. Les orifices génitaux sont sur la ligne médiane, le mâle en avant, le femelle un peu en arrière de lui ; les œufs sont ovoïdes, ont 0^m/^m,068 dans leur plus grand diamètre et 0^m/^m,044 dans leur plus petit ; ils sont pourvus d'un opercule.

Les diverses figures ci-après vont fixer nos idées au sujet du bothriocéphale.

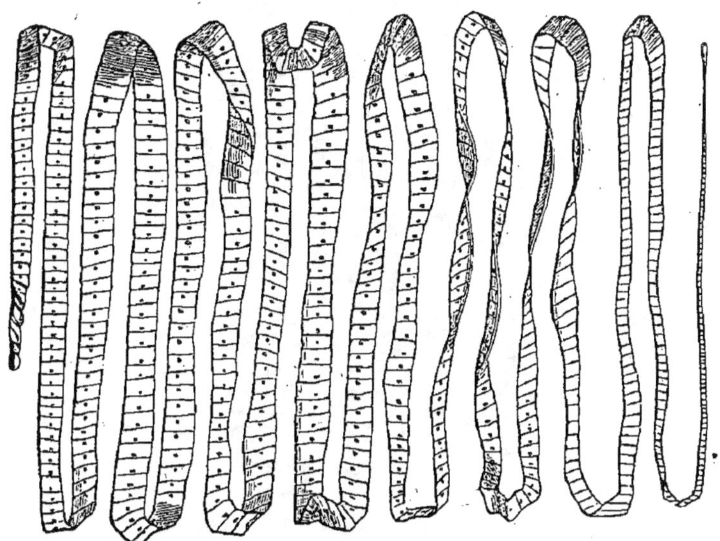

FIG. 14. — Bothriocéphale large, représenté dans son ensemble (au cinquième environ de sa grandeur naturelle).

La figure nº 14 représente le bothriocéphale large, dans son ensemble, comme nous avons figuré précédemment celle du tænia inerme. On voit sur la ligne médiane des orifices génitaux qui le différencient très bien du tænia armé et du tænia inerme. Cette figure a été empruntée au mémoire du professeur Laboulbène (*Bull. de thér.*, t. XCII, p. 548).

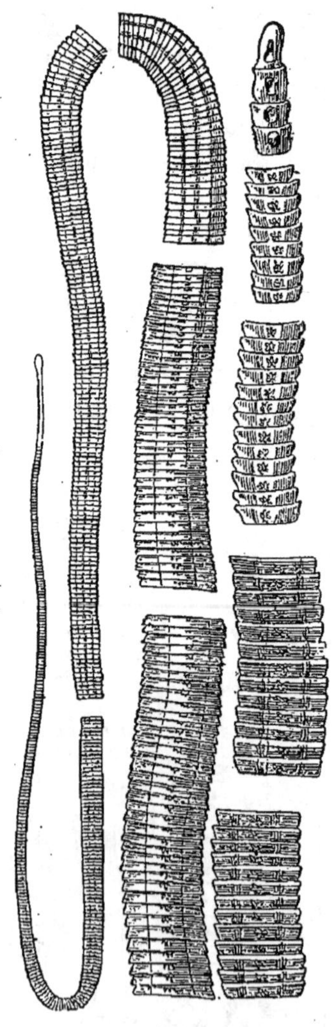

FIG. 15. — Bothriocéphale large, d'après LEUCKART (grandeur naturelle).

La figure 15, empruntée au livre de M. le professeur De Lanessan (t. III, p. 208), nous montre diverses parties du bothriocéphale large, de grandeur naturelle.

La forme de la tête est assez curieuse pour que nous nous en occupions avec soin, la figure 16 que je tire du mé-

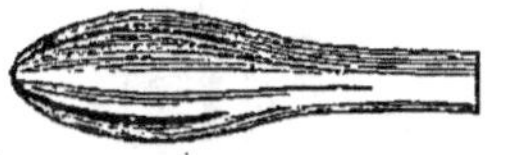
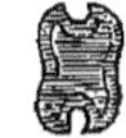

moire de M. le Professeur Laboulbène (*loc. cit.*, p. 341), montre la tête grossie du bothriocéphale large, avec les deux fossettes allongées, qui constituent ses ventouses. Au-dessous de cette tête, nous voyons une coupe montrant la disposition de ces fossettes latérales.

FIG. 16.

L'extrémité terminale postérieure du bothriocéphale diffère de celle du tænia. La chose se comprend facilement, quand on songe que les anneaux des tænias armé et inerme se détachent lorsqu'ils sont mûrs, tandis que

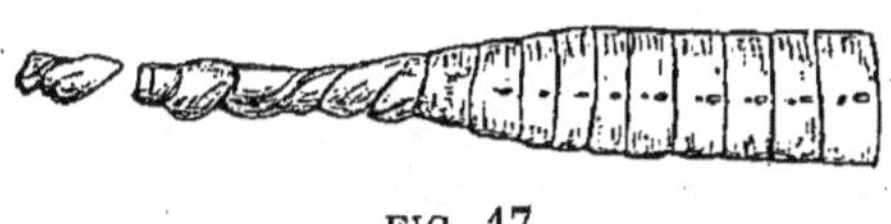

FIG. 17.

ceux du bothriocéphale restent soudés les uns aux autres pendant toute l'existence du ver. Aussi, tandis que les tænias armé et inerme se terminent brusquement et par une véritable cassure franche, le bothriocéphale finit par une portion d'anneaux qui paraissent, comme le montre la figure 15, flétris et recoquevillés sur eux-mêmes.

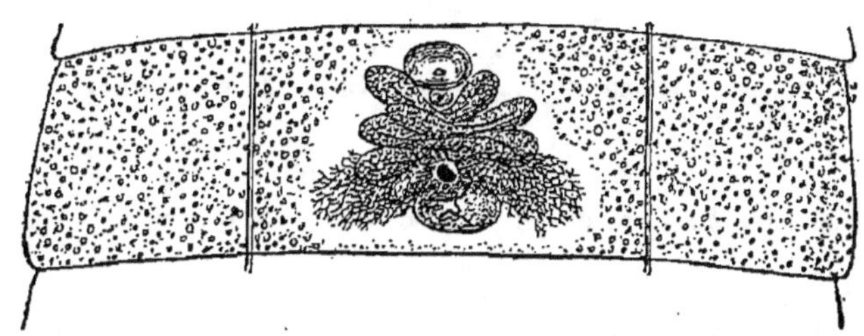

FIG. 18. — Anneau du bothriocéphale large, d'après LEUCKART.

Nous voyons à la figure n° 18, qui représente un anneau du bothriocéphale large, les organes femelles et l'apparence générale de cet anneau dans son ensemble.

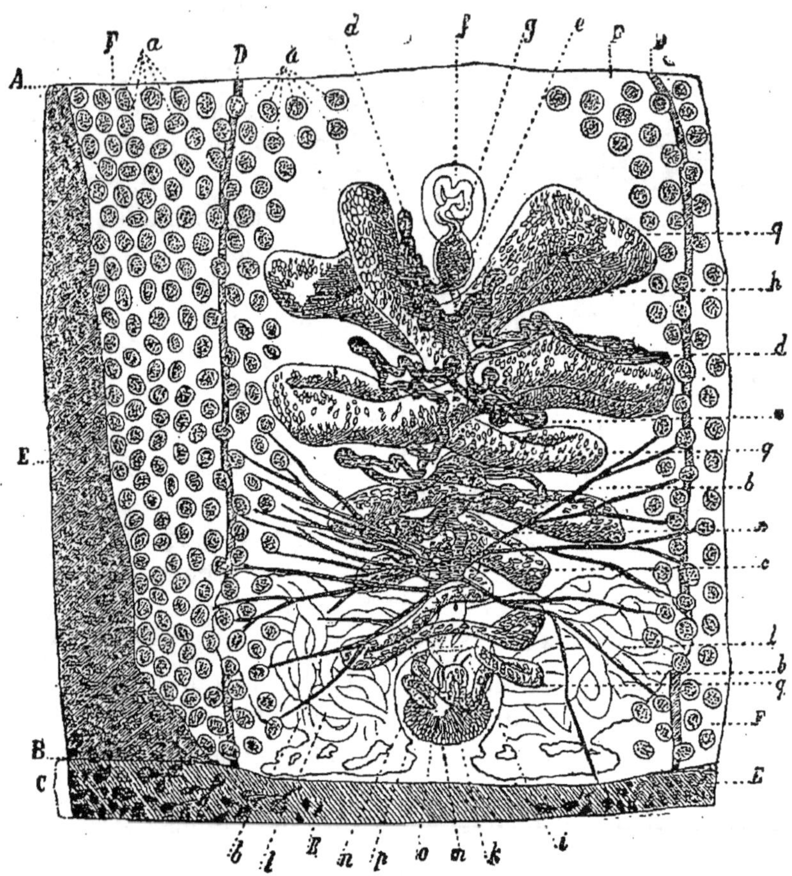

FIG. 19. — Portion médiane d'un anneau de bothriocéphale large,
vu par sa face dorsale, d'après Sommer et Landois.

A, anneau situé au-dessus. — B, anneau situé au-dessous. — C, portion supérieure de l'anneau situé au-dessous. — D, canaux excréteurs
latéraux.

a, testicules. — b, canaux efférents. — c, dilatation située au point de
réunion des canaux efférents. — d, canal déférent. — e, portion externe
musculaire de ce canal. — f, poche du cirrhus. — g, orifice du vagin. —
h, vagin. — i, fond du vagin. — k, canal qui part du fond du vagin. —
l, ovaire. — m, canal excréteur de l'ovaire. — n, canal excréteur de la
glande albuminigène. — o, glandes de la coque. — p, entrée de l'utérus.
— q, utérus.

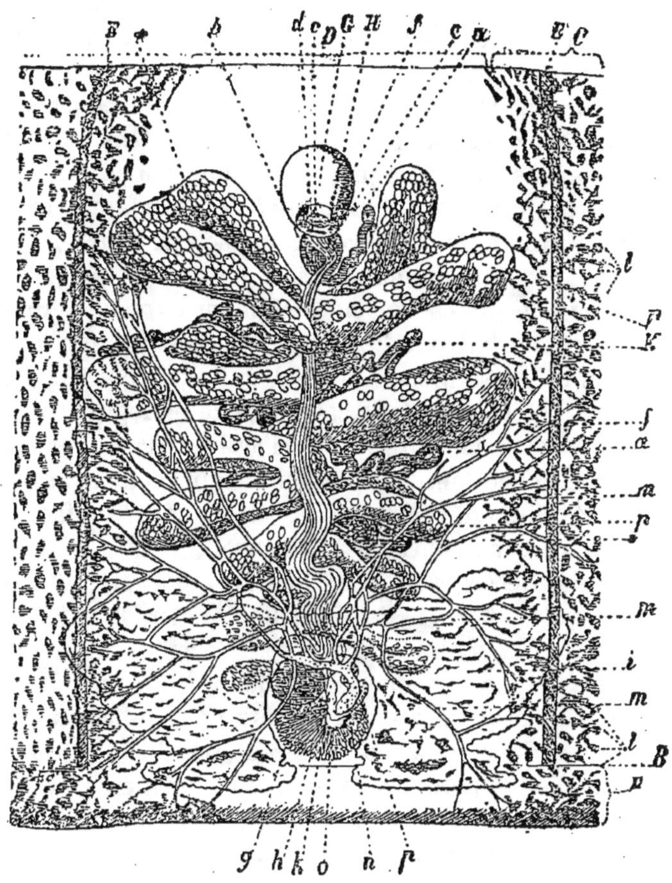

FIG. 20. — Portion centrale *D* d'un anneau de bothriocéphale large, vu par la face ventrale, d'après SOMMER et LANDOIS.

E, canaux excréteurs latéraux. — *G*, poche du cirrhus. — *H*, pore génital. — *J*, sinus génital. — *K*, orifice externe de l'utérus.

a, canal déférent. — *b*, sa portion musculaire terminale. — *c*, cirrhus. — *d*, orifice du vagin. — *e*, portion externe du vagin. — *f*, vagin. — *g*, fond du vagin. — *h*, canal qui fait communiquer le vagin avec l'ovaire. — *i*, ovaire. — *k*, oviducte. — *l*, culs-de-sac de la glande albuminigène (ils occupent toutes les parties latérales de l'anneau). — *m*, canaux excréteurs des culs-de-sac albuminigènes. — *n*, canal excréteur commun de la glande albuminigène. — *o*, glande de la coque. — *p*, utérus.

La description de l'organisation anatomique du bothriocéphale ne nous arrêtera pas longtemps, car elle est à peu près la même que celle des tænias armé et inerme. Pas de tubes digestifs, système aquifère plus rudimentaire encore que chez les tænias ; système nerveux . constitué par plusieurs cordons latéraux anastomosés, dans la tête; les organes mâles très analogues à ceux des tænias; les organes femelles ont un ovaire semblable à celui du tænia, mais une glande à albumine plus volumineuse, car elle occupe la plus grande partie du cucurbitin.

Les œufs fécondés sont normalement expulsés l'un après l'autre, et sortent par l'orifice génital, pour tomber dans l'intestin où ils se mêlent aux selles du porteur du ver.

D'après le peu que nous savons de la biologie du bothrio-céphale, ces œufs ont besoin d'arriver dans l'eau et d'y séjourner un certain temps pour acquérir la propriété de continuer leur développement et acquérir la faculté de s'introduire dans leur hôte provisoire.

Voici la description des organes génitaux, d'après le résumé qu'en fait M. de Lanessan (t. III, p. 213): « Les organes reproducteurs mâles sont formés de nombreux testicules arrondis, disposés de chaque côté de l'anneau et vidant leur produit par des canaux qui s'unissent les uns aux autres dans un canal déférent très long, situé sur la ligne médiane, pigmenté, replié sur lui-même et débouchant en dehors dans la partie supérieure du sinus génital, après avoir traversé la poche du cirrhus. Les organes femelles sont formés d'un ovaire analogue à celui du tænia armé, ou d'une glande de l'albumen ou vitellogène, très volumineuse, occupant la plus grande partie de l'anneau. L'oviducte, le réceptacle séminal, la glande de la coque, sont à peu près semblables aux mêmes organes du tænia; mais l'utérus dans lequel se rendent les œufs, après s'être recouverts d'une coque, est moins développé; il forme des replis sur la ligne médiane de l'article, et son fond s'ouvre au-dehors, à quelque distance au-dessous du sinus génital. Par cet orifice, les œufs sortent les uns après les autres et sont évacués par les selles. »

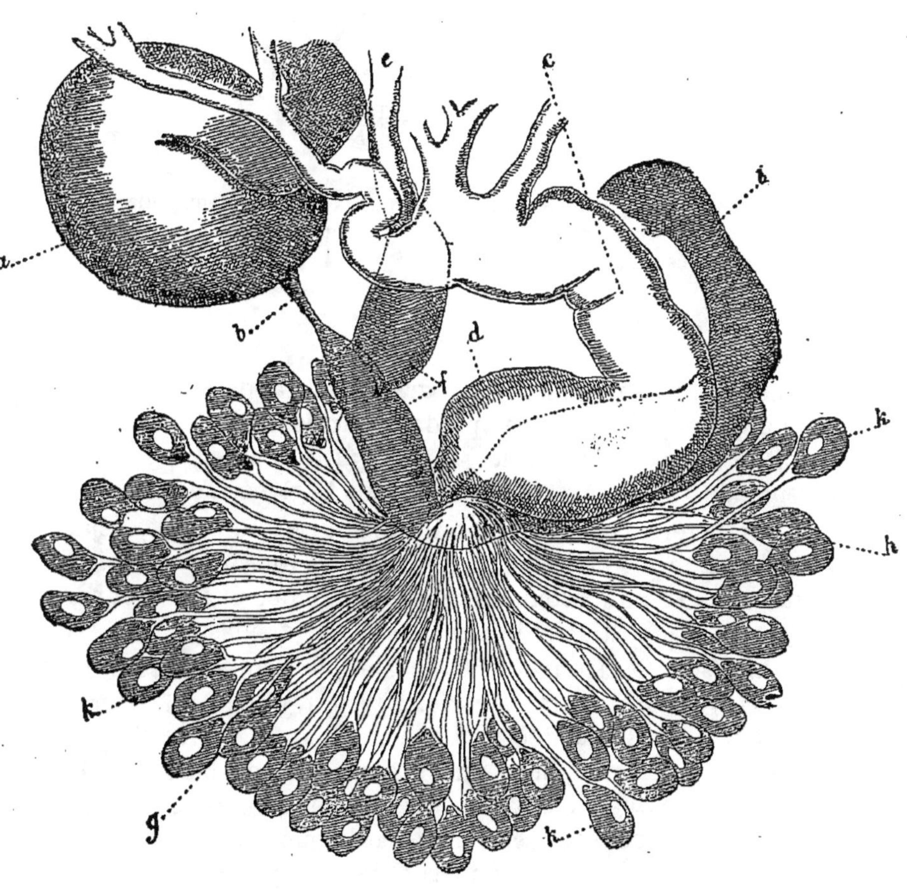

FIG. 21. — Portion centrale des organes femelles du bothriocéphale large,
d'après SOMMER et LANGLOIS.

a, fond du vagin. — *b,* canal conduisant du fond du vagin à l'orifice
de l'ovaire (germinifère). — *c,* canal albuminigène. — *d,* dilatation de ce
canal. — *e,* extrémité par laquelle l'oviducte déverse ses produits. —
f, orifice de sortie de l'oviducte. — *g,* canal par lequel les œufs venus de
l'oviducte passent dans l'utérus. — *h,* commencement de l'utérus. —
i, première anse de l'utérus. — *k,* glandes unicellulaires de la coque.

Les œufs du bothriocéphale sont assez différents de ceux du tænia, comme on peut le voir.

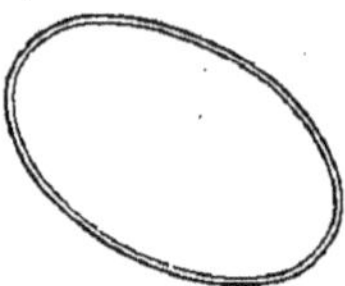

FIG. 22. — Œuf grossi du bothriocéphale large, tel qu'on le
voit dans les selles.

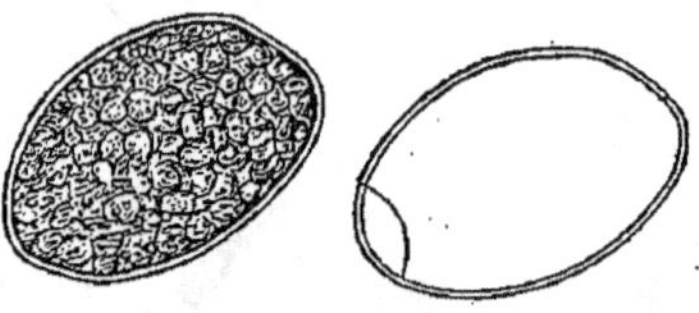

FIG. 23 et 24. — Deux œufs gros-
sis du bothriocéphale.

La figure 23 représente un œuf avec l'apparence claire qu'il a lorsqu'il a été trempé dans l'acide sulfurique. On y voit la trace de l'opercule. — La figure 24 montre l'apparence que prend un œuf trempé dans la glycérine.

Je répèterai, pour le bothriocéphale, ce que j'ai dit, déjà, à l'occasion du tænia armé et du tænia inerme, à savoir : que nous en étudierons les œufs lorsque nous nous occupe- rons du diagnostic différentiel des divers tænias.

Dans son remarquable travail sur les tænias, inséré au *Bulletin général de thérapeutique* (t. XCII, p. 549), M. le pro- fesseur Laboulbène décrit, d'une manière si claire, l'orga- nisation intérieure de l'anneau du bothriocéphale, que je vais citer textuellement ce passage pour compléter ce que je viens de dire jusqu'ici. On me pardonnera cette répétition qui, en revanche, aura le mérite de fixer parfaitement nos idées sur cette organisation.

« La figure schématique (nº 25) montre le pore génital mé- dian, appelé aussi *cloaque* ou *sinus génital*, dont les bords sont garnis de papilles. Au fond, sont deux ouvertures, la supérieure donne issue au pénis, l'inférieure est l'orifice du vagin. En arrière, et distincte du pore génital, est une ou- verture indépendante, où aboutissent les cornes ou ramifica- tions réunies de la matrice, et par où se fait la ponte des œufs. C'est au niveau de ce dernier orifice qu'on voit, à l'œil nu,

les ramifications de l'utérus, comparées à une fleur, par
Bonnet, par Linnée et par Pallas. Du reste, les anneaux du
bothriocéphale large ne sont pas aussi indépendants les uns
des autres que ceux du tænia; une partie des organes génitaux passe de l'un à l'autre, dans la partie centrale du
champ médian; aussi, les segments ne se divisent point pour
former des cucurbitins. Généralement, après leur maturité,
et vidés de leurs œufs pondus dans l'intestin, ils restent,
néanmoins, à l'extrémité du ver, quoique ratatinés et reve-
nus sur eux-mêmes.

« Les testicules sont disséminés dans les champs latéraux
des anneaux; ils sont disposés en petites loges, ou cham-
bres, ayant chacune un conduit excréteur propre ou
spermiducte, qui se joint avec un conduit voisin, et ils se
terminent par un canal déférent. Ce dernier aboutit au pénis
revêtu d'une gaîne.

« L'appareil sexuel femelle, composé d'un germigène, d'un
vitellogène, d'une glande formant la coque, d'une matrice

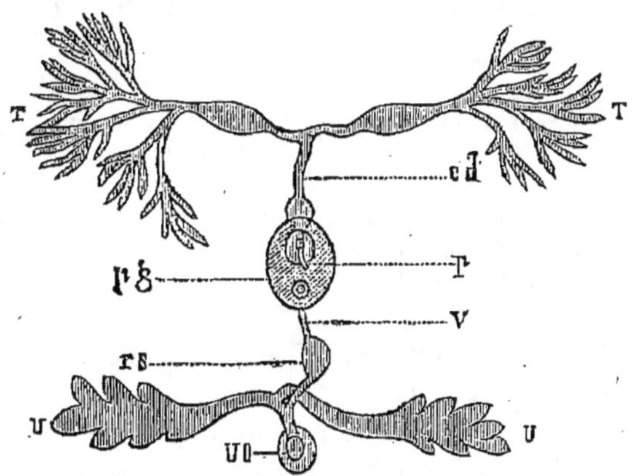

FIG. 25. — Schéma des organes génitaux dans les anneaux moyens
du bothriocéphale large.

TT, testicules. — *cd*, canal déférent. — *p*, pénis. — *UU*, utérus avec
ses cornes. — *rs*, réservoir séminal. — *pg*, pore génital ayant en haut le
pénis et au-dessous l'ouverture par où il arrive dans *V*, le vagin. — Au
bas de la figure est l'orifice *UO*, par lequel s'effectue la sortie des œufs.

et d'un vagin, est fort compliqué. Au vagin, aboutissant au
pore génital, et près du pénis, est annexé le réservoir

séminal. Les germigène et vitellogène se réunissent à la
matrice, qui se garnit d'œufs en nombre immense; ceux-ci,
après leur maturité, sont évacués par une véritable ponte,
ayant lieu par un orifice spécial, distinct de celui du vagin,
situé beaucoup plus bas, ou bien ils s'échappent après la
rupture des parois qui les renferment. »

Pour bien montrer la différence d'organisation qu'il y a
entre les tænias armé ou inerme, et le bothriocéphale, je
vais fournir ici la figure schématique des organes génitaux,
de ces tænias armé et inerme.

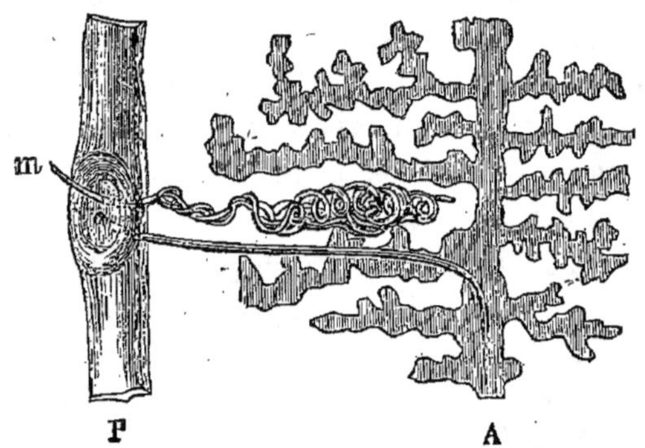

FIG. 26. — Schéma des organes génitaux dans les anneaux moyens
des tænias armé et inerme.

P, parois du segment avec l'ouverture génitale commune. *M,* pénis suivis
de l'organe mâle, au-dessous est le vagin qui se dirige vers *A,* c'est-
à-dire l'utérus rempli d'œufs.

Le bothriocéphale large, qui habite le corps de l'homme,
a été rencontré aussi chez le chien.

Pendant longtemps, on n'a connu que le bothriocéphale
large chez l'homme; mais Leuckart a décrit, il y a peu
d'années, le bothriocéphale cordiforme; enfin Davaine a fait
connaître le bothriocéphale à crête.

BOTHRIOCÉPHALE CORDIFORME

Leuckart a appelé de ce nom : *bothriocephalus cordatus,*
un ver qui se rencontre au Groënland, chez l'homme et
chez le chien. Il ne dépasse guère un mètre de longueur;

ses anneaux les plus larges ont de cinq à six millimètres de long, et à peu près autant de large. La tête est cordiforme, comme son nom l'indique ; elle est courte de deux millimètres de long seulement, et porte deux sortes de ventouses longitudinales : une sur la face antérieure et l'autre sur la face postérieure.

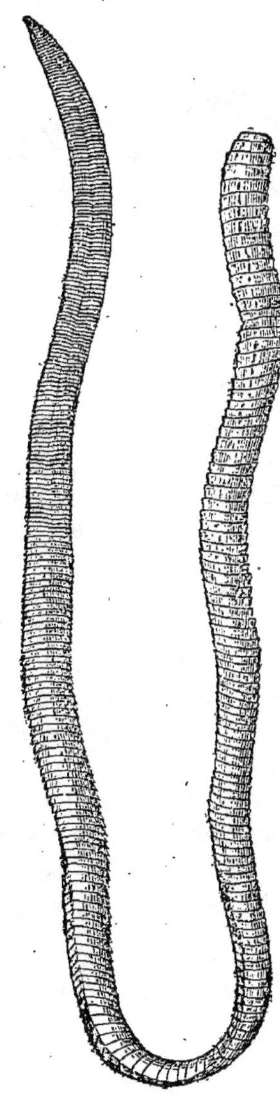

FIG. 27. — Bothriocéphale cordiforme.

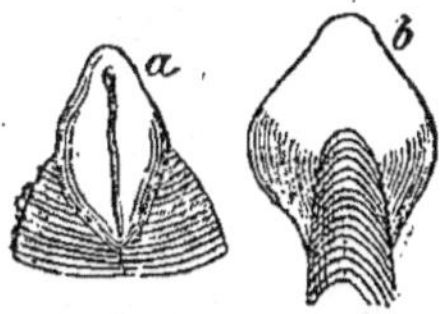

FIG. 28. — Ventouses du bothriocéphale cordiforme, d'après LEUCKART.

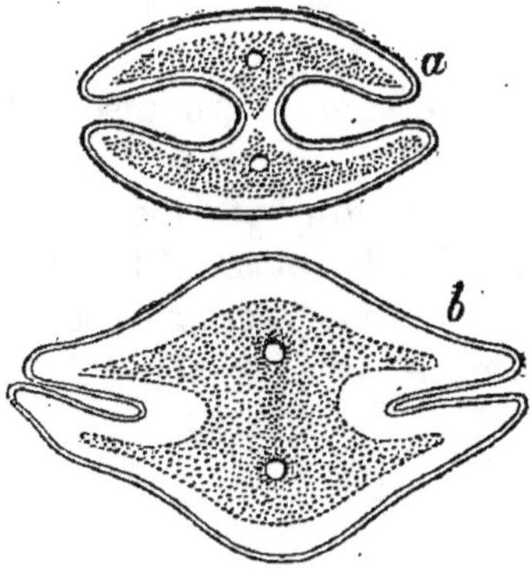

FIG. 29. — Coupes transversales de la tête du bothriocéphale cordiforme — *a*, au milieu — *b*, au dessus du milieu.

BOTHRIOCÉPHALE A CRÊTE

Davaine a décrit un bothriocéphale à crête : *bothriocephalus cristatus*.

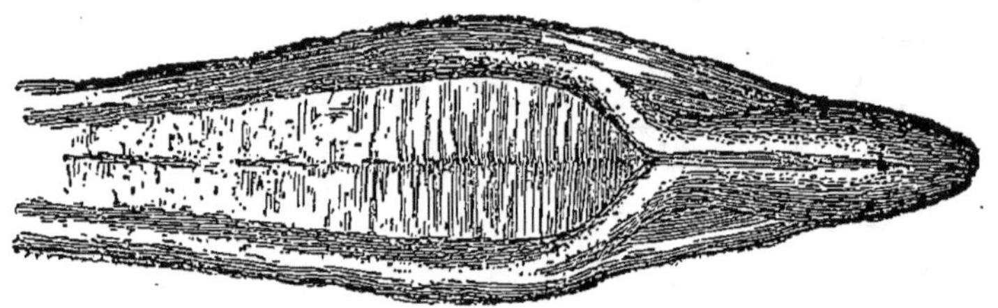

FIG. 30. — Tête du bothriocéphale à crête, d'après DAVAINE.

Le bothriocéphale à crête est long de deux à trois mètres ; ses anneaux mûrs ont : de un à deux centimètres de large ; sa tête est portée par un cou assez long ; elle présente deux proéminences latérales, qui forment, par leur réunion, une sorte de rostre couvert de petites papilles (Lanessan).

Qu'il s'agisse de la variété dite large, de la cordiforme ou de celle qui a une crête, la fécondité du bothriocéphale, comme celle du tænia est prodigieuse. Eschrict a compté, sur un seul sujet, dix mille anneaux ; en admettant que chaque anneau produise mille œufs, on voit qu'un bothriocéphale peut pondre dix millions d'œufs.

La tête du bothriocéphale est très contractile ; elle peut prendre les formes les plus variées. Ses anneaux ne se séparent pas, comme ceux du tænia, en cucurbitins isolés ; le ver se brise accidentellement, en fragments assez longs.

QUATRIÈME LEÇON

CONTINUATION DE LA DESCRIPTION DES TÆNIAS DE L'HOMME

TÆNIA FENÊTRÉ

Nous devons une place spéciale à ce qu'on a appelé le *tænia fenêtré*, car, comme nous allons le voir, elle est justifiée par certaines considérations.

La première mention que nous possédions sur l'existence de ce ver remonte au siècle dernier. C'est Masars de Caselles (*Journ. de méd.* de 1768, t. XXXIX, p. 26), qui l'a fournie par la description dont nous allons donner un extrait :

A la première déjection, la garde étonnée me fit voir, dans un bassin, une espèce de corps graisseux, en forme de peloton : je le fis laver, et je me hâtai de le dévider : ce fut deux portions de ver solitaire, plates, blanches, d'une contexture si délicate, qu'en les élevant elles étaient prêtes à se déchirer par leur propre poids ; elles avaient autour de quatre ou cinq lignes de largeur à l'une de leurs extrémités, tandis que l'extrémité opposée devenait successivement plus étroite ; en sorte que, vers les dernières articulations, elle avait à peine deux lignes.

L'une de ces portions était à petites articulations, marquées par des lignes transversales, profondes, à de très petites distances les unes des autres, ressemblant en quelque sorte à un ruban de velours cannelé ; l'autre était à grandes articulations et représentait une suite de graines de melon, mousses à leurs extrémités, et unies comme par juxtaposition.

Le corps des articulations de cette nouvelle espèce de tænia, était marquée de plusieurs lignes transversales, superficielles, en manière de rides, et était percé d'un seul trou, long, plus ou moins grand, suivant la grandeur des articulations. Parmi ces trous, les uns étaient sans dentelures extérieurement, et les autres inégalement frangés. Du côté marginal externe de ces pièces, qui avaient cinq ou six pans de longueur chacune, s'élevaient, par intervalles irréguliers, de ces petites éminences appelées mamelons par M. Andry.

Le ver fenêtré, observé par Masars de Caselles, appartient au type tænia, armé ou inerme, car, dans la figure fantastique qu'il fit graver à l'appui de son observation, on voit très bien les pores génitaux marginaux.

Bremser (*loc. cit.* p. 197), a rencontré deux fois des tænias fenêtrés, ils appartenaient à la variété armée. Rudolphi, de son côté, dit en avoir vu deux au musée de Vienne, appartenant aussi à la variété du tænia armé. Mon savant ami, le professeur Colin, du Val-de-Grâce, a signalé l'existence de cette fenêtration chez le tænia inerme (*Gaz. hebdom.* 1862, p. 680) ; enfin, même chose a été indiquée de nouveau par M. Maurice Notta (*Union médicale* du 24 octobre 1885), et par M. G. Pouchet (*Société de biologie*, 13 février 1886).

En revanche, Davaine a décrit et figuré (p. 77), un bothriocéphale fenêtré ; il nous apprend que Rayer et Fievet ont rencontré aussi cette fenêtration chez ce bothriocéphale ; et d'ailleurs on l'a constaté tant de fois aujourd'hui, qu'elle n'est plus en doute. Il résulte de cela, que le tænia armé, le tænia inerme et le bothriocéphale peuvent présenter les perforations qui nous occupent.

A ce titre, j'aurais pu ne pas décrire à part ces tænias fenêtrés, et me borner seulement à dire qu'on peut les rencontrer dans la variété armée, inerme ou bothriocéphale ; en d'autres termes, que ce n'est pas une espèce particulière de ver, mais une sorte de variété qui peut se présenter dans les trois cas. Cependant, comme nous ne faisons pas de l'histoire naturelle proprement dite, mais de la clinique, dans cette étude, j'ai pensé qu'il valait mieux séparer ces tænias fenêtrés des autres, pour pouvoir en parler plus en détail.

Dans sa note, publiée par l'*Union médicale* du 24 octobre 1885, M. Notta a formulé, au sujet du tænia fenêtré, qu'il proposa d'appeler tænia scalariforme, quelques idées qui doivent nous arrêter un instant ; en effet, il fait remarquer que les perforations du bothriocéphale tendent à s'étendre en longueur, suivant l'axe du ver, et arrivent à comprendre plusieurs anneaux, comme on le voit très bien dans la figure du livre de Davaine (p. 77), tandis que dans le tænia inerme ou armé, la perforation ne comprend qu'un seul anneau et occupe le centre de cet anneau, dont les bords restent intacts dans toute leur étendue.

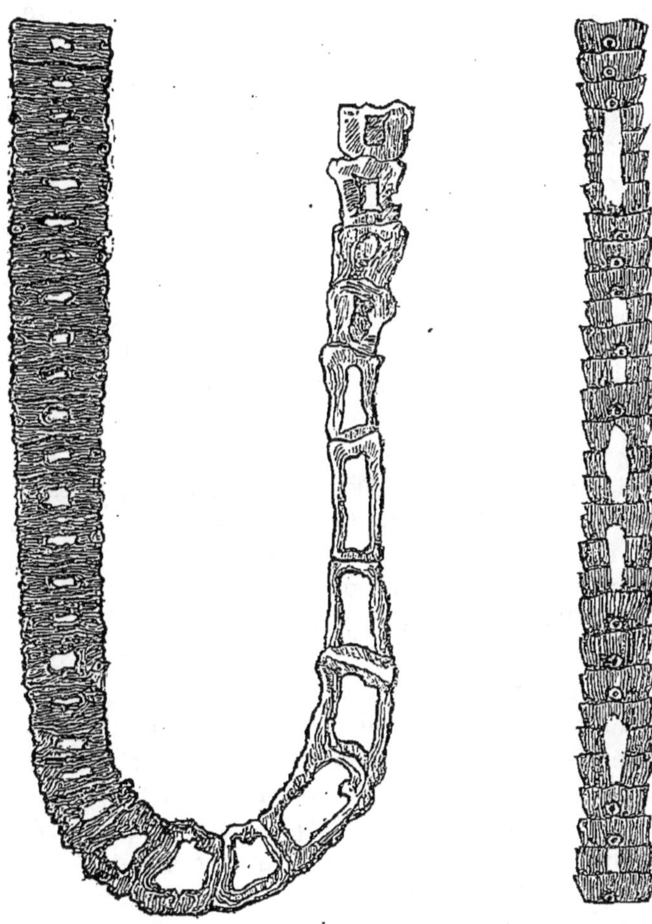

FIG. 31. — Tænia inerme fenêtré, d'après L. COLIN.

FIG. 32. — Bothriocéphale fenêtré, d'après DAVAINE.

« Si l'on considère les différents degrés de l'altération qui aboutit à la perforation des anneaux, dit M. Notta, on constate, au début, une simple diminution de l'opacité des anneaux, une sorte d'ulcération d'une des faces; à un degré plus avancé, une perte de substance centrale comme une piqûre d'épingle; enfin, une véritable perforation, aux dernières limites de laquelle il ne reste plus que le cadre de l'anneau constitué par ses bords. La marche de la perforation (de dedans en dehors) prouve que le point de départ de la perte de substance a presque toujours été central, et sa marche régulièrement centrifuge. Or, il est difficile d'attribuer cette perte de substance à la distension et à la rupture des ovaires et de l'oviducte, qui, par leur situation latérale, ne peuvent avoir aucun rapport avec le point de départ du travail pathologique.

« Le mécanisme de l'altération des anneaux est donc chez le tænia bien différent de celui qu'on observe chez le bothriocéphale, dont l'oviducte s'ouvre au centre même des cucurbitins, d'où la marche naturellement excentrique de l'ulcération et de la perforation, dues, dans ce cas, à la rupture de l'appareil génital, dans la variété du bothriocéphale appelé fenestrata.

« Ainsi, le tænia fenestrata nous paraît être un tænia fenêtré, identique à celui qu'a présenté M. le professeur Colin, en 1875, à la *Société médicale des hôpitaux*. Dans la description qu'en a faite le savant professeur du Val-de-Grâce, nous avons retrouvé tous les caractères propres à celui qui fait l'objet de cette note, et, comme cet auteur, nous croyons qu'il ne s'agit, ni d'un ver nouveau, ni d'un ver détruit par l'usure, mais d'une altération pathologique spéciale du tænia solium. Quant à la dénomination du tænia solium fenêtré, nous proposons de la remplacer par celle de tænia solium scalariforme (en échelle), puisque l'épithète de fenêtré paraît plutôt spécialement consacrée au petit nombre de bothriocéphales qui ont présenté des perforations, caractérisées chez eux par des fentes plus ou moins longues et irrégulières, et dues à la simple maturité des anneaux et à la rupture consécutive des parois des ovaires.

« En réservant exclusivement l'épithète de scalariforme au tænia solium, on éviterait toute confusion et l'on consacrerait ainsi la distinction capitale, qui existe entre la nature des altérations qui produisent la perforation des

anneaux chez le bothriocéphale et chez le tænia solium.
L'un est probablement un ver malade, l'autre un ver
vieux et usé; en réservant pour ce dernier l'épithète de
fenêtré, et en appelant l'autre scalariforme, on indique
d'emblée le genre de l'helminthe et le mécanisme de la
perforation.

« Qui dit tænia fenêtré parle d'un bothriocéphale dont
les anneaux arrivés à maturité se sont rompus en un point
quelconque de l'oviducte; qui dit tænia scalariforme indique
un tænia solium dont les anneaux se sont perforés sous
l'influence d'un travail pathologique centrifuge, qui paraît
respecter les bords de chaque anneau, mais dont la véritable nature reste encore aujourd'hui méconnue. Tels sont
les avantages qui nous ont déterminés à proposer cette
substitution de noms, qui ne peut que faciliter la classification et l'étude des helminthes perforés. » (Notta, *loc. cit.*)

Dans sa note si intéressante, M. Notta disait qu'il se propo-
sait de compléter son travail par une étude histologique de
ces perforations des tænias, pour arriver à fixer les idées;
cette étude a été faite par M. Marfan, et présentée par
M. C. Pouchet à la *Société de biologie* du 19 février 1886, et
que voici rapportée textuellement :

« Le tænia solium qui a fait l'objet de ces recherches, a
été déjà décrit au point de vue des caractères visibles à
l'œil nu, par Maurice Notta, dans l'*Union médicale du
24* octobre 1885. L'examen histologique des anneaux
altérés a révélé les particularités suivantes. Les pertes de
substances superficielles comme les perforations totales
ne paraissent causées par aucun processus morbide; les
éléments anatomiques n'ont subi à ce niveau, ni mul-
tiplication, ni dégénérescence; les fibres musculaires qu'on
y aperçoit présentent des sections nettes; de plus, les
anneaux où on trouve des ovules arrivés à maturité ne
montrent jamais ces ovules au niveau de la perte de substance. Enfin, il existe des anneaux érodés ou perforés, qui
ne présentent qu'un développement ovulaire très peu
avancé. Ces constatations font écarter, au point de vue de
la genèse, toute assimilation avec l'état fenêtré du bothriocéphale.

« Etant donné les caractères microscopiques de la perte de substance, il semble très probable que l'altération du tænia fenêtré est due à une digestion par le suc intestinal. Mais, pour que le suc intestinal puisse produire l'état fenêtré, il est nécessaire d'admettre, au préalable, une solution de continuité de la cuticule, car, dans l'état normal, la cuticule protège le ver contre la digestion. Sous quelle influence se produit cette solution de continuité ? C'est là un point assez difficile à déterminer ; on peut admettre l'action de corps étrangers ; on peut admettre aussi que la tête du tænia solium peut quelquefois, comme celle de l'inerme, quitter la paroi intestinale pour aller se fixer sur un des anneaux où elle produirait une petite érosion.

« Voici maintenant une expérience faite d'après les indications de M. le professeur Pouchet, expérience qui semble prouver que dans certaines conditions un cestoïde peut parfaitement être digéré par le suc intestinal. Un tænia serrata pris vivant sur un chien des rues et dont les anneaux ont été perforés avec une aiguille à dissocier, a été mis dans l'intestin grêle d'un dogue de moyenne taille ; au bout de trois jours, le dogue, attentivement surveillé, n'avait rendu, avec les fèces, aucun fragment de ver ; il fut sacrifié : la plaie intestinale était réunie ; l'intestin fut ouvert à ce niveau ; il ne renfermait que des détritus blanchâtres, qui furent examinés au microscope ; ils étaient constitués par du mucus et des débris alimentaires. On n'y trouva pas de trace de tænia ; le tube digestif fut alors examiné dans toute sa longueur et on n'y trouva pas non plus de tænia serrata. Il restait acquis que le tænia serrata, dont les anneaux avaient été perforés par l'aiguille à dissocier, avait dû être complètement digéré. »

Il y a, dans cette expérience, ce fait curieux de la digestion du ver, perforé par une aiguille, que nous aurons à reprendre plus tard, quand, en parlant du traitement, nous aurons à nous occuper de l'action mécanique de quelques substances qui ont pu être considérées comme tæniafuges par les observateurs.

CINQUIÈME LEÇON

COUP D'ŒIL SOMMAIRE SUR LA NUTRITION, LA PROGRESSION

ET LA BIOLOGIE DES TÆNIAS DE L'HOMME

Après avoir énuméré et décrit les divers tænias que l'on rencontre chez l'homme, tant au point de vue de leur aspect extérieur, que celui de leur conformation intérieure, nous avons besoin de dire un mot sommaire sur deux points intéressants de leur physiologie qui ont besoin d'être signalés à la mémoire du médecin, à savoir :

1º Comment se nourrissent les tænias?
2º Comment se meuvent-ils ?

Comment se nourrissent les tænias?

Pendant longtemps on a pensé que les tænias possédaient un tube digestif, et alors, leur mode de nutrition ne paraissait pas présenter la moindre difficulté d'explication. Mais plus tard, quand une observation plus attentive eut renseigné sur la structure intérieure du ver, et qu'on eut constaté que ce tube digestif faisait entièrement défaut, il a fallu chercher par quel moyen il entretenait son existence.

La connaissance du mode de nutrition des tænias peut être utilisée par le médecin qui veut expulser le parasite. En effet, il faut que la substance tæniafuge employée, baigne le corps du ver pendant un certain temps, pour exercer sur lui cette sorte d'action d'étourdissement qui l'empêche de se fixer d'une manière solide contre la paroi de l'intestin, à l'aide de ses ventouses ou de ses crochets.

Or, on sait aujourd'hui que, comme les autres animaux de classe zoologique voisine, qui n'ont pas de tube digestif, les tænias se nourrissent par une véritable endosmose des liquides intestinaux, qui les baignent. Il est possible que les villosités microscopiques que présente leur cuticule, soient, ou bien un artifice pour augmenter la surface osmotique, ou bien les organes par lesquels se fait la pénétration de la nourriture.

Comment se fait cette osmose? Quel rôle jouent les cils, contenant un canalicule qu'on a signalé sur la cuticule du ver, et qui font que sa surface extérieure est un peu, comme une surface de velours, hérissée de petits poils flottants et flexibles? Nous ne sommes pas encore à même de le dire, dans l'état actuel de nos connaissances, et il est probable que, pendant longtemps encore, la science sera muette sur ces détails, d'ailleurs très difficiles à étudier.

Nous pourrions bien nous livrer, à ce sujet, à diverses théorisations, et faire intervenir les connaissances de la physiologie, sur les conditions des grandes fonctions de l'absorption ; mais ce serait un travail inutile, dans le cas où nous sommes placé ici, car c'est de la clinique et non de la théorisation zoologique ou physiologique que nous avons à faire.

Donc, bornons-nous à dire que le tænia se nourrit des liquides qui le baignent dans l'intestin, liquides qui sont préparés d'une manière déjà assez avancée, pour l'absorption par les villosités intestinales humaines, et par conséquent, qui sont à l'état le plus convenable pour être utilisés sans difficulté par le parasite.

Comment se meuvent les tænias ?

Les tænias, vivant dans l'intestin dont les mouvements péristaltiques, tendent à entraîner perpétuellement ce qu'il contient vers l'anus, avaient besoin de pouvoir se mouvoir volontairement dans une certaine limite. Cette faculté de locomotion est assurée par deux moyens : 1º les ventouses et les crochets ; 2º la contractilité des anneaux eux-mêmes.

Nous avons décrit les ventouses, et nous comprenons parfaitement le mécanisme de leur adhérence à l'intestin, que ces ventouses soient circulaires comme chez les tænias proprement dits, ou bien qu'elles soient longitudinales comme chez les bothriocéphales.

Nous savons aussi que, chez le tænia armé, l'action des ventouses est doublée de celle des crochets ; — nous n'avons pas à y revenir. Or, on comprend déjà que lorsque le ver se fixe par ses ventouses, où ses ventouses et ses crochets à la fois, il n'est plus entraîné vers l'anus par les mouvements péristaltiques de l'intestin ; de sorte que c'est grâce à ces ventouses, qu'il reste en place.

Mais, lorsque, pour une raison quelconque, le ver a été entraîné vers l'anus, plus qu'il n'est besoin pour son bien-être, il faut qu'il puisse lutter activement contre les mouvements péristaltiques de l'intestin, et se mouvoir par une marche en avant, pour regagner le terrain accidentellement perdu. C'est par des contractions synergiques ou isolées de ses anneaux qu'il arrive à ce résultat.

On peut constater, en effet, sur un anneau vivant, isolé du restant du tænia, et plongé dans l'eau à 38°, l'influence que peut avoir cette contraction, car on voit cet anneau passer successivement par des formes variables qui font que tantôt sa longueur est à peine le tiers de sa largeur, tantôt, au contraire, elle arrive à égaler cette largeur.

Or, on comprend que lorsqu'un grand nombre de ces anneaux se contractent en même temps, la partie céphalique, qui est la plus ténue, c'est-à-dire celle qui se déplace le plus facilement, et qui présente le moins de surface à l'action péristaltique de l'intestin, est poussée en avant, dans une certaine mesure, ce qui constitue une véritable progression, un peu analogue au mouvement par lequel les sangsues, par exemple, se meuvent.

N'oublions cependant pas de spécifier que la progression du tænia est incomparablement plus lente que celle des sangsues ; et que, tandis que les annélides se transportent d'un point à un autre, par des mouvements très vifs, le tænia, au contraire, ne progresse que d'une façon tellement lente, qu'il faut une observation assez longtemps soutenue pour la constater.

On voit donc qu'il y a une grande différence entre ce qui s'observe en réalité, et ce que disait Raulin (*Journ. de méd.*, t. LVI, p. 423, 1781), quand il prétendit avoir vu un tænia qu'on avait suspendu à un clou, par le milieu de son corps, sauter à terre et s'agiter sur le plancher comme une anguille.

Dans son remarquable travail dont j'aurai tant de fois à parler, M. le professeur Laboulbène (*Bull. de thér.*, t. XCII, p. 442), s'est occupé avec soin des mouvements du tænia. D'abord, il réduit à néant cette affirmation de quelques auteurs anciens et du vulgaire, que le tænia s'en allait la tête haute dans les liquides intestinaux, nageant comme une véritable anguille.

Voici d'ailleurs comment le savant professeur nous décrit la locomotion du tænia expulsé en vie, et placé dans un liquide à température convenable :

« Le ver progresse dans le sens général de sa longueur, de l'extrémité postérieure du corps vers la tête. Si l'on examine avec soin les divers anneaux du corps, on constate qu'ils se renflent d'abord en avant, puis en arrière. On s'assure que la progression se fait à la manière des sangsues, ramenant en avant l'extrémité restée en arrière.

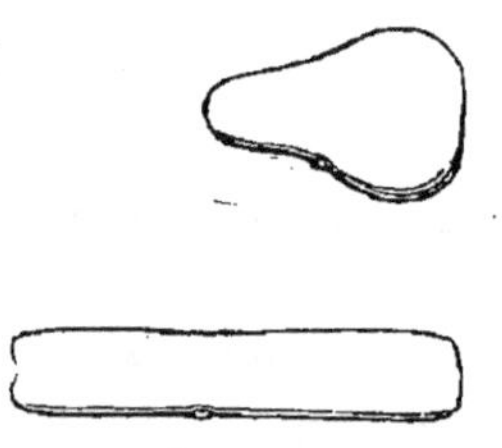

FIG. 33.—Anneau de tænia exécutant le mouvement de progression, d'après LABOULBÈNE.

« Du reste, les cucurbitins séparés, en d'autres termes, les fragments spontanément rendus sont animés de mouvements semblables. Les malades m'ont plusieurs fois montré les contractions remarquées par eux, lorsqu'ils avaient placé le cucurbitin dans l'eau tiède, et même lorsqu'ils regardaient attentivement les segments placés sur leur main ou au bout de leur doigt.

« Les changements de forme produisent un élargissement

en rectangle ou en carré transversal, suivi d'un allonge-
ment en rectangle, longitudinal, à bords latéraux rapprochés.

« Ces mouvements sont par conséquent de la plus grande
netteté ; ils persistent pendant une demi-heure à une heure
environ sur le tænia tout entier, placé dans l'eau tiède, et
ne cessent qu'après le refroidissement de l'eau. Chez les
cucurbitins sortis du corps, et quand la température de
l'air est fort éleveé, ils peuvent durer une journée entière. »

BIOLOGIE DES TÆNIAS

En faisant l'énumération et la description des tænias que l'on a rencontrés jusqu'ici dans le tube digestif de l'homme, je ne me suis occupé que de leur forme extérieure ; il nous faut maintenant étudier sommairement les diverses particularités de leur organisation intérieure et de leur développement.

Il est inutile, je crois, de rappeler que, dans l'antiquité et le moyen âge, les idées les plus diverses eurent cours, au sujet de la nature du tænia. Après l'avoir considéré comme un animal véritable, il ne parut être, à plusieurs, qu'un produit de sécrétion, et à d'autres, une véritable colonie d'animaux distincts ; puis, son animalité fut admise de nouveau, et nous pouvons arriver, sans plus tarder, aux époques voisines de la nôtre.

Or, je dirai que, depuis un temps infini, l'observation avait fait connaître les cysticerques comme elle avait fait connaître les tænias ; et il arriva un jour, à la fin du XVIIe siècle, qu'on commença à soupçonner les relations intimes qu'il y a entre eux. Les travaux de Redi, de Hartmann, de Wepfer, de Tyson, de Malpighi, corroborèrent les savants dans cette pensée, sans cependant que l'opinion fut assise sur des faits bien solidement établis.

Pallas, adoptant entièrement l'idée de l'identité des cysticerques et des tænias, chercha à expliquer par la différence du milieu, la dissemblance de forme. Pour lui, un œuf qui était porté dans la trame des tissus, se développait sous forme de cysticerque, alors qu'il se serait développé sous forme de tænia, si le hasard lui avait fait habiter l'intestin.

Goëze, dont nous avons déjà parlé, à propos de la distinction à établir entre le tænia proprement dit et le bothriocéphale, s'occupa aussi de la biologie de ces vers plats ; et, développant les idées de Pallas, il appela les cysticerques des tænias viscéraux, par opposition aux tænias intestinaux.

Mais, il faut arriver au milieu du dix-neuvième siècle pour voir le progrès s'accentuer d'une manière réellement féconde; la théorie des générations alternantes allait, en effet, donner une extension des plus heureuses aux recherches, en même temps que la perfection des instruments d'observation et le progrès accompli dans la méthode des recherches faisait présager des résultats plus favorables que par le passé.

En 1842, Steenstrup, qui s'occupait de la biologie des helminthes avec grand soin, admit comme hypothèse que les cysticerques étaient une phase de développement de certains vers. Cependant, il resta dans un vague qui ne permettait de tirer aucune déduction immédiate de ses propositions; et, tout en pensant que les tænias et les cysticerques avaient un lien étroit de parenté, on ne savait encore trop comment s'accomplissait leur existence, et se faisaient leurs mutations.

Bientôt, néanmoins, l'hypothèse prit une formule mieux définie : on arriva à admettre que les œufs de tænia pénétrant dans le tube digestif de certains animaux, et, étant pris par les absorbants qui les portaient dans les vaisseaux sanguins, arrivaient ainsi dans les tissus, où ils allaient constituer les cysticerques.

Dujardin, en 1845, adopta cette manière de voir, qu'il développa d'une manière brillante, et qu'il fit admettre désormais dans la science; seulement, ne sachant encore comment expliquer ce fait si étrange, de prime abord, que le cysticerque est un ver kystique, tandis que le tænia est un ver rubanaire, il émit l'opinion que ces cysticerques étaient une monstruosité spéciale au tænia, et qu'en somme, ces cysticerques étaient une sorte d'accident tératologique.

Cette manière de voir n'était, en somme, qu'une hypothèse d'attente, formulée pour permettre aux recherches en cours d'arriver à des résultats plus précis, aussi fut-elle bientôt laissée de côté, car les travaux de Van Bénéden venaient d'ouvrir un horizon nouveau à la question.

En effet, en 1850, Van Bénéden (*Mém. de l'Acad. de Bel-*

gique, t. v), arriva, en étudiant les parasites de divers poissons, à dire que certains vers, qui existent, à l'état de kyste, dans les tissus de tel petit poisson, se transforment en helminthes intestinaux chez un gros poisson, qui a mangé le dit petit.

C'était, on le voit, un pas considérable fait dans le champ de la biologie des helminthes ; le cysticerque, c'est-à-dire le ver kystique, vésiculeux, qui est si différent du tænia au premier aspect, et qui vit dans le parenchyme de l'organe d'un animal, est là, attendant pour ainsi dire, que cet animal serve de pâture à un autre.

Ce jour-là, le ver kystique introduit dans le tube digestif de cet animal, qui a dévoré l'autre, y perd son caractère de vésicule, pour prendre celui de ver rubanaire.

Au moment où Van Bénéden faisait ses recherches, Siebold (*Annales des Sc. nat.* 3º série, t. xv), écrivait que les vers kystiques n'étaient que les larves des vers rubanaires. C'était la corroboration de l'idée, qui semblait, tout au moins, déjà, être une hypothèse ingénieusement séduisante, et qui, par conséquent, était acceptée volontiers tout d'abord.

Mais, il fallait une démonstration irréfutable de la réalité de cette hypothèse ; démonstration qui ne pouvait être faite que par des expériences. C'est Küchenmeister qui se chargea de ce soin. Faisant ingérer à des chiens le cysticerque pisiforme du lapin, il leur donna le *tænia serrata* ; ce qui était la preuve matérielle que le cysticerque n'est, en réalité, qu'une phase normale de la vie du ver rubanaire.

Poursuivant ses expériences pour montrer l'exactitude de son opinion, Küchenmeister fit, en quelque sorte, la contre-épreuve ; il donna, en 1853, le tournis à des moutons en leur faisant ingérer des œufs du tænia cænurus. Ajoutons que Leuckart, de son côté, donna, quelques années après, le cysticerque fasciolaire à des souris, en leur faisant ingérer des œufs du *tænia crassicolis*. Enfin, nous dirons aussi que Van Bénéden, prenant deux cochons de provenance identique, donna des œufs de tænia à l'un, et n'en donna pas à l'autre ; or, lorsqu'on tua ces animaux, le premier était ladre, et le second ne l'était pas (*Mém. sur les vers intestinaux*, Panis 1858, p. 146).

De même, Mosler, ayant fait avaler à un cochon des cucurbitins de tænias, trouva, neuf jours après, entre les fibres musculaires du cœur, des vésicules ovales 0^m/^{m},033, sans ventouses ni crochets, qu'il considéra comme de jeunes cysticerques (cité par Leuckart).

De son côté, Gerlach, ayant donné à un cochon de six mois des œufs de tænia, trouva, vingt-un jours après, un grand nombre de vésicules qui portaient les premières ébauches de la tête du cysticerque ladrique. En sacrifiant des animaux quarante, soixante, ou cent dix jours après l'ingestion, il rencontra des cysticerques plus avancés.

Nos connaissances sur la biologie des tænias avaient donc fait un grand pas, puisqu'on avait pu, à volonté, faire un tænia par l'ingestion d'un cysticerque, et faire un cysticerque par l'ingestion d'un œuf de tænia. L'idée que le cysticerque est une monstruosité ou une maladie du ver, n'était plus admissible ; elle disparut devant la certitude, désormais acquise, que ce cysticerque n'est qu'une phase normale de la vie des helminthes dont nous parlons ici.

Les faits, dont je viens de donner le sommaire, eurent un grand retentissement dans la science ; ils devaient stimuler les travailleurs, qui se mirent bientôt en devoir de fournir la dernière preuve qui manquait, pour l'admission de la théorie : à savoir que ce qui s'observe chez les animaux, se voit très bien aussi chez l'homme.

Or, depuis longtemps, on savait d'une manière plus ou moins certaine, que le tænia armé, qui vit dans le tube digestif de l'homme, a pour cysticerque ces vésicules qu'on rencontre dans la chair du porc ladre. On se mit en mesure de démontrer expérimentalement la parenté des deux helminthes.

Pour cela faire, Humbert avala quatorze cysticerques le 16 décembre 1854. Dans les premiers jours de mars 1855, il commença à rendre des cucurbitins ; il prit un tæniafuge et fut débarrassé de ces excrétions de cucurbitins pendant quatre ou cinq mois, puis les vit reparaître. Carl Vogt constata que ces cucurbitins appartenaient au tænia armé. (Bertholus, thèse de Montpellier, 1856). La preuve était donc faite, au besoin ; et d'ailleurs Küchenmeister entreprit, de son côté, une série d'expériences qui furent couronnées du succès le plus évident.

C'est ainsi, par exemple (*Journ. méd. hebd. de Vienne,* 1855), qu'il donna, dans du boudin et du potage à un homme condamné à mort, des cysticerques ladriques dans les conditions suivantes : soixante-douze heures avant la mort, douze cysticerques. — Soixante heures avant la mort, dix-huit cysticerques. — Trente-six heures avant la mort, quinze cysticerques. — Vingt-quatre heures avant la mort, douze cysticerques. — Douze heures avant la mort, dix-huit cysticerques.

Quarante-huit heures après la mort, il trouva, dans le duodénum, quatre jeunes tænias qui avaient sur la tête une ou deux paires de crochets ; un de ces vers avait encore la couronne de crochets presque complète ; dans la lavure des intestins, il trouva six autres tænias qui manquaient de crochets.

Küchenmeister donna, en deux fois, le 24 novembre 1859 et le 18 janvier 1860, à un condamné à mort, quarante cysticerques ; l'exécution a lieu le 31 mars 1860, et, à l'autopsie, on trouve onze tænias qui avaient déjà des cucurbitins mûrs, et huit dont les cucurbitins n'étaient pas aussi avancés (*Gaz. méd.* 1861, p. 448).

De son côté, Leuckart fit des expériences analogues, couronnées du même résultat. Donnant quatre cysticerques ladriques à un jeune homme, il lui vit rendre, quatre mois après, des cucurbitins, et ayant alors fait ingérer au sujet une dose de cousso, il lui fit expulser deux tænias armés, dont un avec la tête. D'autres observateurs firent des expériences semblables ; c'est ainsi, par exemple, que Hollenbach, avalant une cuillerée à thé pleine de cysticerques ladriques, rendit, cinq mois après, un long fragment de tænia armé.

Dans quelques cas, il est vrai, les expériences d'ingestion de cysticerque ou d'œufs de tænia restèrent infructueuses, mais nous verrons plus tard que, même alors, elles eurent leur utilité, parce qu'elles montrèrent, mieux encore, dans quelles conditions il est nécessaire que les individus se trouvent pour que le ver continue son évolution. Ce qu'il nous importe de retenir dans le moment présent, c'est qu'on fût désormais bien fixé sur les particularités de la transmission d'un animal à un autre, et du passage du ver de telle à telle phase de son développement.

On pût, surtout, désormais, dire d'une manière assurée, que le cysticerque ladrique du porc est le même animal que le tænia armé de l'homme. Et de même que le chat qui mange la souris atteinte du cysticerque fasciolaire est atteint du tænia crassicolis, puis donne à la souris, à son tour, le cysticerque fasciolaire par l'intermédiaire des œufs de ce tænia crassicolis, emportés par ses excréments. De même que le chien et le lapin sont en relation semblable, sous le rapport de leurs helminthes. De même, enfin, l'homme qui mange du porc ladre, contracte le tænia armé, tandis que le porc qui mange les excréments de l'homme atteint du tænia armé, contracte le cysticerque ladrique.

Mais, nous devons signaler que, précisément au moment où la question des transformations du tænia armé était ainsi étudiée d'une manière si favorable, ce tænia armé semblait céder sous le rapport de la fréquence, au moins dans certains pays, la place au tænia inerme; de sorte qu'il était nécessaire d'étudier les conditions du développement et de la transmission de ce tænia inerme, qui ne vit pas, à l'état de cysticerque, chez le porc, mais bien au contraire chez le bœuf.

Ces recherches étaient plus faciles à faire, en vérité, car la marche suivie pour l'étude du tænia armé était un guide assuré pour les expérimentateurs. Leuckart, qui avait si bien réussi dans ses précédents essais, entreprit, en 1861, de rechercher, quelles sont les conditions du développement du tænia inerme. Après lui, nombre d'expérimentateurs firent la même chose.

Leuckart, donnant, en 1861, à un veau de quatre semaines, un fragment d'anneau du tænia inerme, la bête mourut spontanément vingt-cinq jours après. A l'autopsie, il trouva un nombre considérable de cysticerques non encore complètement développés, dans tous les muscles, le cœur, la capsule adipeuse des reins, les ganglions lymphatiques, la surface du cerveau, etc.

Dans une autre expérience, Leuckart trouva, quarante jours après avoir fait ingérer à un veau des cucurbitins de tænia inerme, des cysticerques inermes avec leurs ventouses. Mossler, en 1863; Cobbold et Simonds, en 1864; Roll, en 1865; Guerlach, en 1870; Zurn, en 1872; Saint-Cyr, en 1873; Masse et Pourquier, en 1876, refirent les mêmes essais et les varièrent de diverses manières; leurs résultats corroborèrent ceux de Leuckart.

La contre-expérience nécessaire pour fixer les idées d'une manière définitive fut faite par Olivier (cité par Cobbold, en 1873, p. 39), qui, déterminant un jeune indien à ingérer un certain nombre de cysticerques de bœuf, vit apparaître chez lui un tænia inerme, qui fut adulte douze semaines après.

Nous avons maintenant à nous occuper du bothriocéphale, qui a besoin d'être étudié à part, car les conditions de sa biologie sont assez spéciales, pour ne pas devoir être confondues avec celles des tænias armé et inerme.

Knoch, de Saint-Pétersbourg, avait pensé que le bothriocéphale se développait directement, et sans avoir besoin de passer par la phase de cysticerque, parce qu'en ayant fait ingérer à un chien des œufs provenant du cucurbitin, il l'avait vu atteint peu après du bothriocéphale; mais ses expériences, renouvelées en Allemagne, ne donnèrent pas de résultats probants.

Dans l'hypothèse où le bothriocéphale se développerait comme les tænias proprement dits, en passant par divers hôtes animaux pour parcourir les phases biologiques, la première question qu'il fallait résoudre était de rechercher l'hôte intermédiaire, qui logeait l'animal entre l'œuf et le ver parfait.

Braun, prenant pour point de départ, ce fait, bien établi aujourd'hui, que tous les animaux susceptibles d'être atteints du bothriocéphale, mangent du poisson, eut la pensée d'examiner les poissons de Dorpat, pays où le ver est fréquent, pour rechercher s'il ne trouverait pas, chez eux, le cysticerque.

Or, Braun trouva dans les muscles et dans les organes parenchymateux, comme le foie, la rate, etc., des brochets, des lotes et des lavarets, des cysticerques qu'il donna à des chiens et à des chats, débarrassés, au préalable, de toute chance d'infection, à l'aide de l'administration de tæniafuges puissants; il vit ces animaux présenter bientôt le bothriocéphale dans leur intestin.

De son côté, Bertholus a dit que la truite porte souvent un ver considéré généralement comme une ligule, et qui n'est en réalité que la larve du bothriocéphale; mais les preuves ne sont pas absolues à cet égard, jusqu'à présent.

Quoi qu'il en soit, dans les conditions telles qu'on le pense aujourd'hui, la transmission du bothriocéphale se ferait d'une manière analogue à la transmission des tænias; certains poissons comme le brochet, la lote, le lavaret, ingéreraient des œufs de bothriocéphale et présenteraient dans leurs tissus des cysticerques. Ces cysticerques arrivant dans l'intestin humain, lorsque ces poissons sont mangés par l'homme, se transformeraient en bothriocéphales parfaits.

Il y a bien encore une grande obscurité à dissiper, il est vrai, dans cette question, c'est d'expliquer pourquoi le brochet, par exemple, contient à la fois, des cysticerques dans ses organes, et des bothriocéphales à l'état rubanaire dans les intestins. Faut-il penser que ce brochet et d'autres poissons ont l'étrange faculté de transformer l'œuf de bothriocéphale qu'ils ingèrent en cysticerque, et celle de transformer le cysticerque qu'ils ingèrent en bothriocéphale rubanaire? Les deux genres d'ingestion se comprennent très-bien, mais il faut avouer que c'est encore une pure hypothèse, et qu'aucune expérience directe n'est encore venue fixer les idées d'une manière bien certaine.

SIXIÈME LEÇON

CYCLE BIOLOGIQUE DES TÆNIAS ARMÉ, INERME ET BOTHRIOCÉPHALE

COUP D'ŒIL D'ENSEMBLE SUR CE CYCLE

Maintenant que nous avons vu par quelle succession d'hypothèses et d'observations, on est arrivé au point où nous en sommes de nos connaissances, touchant la biologie des vers plats qui habitent l'intestin de l'homme, je vais exposer comment ces vers passent, de l'état d'œuf à l'état adulte, c'est-à-dire deviennent capables de produire des œufs à leur tour.

Pour éviter toute chance de malentendu, j'étudierai successivement ce qui se passe :

A, pour le tænia armé;
B, pour le tænia inerme;
C, pour le bothriocéphale.

CYCLE BIOLOGIQUE DU TÆNIA ARMÉ

L'œuf du tænia armé est globuleux; il a trente-trois à trente-cinq millièmes de millimètres de diamètre, et il est constitué, quand il n'est pas encore fécondé, par une membrane très délicate, qui est la membrane vitelline primitive et qui contient le vitellus. Cette membrane disparaît peu après la fécondation; elle est remplacée par une autre, plus résistante, qui sera déjà formée lorsque l'œuf deviendra libre au-dehors de l'anneau dans lequel il s'est formé.

Lorsqu'il a été fécondé, l'œuf du tænia armé devient le siège d'une série de modifications biologiques que voici : Du côté

de la périphérie, il se forme une enveloppe épaisse, résistante, chitineuse, c'est-à-dire comme cornée, qui est destinée
à protéger l'œuf contre l'agression des agents extérieurs.
Cette membrane présente bientôt des stries concentriques et
radiées, qui sont l'indice de sa solidité.

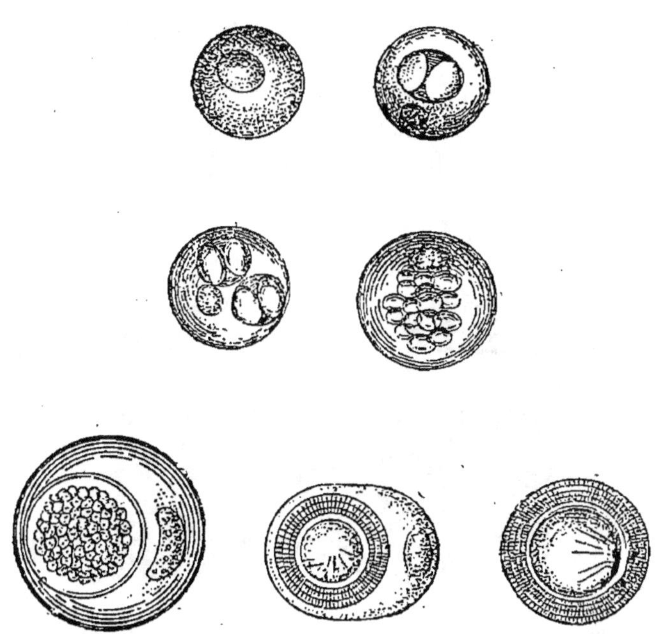

FIG. 34. — Développement de l'œuf du tænia armé, d'après LEUCKART.

Du côté de l'intérieur, le vitellus se divise en deux portions ; l'une qui est le vitellus de segmentation ou vitellus
de germination, est destinée à produire l'embryon ; l'autre,
qui est le vitellus de nutrition, est la provision alimentaire
que l'embryon doit absorber pendant les premières phases
de son développement.

Un œuf de tænia armé, ayant été fécondé, au préalable, et
se trouvant dans de bonnes conditions de développement,
est ingéré par un porc. La coque est attaquée et dissoute
par les sucs digestifs qui le baignent, et l'embryon est mis

en liberté. Cet embryon, qui est muni de six crochets, ce qui lui a valu le nom d'hexacante, se fixe à la muqueuse du tube digestif du porc, la traverse peu à peu, et chemine ainsi, de proche en proche, jusqu'à ce qu'il ait trouvé un point à sa convenance, ou bien jusqu'à ce que, tombé dans le torrent circulatoire, il soit porté, par le sang, dans le lieu propice à son développement; ce lieu est généralement le tissu cellulaire intermusculaire.

Arrivé dans ce tissu cellulaire intermusculaire, cet œuf se transforme en cysticerque, qui a la forme d'un petit haricot, et dont la figure suivante nous donne une idée bien arrêtée.

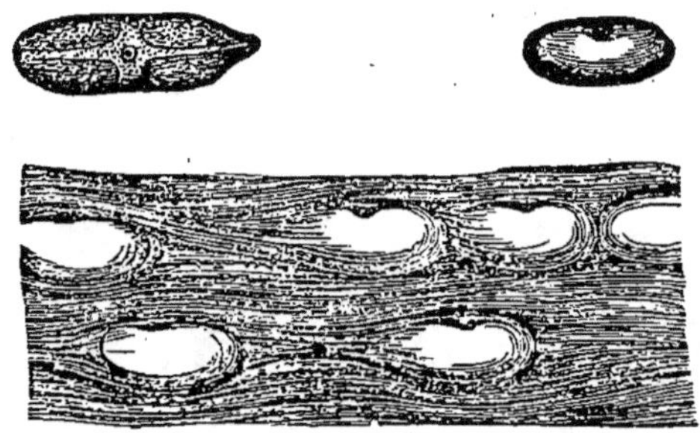

FIG. 35. — Cysticerques du tænia armé, dans le tissu cellulaire intermusculaire d'un porc, et isolés.

Dans le cas où nous sommes placés actuellement, je n'ai pas à entrer dans des détails plus étendus touchant l'anatomie des cysticerques. Il me suffira de dire que ce cysticerque ainsi formé, peut rester, sans éprouver aucune modification, pendant un temps très long, dans les chairs du porc; c'est lui qui constitue la ladrerie, maladie qui incommode plus ou moins l'animal, mais qui, souvent, ne l'empêche pas de vivre.

Lorsque l'homme mange de la viande de porc ladre, crue ou non suffisamment cuite, il ingère naturellement des cysticerques. Il arrive alors parfois que l'un d'eux, se trouvant dans les conditions favorables, continue son évolution biologique, et va constituer le tænia armé.

Cette évolution se fait ainsi : le cysticerque, qui était à l'état de vésicule, dans laquelle était cachée la tête, comme une longue-vue repliée, dégaîne cette tête, qui vient faire saillie à la surface, de telle sorte qu'au lieu d'être sphérique ou réniforme, le cysticerque ressemble alors à un corps piriforme et pédonculé.

La tête, qui représente le pédoncule, ainsi qu'on peut le voir dans la figure 36 ci-après, se fixe à l'intestin, à l'aide de ses crochets ; la vésicule ne tarde pas à s'altérer, se déchirer, se détacher de l'animal, qui se présente, alors, sous la forme d'un petit ruban, commençant par la tête et se terminant par des anneaux. Ces anneaux augmentent, peu à peu, de volume, et, dans leur intérieur, les organes génitaux apparaissent bientôt et se développent peu à peu.

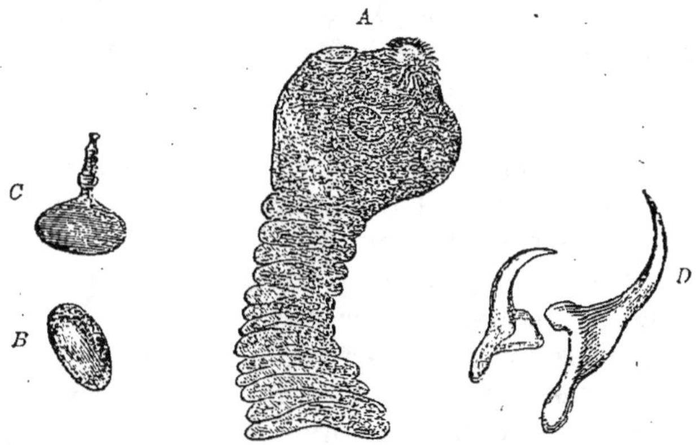

FIG. 36. — *A*, tête et cou du tænia armé, sortant du cysticerque. — *B*, cysticerque entier. — *C*, cysticerque dont la tête est dégainée. — *D*, crochets.

Comme nous l'avons dit précédemment, en faisant l'anatomie du tænia, ses organes génitaux sont mâles et femelles. Ils existent simultanément dans chaque anneau, mais, chose remarquable, ils n'arrivent pas à maturité en même temps. Les mâles sont les premiers, et, après avoir produit leurs spermatozoïdes, ils s'atrophient. Les organes femelles, au contraire, se sont développés plus lentement ; de sorte qu'en réalité, chaque anneau est successivement mâle, puis femelle.

La fécondation se fait d'une manière très curieuse, que nous allons rapporter d'après le sommaire très clair qu'en fait M. de Lanessan (*Hist. nat. méd.*, t. III, p. 189) : « D'après Sommer, au moment où les spermatozoïdes remplissent le canal déférent, le bord externe du sinus génital se resserre comme le pourtour d'une bourse, et le sinus devient une poche fermée. Les spermatozoïdes versés dans cette poche passent dans le vagin, puis dans le réservoir séminal, où ils s'accumulent en attendant que les œufs soient formés.

« Ceux-ci, en sortant de l'ovaire, arrivent par la branche descendante, de l'oviducte dans le canal du réservoir séminal, par lequel les spermatozoïdes descendent pour les féconder. Pendant ce temps, le produit de la glande de l'albumen vient se disposer autour de l'œuf primitif, pour accroître son protoplasma ; enfin, le liquide de la glande de la coque se dispose autour de l'œuf qui, alors, est définitivement formé.

« Les œufs remontent ensuite, ainsi fécondés par la branche ascendante de l'oviducte, jusque dans l'utérus, où ils s'accumulent, en déterminant l'expansion énorme et la ramification de cet organe. Pendant ce temps, l'œuf se segmente et l'embryon se forme. »

Lorsque les œufs sont arrivés à cet état, l'anneau est mûr ; il ne tarde pas à se détacher et à être éliminé avec les selles, ce qui entraîne bientôt sa destruction et la mise en liberté des œufs. C'est cette expulsion, par anneaux isolés, qui a fait donner à ces anneaux le nom de cucurbitins, à cause de la ressemblance qu'ils ont avec les graines de courge.

Une fois expulsé, l'anneau de tænia se putréfie, comme tous les corps organiques qui ont achevé leur rôle biologique. Les œufs qui ont été protégés contre cette putréfaction par leur coque épaisse et résistante, sont mis à nu et supportent, pendant plus ou moins longtemps, les agressions des agents extérieurs, sans subir d'altération notable.

Nous avons dit précédemment que ces œufs de tænia armé peuvent être ingérés par un porc qui mange les matières fécales de l'homme. Nous avons montré ainsi un des modes de développement de ces œufs; il y en a d'autres. En effet, l'anneau étant putréfié et l'œuf mis en liberté, il peut arriver dans l'estomac du porc, parce qu'il sera tombé dans l'eau de sa boisson, ou bien qu'il sera arrivé, soit directement avec du fumier, soit par l'intermédiaire de l'eau d'arrosage, sur la surface d'un légume, qui est mangé à l'état crû par ce porc.

Pour en finir avec la biologie du tænia armé, disons que M. Mégnin a constaté, chez le chien et chez le canard, qu'après avoir fourni un certain nombre d'anneaux, la tête du tænia finissait par subir, à son tour, une régression organique qui la détruirait; il est infiniment probable que la même chose se présente dans l'intestin de l'homme.

Voilà, donc, le cycle biologique du tænia armé bien déterminé; passons maintenant au cycle biologique du tænia inerme, sans nous arrêter au cycle du tænia nain, du tænia flavo punctata, du tænia de Madagascar, dont nous ne connaissons pas les cysticerques. Quant au tænia cucumérin et au tænia elliptique, dont les cysticerques habitent le chien et le chat, nous ne pouvons pas non plus, jusqu'ici, tracer les schémas de leurs transformations, et étudier à fond leur cycle biologique, parce que, dans l'état actuel de nos connaissances, nous ne pouvons fournir, pour ce qui les regarde, que des hypothèses, qu'aucun fait positif n'appuie.

CYCLE BIOLOGIQUE DU TÆNIA INERME

Ce que nous avons dit, touchant le cycle biologique du tænia armé, nous permet d'être bref au sujet du tænia inerme. L'œuf du tænia inerme plus ovale et plus lisse que celui du tænia armé laisse mieux voir son embryon, et, pour cette raison, se prête mieux à l'étude de son développement. Lorsqu'il est fécondé, il devient libre par le mécanisme que nous avons signalé pour le tænia armé.

Cet œuf de tænia, provenant des selles humaines, est porté dans l'eau de boisson ou sur les feuilles des herbes dont le bœuf fait sa nourriture ; il pénètre ainsi dans le tube digestif de cet animal, où il se développe, absolument comme l'œuf du tænia armé se développe dans le cochon.

Une fois arrivé à l'état de cysticerque du bœuf, il est ingéré par l'homme avec la viande de boucherie, et, lorsque cette viande n'a pas été suffisamment cuite pour la mort du cysticerque, on voit le tænia inerme se développer, absolument, comme le tænia armé.

Ce cycle biologique du tænia inerme, que nous venons de tracer, est-il le seul mode de développement du ver? — Nous sommes obligé de répondre que, peut-être, il y en a d'autres, que nous ignorons encore. En effet, dans certains pays, comme la Sénégambie et la Cochinchine par exemple, où le tænia inerme est très commun, la voix publique prétend que c'est par l'eau de la boisson, plus encore que par la viande de bœuf, que l'homme contracte le tænia.

Pendant mon séjour au Sénégal, cette question m'a préoccupé ; j'ai eu connaissance de bien des faits qui semblaient corroborer cette opinion du vulgaire ; mais, la preuve directe m'a paru faire défaut jusqu'ici. Aussi, le plus prudent, je crois, est de signaler que, dans l'état actuel de nos connaissances : si nous connaissons un cycle biologique bien défini du tænia inerme, nous ne pouvons, néanmoins, pas affirmer que c'est le seul et unique mode de développement de ce ver.

Nous n'avons pas besoin d'entrer dans de longs détails, touchant le cycle biologique du tænia algérien et du tænia tenella dont les cysticerques habitent le mouton, d'après Redon et Cobbold, car il est en tout semblable à celui du tænia inerme proprement dit ; le mouton remplaçant le bœuf comme hôte provisoire du ver.

Quant aux tænias du Cap de Bonne-Espérance, abiétina, nègre, lophotoma, des tropiques, nous ne connaissons pas leurs cysticerques et, par conséquent, nous ne pouvons décrire le cycle de leur développement.

CYCLE BIOLOGIQUE DU BOTHRIOCÉPHALE

Nous avons parlé précédemment de l'état de nos connaissances, touchant la biologie du bothriocéphale, de sorte que, dans le moment actuel, nous n'avons plus grand chose à ajouter. Si ce n'est, cependant, que des expériences sont encore à faire pour éclaircir ce point qui, malgré les découvertes récentes, conserve plus d'un détail obscur jusqu'ici.

Si nous admettons, comme nous le disions tantôt, d'après les expériences et les recherches de Braun, que l'œuf du bothriocéphale pénètre dans certains poissons, et s'y développe sous la forme de cysticerque; puis, que, lorsque ces poissons sont mangés par l'homme ils lui donnent le bothriocéphale rubanaire intestinal, la question se trouve très simplifiée. Mais malheureusement les preuves suffisantes manquent, encore, pour fixer les idées d'une manière définitive, sur divers détails de la question. Aussi : tout en acceptant le cycle précité dans son ensemble, on est forcé, encore, de ne le formuler que d'une manière assez élastique pour ne pas être trop étroitement absolue.

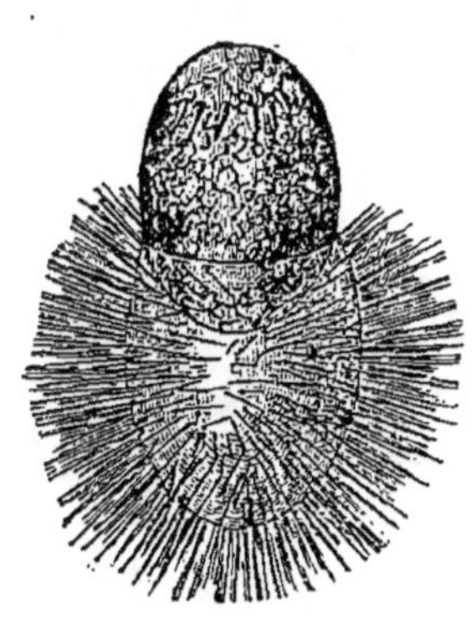

FIG 37.

Ce qui semble se dégager des observations jusqu'ici, c'est que, pour que l'œuf du bothriocéphale évolue, il faut qu'il parvienne dans l'eau; il se forme alors un embryon infusoriforme couvert de cils vibratiles, qui subit un certain nombre de mues; mais jusqu'à présent, on ne connaît pas toutes les modifications par lesquelles il passe.

La figure ci-dessus montre une de ces mues : celle qui se

produit lorsque l'œuf fécondé, qui était dans l'eau, défendu contre les agressions extérieures par un appareil de cils vibratiles, capables d'assurer sa progression à travers le liquide, arrive dans le tube digestif d'un animal, et s'échappe de son enveloppe velvétique pour continuer son développement.

COUP D'ŒIL D'ENSEMBLE

SUR LA BIOLOGIE DES TÆNIAS DE L'HOMME

D'après ce que j'ai dit jusqu'ici, on a vu que l'évolution biologique des vers plats est loin d'être entièrement connue de nous; nous possédons quelques faits précieux, il est vrai, à ce sujet, mais ce sont comme des jalons plantés, çà et là, et ne se raccordant pas tous d'une manière satisfaisante pour l'esprit. Si certains d'entre eux semblent très bien converger dans un seul, il en est quelques-uns qui sont tout à fait excentriques, jusqu'ici, sans que nous puissions expliquer leur portée réelle. Fidèle à la méthode que j'ai adoptée dans cette étude, je vais parler séparément des tænias armé, inerme et bothriocéphale.

TÆNIAS ARMÉ ET INERME

Un fait qui semble bien établi, c'est que l'œuf du tænia, soit armé, soit inerme, et peut-être, que l'œuf du bothriocéphale rencontre, en temps ordinaire, un hôte provisoire dans les chairs duquel il se transforme en cysticerque; puis, que cet hôte provisoire étant mangé par l'homme, le cysticerque ingéré reste dans l'intestin et s'y développe sous forme de ver rubanaire. Mais, à côté de ce fait assez clair pour notre esprit, que d'obscurités, que de choses inexpliquables, comme on va le voir.

En effet, on sait d'une part que l'homme est quelquefois atteint de ladrerie, la chose est assez bien démontrée aujourd'hui pour ne pas pouvoir être contestée; et alors quelle explication en donner?

Sans doute on peut émettre, comme hypothèse, que l'homme qui ingère des œufs de tænia sous la forme où ces œufs sont habituellement ingérés par le porc, peut offrir à cet œuf les conditions favorables pour leur développement, sous forme de cysticerque. Mais pour que cette hypothèse se changeât en affirmation positive, il faudrait des faits plus clairs que ceux que nous possédons ; il faudrait, par exemple, une série d'expériences qui n'ont pas encore été faites et qu'on ne pourrait pas tenter ou au moins qu'on ne sait, à l'heure actuelle, comment diriger.

Il faudrait aussi une sorte de contre-épreuve, à savoir : faire ingérer au porc des cysticerques humains, pour voir s'il arrive à présenter dans ces conditions le tænia armé rubanaire dans son intestin, et on le voit, rien n'a encore été fait dans cet ordre d'idées.

Un autre point d'obscurité qui se présente aussi ; c'est qu'on rencontre chez le bœuf, comme d'ailleurs chez le mouton, le lapin, etc., etc., non-seulement des cysticerques dans les chairs, mais encore des tænias rubanaires dans l'intestin ; or, comment expliquer cette présence ? Pour que la chose fût possible, d'après les idées que nous avons sur le cycle biologique du tænia, il faudrait admettre que le bœuf, le mouton, etc., etc., mangent des œufs de tænia déposés sur l'herbe qui leur sert de nourriture et que parfois aussi, ils mangent un morceau de viande crue contenant des cysticerques. Or, on sait que ce n'est pas ainsi que ces animaux se nourrissent.

M. Mégnin, frappé de cette objection, formulait à ce sujet une opinion qui expliquerait cette présence simultanée des cysticerques et des tænias, chez le bœuf, le mouton, le lapin, etc., etc.

D'après lui, ces animaux ingèrent avec l'herbe qui leur sert de nourriture des œufs du tænia armé, provenant des selles d'un homme, lorsque ces œufs arrivent dans l'intestin, un certain nombre pénètrent comme nous l'avons vu dans les tissus, et vont constituer les cysticerques, mais d'autres trouvant par hasard sur leur chemin des cavités adventices de l'intestin, provenant de l'agrandissement de glandules où de follicules digestifs s'y arrêtent et se transforment là en cysticerques, puis pour une raison quelconque et par exemple par le fait de leur développement qui les rend assez volumineux pour dépasser les limites de cette cavité adventice, ils arrivent de nouveau dans l'intestin, ils continuent leur évolution et passent à l'état rubanaire.

L'hôte provisoire serait représenté dans ce cas par la cavité adventice de la paroi intestinale, dans laquelle l'embryon serait arrivé par hasard. En outre, dans cette migration spéciale, le ver aurait subi une modification très remarquable, pour s'adapter aux besoins de son habitant : il aurait perdu ses crochets, et de tænia armé, serait devenu tænia inerme.

Par conséquent, il arriverait ceci : que l'œuf du tænia armé ingéré par un omnivore ou un carnivore, passerait à l'état de cysticerque chez lui, puis, lorsque cet hôte provisoire serait mangé par un second animal, ce cysticerque deviendrait tænia armé, tandis que cet œuf de tænia armé lorsqu'il est mangé par un herbivore, pourrait bien passer dans les chairs et devenir cysticerque ; mais pourrait aussi subir sa transformation de cysticerque dans une cavité adventice de l'intestin, puis rentrer dans cet intestin en qualité de ver rubanaire.

Il n'y aurait donc pas deux tænias différents dans le tænia armé et le tænia inerme, il n'y aurait que deux formes du même animal, formes imposées par son habitat chez un carnivore ou un herbivore.

D'après les idées de Mégnin, les deux tænias de l'homme seraient donc de même nature : celui qui est armé proviendrait de la viande de porc ladre, contenant des cysticerques, tandis que celui qui est inerme proviendrait d'œufs de tænia armé, entraînés par l'eau dans la boisson ou sur des légumes frais et ayant rencontré au moment où ils cheminaient à travers la paroi de l'intestin pour devenir cysticerque dans la chair de l'homme, c'est-à-dire pour donner à cet homme une ladrerie analogue à celle du porc, ayant rencontré, dis-je, un follicule ou une glande de l'intestin assez agrandie pour s'y transformer en cysticerque sur place, puis se développer à l'état rubanaire et constituer le tænia inerme.

Les idées de Mégnin n'ont pas été acceptées en général, parce qu'elles sont susceptibles d'objections qui paraissent les rendre inadmissibles. Par exemple la similitude d'origine du tænia inerme et du tænia armé, entraînerait, comme conséquence, la similitude du tænia elliptique et du tænia cucumérin; il faudrait admettre par conséquent, qu'un tænia armé peut, en passant par le bœuf ou l'homme, devenir tænia inerme; en passant par le chien, devenir tænia cucumérin; en passant par le chat, devenir tænia elliptique. Or, la chose semble impossible, car ces vers ont des positions si différentes dans leur organisation qu'on ne comprendrait pas une transformation aussi profonde.

Maintes objections ont été faites à l'idée de M. Mégnin, soit par Davaine, soit par Laboulbène, soit par d'autres helminthologues. Les uns se basent sur ce qui se passe pour des tænias qu'on ne rencontre pas chez l'homme, et nous les laisserons de côté. Mais, pour ce qui touche à la pathologie humaine, il suffit d'en fournir une, qui rend les autres inutiles, comme on va le voir. En effet, en jetant un coup d'œil comparatif sur la structure des internes des deux vers, on voit qu'il est impossible d'admettre que le

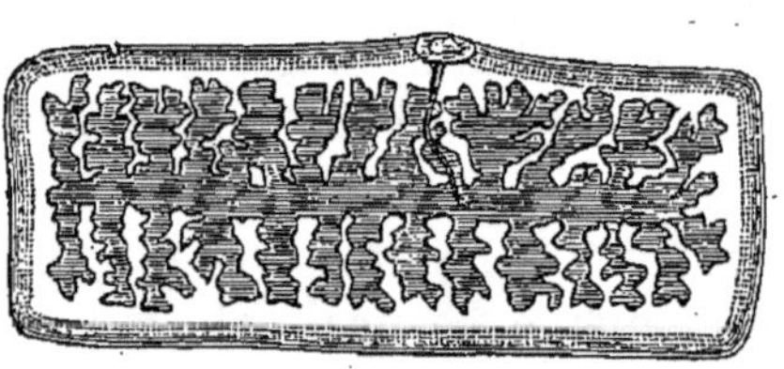

FIG. 38. — Anneau du tænia armé.

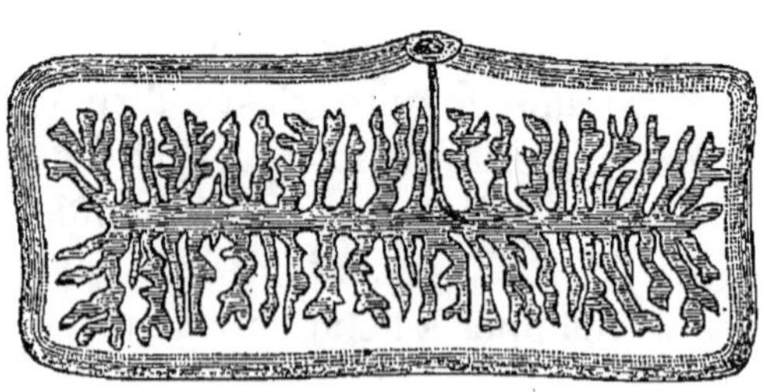

FIG. 39. — Anneau du tænia inerme.

même animal puisse être tænia inerme ou tænia armé, suivant les conditions de milieu pendant son développement.

Donc, nous pensons que l'hypothèse de M. Mégnin n'est pas appuyée encore sur des faits assez probants et, au contraire, a contre elle des objections assez grandes pour être acceptée.

Par ailleurs, en nous basant sur la fréquence du tænia inerme, et la rareté du cysticerque cellulaire, c'est-à-dire de la ladrerie chez l'homme, nous pouvons ajouter que les idées de Mégnin ne se présentent pas sous un jour favorable à l'esprit, car on ne comprendrait vraiment pas pourquoi l'embryon de tænia armé, destiné à devenir inerme trouve si souvent la cavité intestinale adventice, dont il a besoin pour son développement sur place, tandis qu'il arrive si rarement dans les interstices musculaires, alors que le chemin est plus normal et plus facilement compréhensible.

BOTHRIOCÉPHALE

Les observations de Schubart, de Knoch, de Leuckart, de Bertolus, ont fait connaître assez bien quelques détails du développement du bothriocéphale; il paraît, d'après ces travaux, que l'embryon se forme dans l'œuf d'une manière assez complète pendant les mois d'hiver, qui séparent la ponte d'automne du développement printanier de l'animal; puis, vers le mois d'avril, l'opercule qui obture l'œuf s'ouvre et l'embryon sort en tournoyant par les mouvements des cils vibratiles qui hérissent sa surface extérieure.

Diverses expériences ont été tentées pour éclaircir ce point de l'histoire du bothriocéphale, mais, jusqu'à présent, aucune n'a été assez convaincante pour fixer les idées d'une manière satisfaisante. Quel est l'organisme dans lequel l'embryon bothriocéphale va se développer? — Les opinions diffèrent. Leuckart et Bertolus pensent qu'il lui faut un hôte provisoire, et ils croient que cet embryon pénètre d'abord dans le saumon; puis, de là, passe chez l'homme. Knoch croit, au contraire, que l'embryon du bothriocéphale pénètre directement dans le tube digestif du chien ou de l'homme, avec l'eau potable dans laquelle il nage et se développe ainsi, sans passer par un animal intermédiaire.

Nous pourrions entrer de nouveau dans de longues considérations analogues, au sujet du cycle biologique du bothriocéphale, mais ce serait stérile, et le mieux, je crois, est d'avouer tout simplement que nos connaissances sont encore très imparfaites, c'est-à-dire que l'histoire de la biologie des vers plats de l'intestin de l'homme est extrêmement obscure jusqu'ici; se réduisant à certains points que nous connaissons assez bien çà et là, tandis que d'un de ces points à un autre, la filière est très souvent interrompue d'une manière absolue.

SEPTIÈME LEÇON

DISTRIBUTION GÉOGRAPHIQUE, VARIATIONS DE FRÉQUENCE,

POUSSÉES ÉPIDÉMIQUES DES TÆNIAS DE L'HOMME

Nous ne possédons encore que des renseignements très incomplets touchant la distribution géographique des tænias ; nos connaissances se bornent à des indications isolées, pour tels ou tels pays plus ou moins éloignés les uns des autres, sans que nous sachions quelque chose de précis pour tels ou tels qui les avoisinent. Nous devons donc dire, en commençant, qu'il faudra de nouvelles recherches des observateurs à venir, pour fixer les idées d'une manière quelque peu satisfaisante sur ce sujet. Néanmoins, je vais fournir les premiers jalons de cette question.

Tout d'abord, signalons que jusqu'ici on n'a observé positivement le bothriocéphale qu'en Europe. Quelques rares observateurs ont pensé l'avoir, peut-être, rencontré dans l'Amérique du Nord, à Mexico, à Ceylan et dans les possessions hollandaises de l'Extrême-Orient ; mais le fait n'est pas prouvé d'une manière assez solide pour être accepté. La preuve qu'on en puisse donner, c'est que, pour ce qui regarde Ceylan, par exemple, la pensée que le bothriocéphale y existe découle seulement de l'affirmation de Balfour (*Bull. de thérapeutique*, t. LIV, p. 316), qui dit qu'à Londres, où le bothriocéphale est rare, il l'a cependant observé fréquemment chez des orphelins militaires venus de Ceylan ; or, c'est une constatation secondaire et non directe, on le voit. Par conséquent, c'est une opinion qui peut très bien être erronée.

Pour ce qui est de la constatation du bothriocéphale aux

États-Unis du Nord, on a fait remarquer qu'elle avait eu lieu sur des sujets arrivés d'Europe depuis assez peu de temps, de sorte qu'il est bien possible qu'ils l'eussent apporté au lieu de l'avoir contracté sur place.

Il n'y a, néanmoins, aucune raison pour que le bothriocéphale n'existe pas, soit dans l'Amérique, soit dans l'Asie, comme il existe en Europe; car, dans ces régions, il y a des contrées similaires, en tout, à celles de l'Europe, où le bothriocéphale existe. Donc, il est fort possible qu'à mesure que l'observation se fera avec plus de soin, cette exclusion que nous venons de signaler disparaisse.

Signalons aussi que, jusqu'ici, le tænia nana n'a été rencontré qu'en Egypte; le tænia de Madagascar dans une île de là Mer des Indes; celui du Cap de Bonne-Espérance dans la contrée dont il porte le nom. Mais ces vers sont de véritables raretés dans la série des tænias, aussi la chose a peu d'importance pour nous. En définitive, nous n'avons réellement à nous occuper que du tænia armé et du tænia inerme, qui sont aussi fréquents que les précédents sont rares.

Or, ces deux sortes de tænias ont été observés dans toutes les régions du globe, avec seulement des différences de fréquence, qui n'ont tenu, peut-être souvent, qu'à des variations dans la perfection ou la précision des observations.

Quoi qu'il en soit, nous allons passer en revue ces diverses régions pour dire ce que nous apprennent les indications que nous possédons aujourd'hui, tout imparfaites qu'elles soient.

Europe. — Le tænia armé a été observé dans toutes les parties de l'Europe avec des différences de fréquence assez remarquables pour être notées. Ainsi: très rare dans la partie du Sud-Est, Turquie d'Europe, Grèce, provinces danubiennes, c'est-à-dire, là, où le chiffre de la population mahométane et juive, qui ne mange pas de porc, est élevée. Rare aussi, relativement, en France et en Italie, en Espagne, où la viande de porc, quoique assez répandue, n'est le plus souvent mangée que sous forme de préparations cuites, il est plus fréquent dans l'Europe centrale, Allemagne et Autriche, où le porc entre pour une plus large part dans l'alimentation.

Mais avant d'aller plus loin, n'oublions pas de signaler un fait important; c'est que cette fréquence du tænia dans les divers pays n'est pas une chose absolue; elle est susceptible d'oscillations, que l'esprit comprend d'ailleurs très bien, avec un peu de réflexion. Ainsi, en Allemagne où, il y a cinquante ans, le tænia armé était très fréquent, on l'a vu peu à peu diminuer, à mesure que la surveillance de la viande de porc a été mieux faite, au point de vue de la ladrerie, et que cette ladrerie est devenue plus rare.

Une autre cause qui a puissamment concouru à faire diminuer la fréquence du tænia dans ces pays, c'est l'effroi que la trichinose à inspiré aux populations. Sous la pression d'accidents graves assez nombreux, provoqués par l'ingestion de viande trichinée, les Allemands ont compris que la viande de porc a besoin d'être plus cuite que par le passé. Il en est résulté ce fait curieux, que dans les pays comme la Hongrie, la Galicie, où les porcs ont continué à vivre en liberté, le chiffre des tænias qui était, il n'y a pas bien longtemps, moins élevé que dans l'Allemagne proprement dite, est devenu plus grand relativement, sans cependant avoir augmenté d'une manière absolue.

Quoi qu'il en soit, avec les progrès de l'hygiène publique et de la zootechnie, qui sont indéniables et même très accentués en Europe, depuis une vingtaine d'années, on voit la fréquence du tænia armé diminuer d'une manière très sensible. Il est probable même que cette fréquence deviendra de moins en moins grande dans l'avenir, car le cysticerque ladrique est, en somme, facile à découvrir.

Tandis que le tænia armé semble se rencontrer de préférence dans les contrées de l'Europe centrale et un peu septentrionale, le tænia inerme, lui, est plus habituellement observé dans l'Europe méridionale : en Turquie, en Grèce, en Italie, en France, en Espagne. Ce tænia inerme prend même dans ces pays une extension très manifeste, bien digne d'appeler l'attention des hygiénistes. J'aurai plus loin à m'occuper de ce détail.

Pour ce qui est du bothriocéphale, nous dirons qu'il n'a été signalé jusqu'ici que dans trois portions relativement limitées de l'Europe, à savoir : *A*, les provinces riveraines de la Baltique; *B*, quelques localités de la Hollande et de la Belgique; *C*, certains cantons de la Suède. En dehors de ces pays, il semble qu'il n'ait pu encore prendre un droit réel de domicile, au moins quant à présent.

Donc, d'une manière générale et sommaire, on peut déterminer le champ d'action des trois sortes de vers plats de l'homme en Europe, de la manière suivante : le bothriocéphale prédomine au Nord; le tænia armé au Centre; l'inerme au Sud et à l'Est.

Si, après avoir fourni cette spécification très superficielle, nous voulons être un peu plus précis, nous pouvons passer en revue les diverses contrées de l'Europe pour indiquer, au fur et à mesure, quel est le ver qu'on voit de préférence ici où là. Nous commencerons par le Nord, puis l'Est, le Sud-Est, le Sud, le Sud-Ouest, l'Ouest et enfin le Centre.

Or, au Nord c'est le bothriocéphale, avons-nous dit, qui prédomine; les contrées riveraines du golfe de Bothnie peuvent être considérées comme le foyer capital de ce ver. Dans ces contrées, au voisinage de la mer et à l'embouchure de nombreux cours d'eau qui viennent s'y jeter, la population présente le bothriocéphale dans des proportions vraiment considérables. Dans la province de Nordbotten, la moitié de la population est atteinte, dit-on. A Haparanda, il n'y a pas une maison qui en soit exempte. Dans maintes localités, tout le monde, pour ainsi dire, le présente, jeunes et vieux, hommes et femmes, les enfants l'ont presque aussitôt après avoir quitté la mamelle.

Le versant Nord et Nord-Ouest de la grande presqu'île scandinave présente aussi le bothriocéphale en grandes proportions, mais dans un peu moins que le versant Sud et Sud-Est.

Chose importante à noter, c'est que même dans les contrées où il est le plus fréquent, le ver ne se montre que dans les populations riveraines de la mer, des lacs, des cours d'eau; c'est-à-dire celles qui font du saumon et du poisson, le fond de leur nourriture. Dès qu'on s'éloigne un peu vers l'intérieur ou qu'on s'élève, le porc entrant pour une plus large part dans l'alimentation, le bothriocéphale devient plus rare, en même temps qu'on commence à rencontrer, plus souvent, le tænia armé. Cet indice est précieux, on le comprend, pour l'étiologie.

En Russie, le bothriocéphale est très commun dans les provinces baltiques. A Dorpat il existerait dans le six pour cent et même le dix pour cent de la population (Szydlowski). A Saint-Pétersbourg il atteindrait même, paraît-il, le quinze pour cent.

A Pétersbourg on a vu, depuis une trentaine d'années, le tænia inerme prendre une extension qu'on ne lui connaissait pas jusque là. Or, il n'a pas été difficile de s'apercevoir que cette extension était intimement liée à deux faits : 1° l'emploi de la viande crue ou peu cuite dans certaines maladies; 2° l'apport de bœufs provenant de la Russie centrale et méridionale; deux faits pour un, qui sont venus apporter un élément de plus à l'étiologie des tænias.

Dans toute la Russie septentrionale, dans les districts riverains des golfes de Finlande et de Livonie, le bothriocéphale est très commun, et il se rencontre jusqu'à la frontière de Prusse, au-delà même, car les limites qu'on a voulu établir à la Vistule et même à l'Oder sont toutes relatives; sans doute, à l'Ouest de l'Oder, le tænia armé commence à être plus fréquent, mais le bothriocéphale, quoique plus rare, ne fait cependant pas défaut.

Descendant du Nord vers l'Est de l'Europe, nous dirons qu'en Pologne, le bothriocéphale s'observe encore quelquefois, mais il y est souvent de provenance étrangère. C'est le tænia armé qu'on commence à voir plus communément dans les populations qui se rapprochent des frontières de l'Allemagne; et le tænia inerme à mesure qu'on s'avance vers la Russie Centrale et la Russie Méridionale, où les grands pâturages nourrissent le bœuf, qui entre pour une plus large part dans l'alimentation.

A mesure qu'on descend vers le Sud, dans l'Europe Orientale, le tænia inerme prédomine. Sans doute, çà et là, on voit le bothriocéphale, mais il y est de provenance étrangère, le plus souvent; sans doute aussi y rencontre-t-on le tænia armé, qui provient de la viande de porc : mais les proportions d'Israëlites et de Musulmans, c'est-à-dire de gens qui ne mangent pas de porc, augmentent, et c'est le bœuf qui se charge de répandre le tænia. Ces raisons font que c'est, comme je viens de le dire, le tænia inerme que l'on voit là, le plus souvent.

Passant du Sud-Est au Sud, nous voyons le bothriocéphale disparaître entièrement, non-seulement parmi les individus sédentaires, mais même chez les voyageurs. C'est le tænia armé dans d'assez minimes proportions, chez les chrétiens qui mangent du porc, et c'est le tænia inerme chez les Israëlites et les Musulmans que l'on voit dans ces régions. Néanmoins, d'une manière générale, le parasite est rarement observé. En Turquie, en Grèce, sur les bords de l'Adriatique et en Italie, on ne rencontre qu'à l'état de grande exception, le tænia inerme, ainsi que le tænia armé.

En France, le bothriocéphale se voit quelques très rares fois dans les départements voisins du lac de Genève, où nous aurons l'occasion de dire qu'il est fréquent; signalons aussi que Dujardin (*Hist. nat. des Helm.*, 1845, p. 612), dit l'avoir rencontré à Saint-Malo.

Quant au tænia armé, il est relativement rare, d'une manière générale. Un peu plus fréquent dans les contrées où la viande de porc entre plus largement dans l'alimentation; un peu plus rare dans les autres, mais toujours, je le répète, en minimes proportions. La preuve que je puis donner: c'est que, de 1840 à 1848, sur un effectif de deux cent cinquante mille hommes de troupes, les médecins militaires n'ont signalé que sept cas de tænia armé dans l'armée française.

Pour ce qui est du tænia inerme, nous dirons qu'il était à peu près inconnu en France, il n'y a pas bien longtemps encore; mais qu'il tend à y devenir plus fréquent à mesure que les importations de bœufs et de moutons africains ou syriens augmentent, et que l'usage de la viande peu cuite s'étend dans les diverses classes de la population.

En Espagne, en Portugal, absence du bothriocéphale. Notons la rareté du tænia armé et du tænia inerme, tout en signalant une tendance à l'extension de ce dernier, à mesure que, comme en France, l'apport des bœufs algériens et marocains tend quelque peu à s'accroître dans les provinces méridionales.

En Angleterre, on a rencontré très rarement le bothriocéphale ; le tænia inerme y était inconnu, il n'y a pas bien longtemps. On n'y voyait jadis que le tænia armé, et encore y était-il assez rare, puisque Battemann (*Rep. on the dis. of Lond. from* 1804 *to* 1816), dans une statistique de quatorze mille six cent quatre-vingt-cinq entrées à l'hôpital, pour maladies internes, n'a trouvé que vingt-sept cas de tænia. Ce tænia inerme est en voie d'accroissement, dans ce pays, depuis quelques années, à mesure que les bœufs arrivent de plus loin pour alimenter la population ; mais, cependant, il est encore dans des proportions très minimes.

En Danemarck, en Hollande, en Belgique, le bothriocéphale s'observe quelquefois, provenant : quelque peu du pays même, le plus souvent des apports étrangers. Le tænia armé devient de plus en plus rare, grâce à la surveillance de la viande de porc. Le tænia inerme y est encore à peu près inconnu. D'après Van Doeveren, le tænia armé et le bothriocéphale se présentent en Hollande dans une égale proportion. La Belgique est dans les mêmes conditions ; dans tous les cas, il est à noter que les vers intestinaux sont relativement rares dans ces trois pays.

En Allemagne, nous avons dit que le bothriocéphale se rencontre dans les provinces qui avoisinent la Russie et la Pologne, sur le littoral de la Baltique, dans le voisinage de la Hollande et sur les frontières de la Suisse. Le tænia armé, jadis relativement fréquent, a diminué à mesure que la viande de porc a été mieux surveillée. Le tænia inerme y est encore très rare, parce que l'apport des bœufs des contrées où règne le cysticerque celluleux n'y est encore qu'à l'état d'exception.

En Suisse, nous retrouvons le bothriocéphale en grande fréquence dans certains pays. C'est ainsi que, sur les bords du lac de Genève, Odier a pu dire que le quart de la population en était atteint (*Max. de méd. prat.*, 3ᵉ édition, p. 222). En revanche, Leclerc dit qu'en quarante ans, il n'a vu qu'une fois le tænia armé à Genève, et c'était chez une femme étrangère au pays. Dans la Suisse Orientale, on voit peu à peu le tænia être plus fréquent, tandis que, dans la Suisse Occidentale, c'est le bothriocéphale. A Bâle, il n'y a déjà plus que le tænia. Par ailleurs, ajoutons que le tænia est aussi fréquent en Suisse que dans l'Allemagne Méridionale, et c'est surtout le tænia armé que l'on y rencontre. D'après Hubert, ce tænia armé est à l'inerme comme dix est à un, pour toute la Suisse.

En Autriche, le tænia armé est plus fréquent que l'inerme, et le bothriocéphale est très rare. Dans son travail, que j'ai souvent cité (*Gaz. méd.*, *Paris*, 1841), Warwruck dit que, sur deux cent six cas, il trouva deux cent trois tænias armés et seulement trois bothriocéphales. Bremser dit que le bothriocéphale ne se rencontre en Autriche et surtout à Vienne, que chez les étrangers. Warwruck raconte qu'un orfèvre de Genève, qui avait eu, dans son pays d'origine, un bothriocéphale, rendit un tænia armé, après deux ans de séjour à Vienne.

Enfin, terminons ce qui a trait à l'Europe, en disant qu'en Islande, où les kystes hydatiques sont si fréquemment observés chez l'homme, le tænia est rare, et ce n'est que le tænia armé qui a été signalé. Ni le tænia inerme, ni le bothriocéphale n'ont été constatés jusqu'ici.

Asie. — Nos renseignements sur la distribution géographique des tænias en Asie, sont très restreints; nous savons à peine, çà et là, que dans tel ou tel pays, on a constaté leur présence, et il y a dans ces indications d'immenses lacunes.

A priori, on est porté à penser que dans l'Est de l'Oural, c'est-à-dire dans une région où le pays ressemble complètement, à tous égards, aux contrées situées dans l'Ouest, le bothriocéphale doit exister comme il existe dans la partie Septentrionale de la Russie d'Europe. Mais jusqu'ici nous n'en avons pas la preuve absolue.

Nous ne savons rien de précis au sujet du tænia armé dans le grand continent asiatique. Nous pouvons penser, à priori, qu'il est là, comme ailleurs, rare chez les populations musulmanes qui ne mangent pas de porc.

Quant au tænia inerme, nous savons qu'il existe dans une grande quantité de pays de l'Asie tempérée et tropicale : en Syrie, en Perse, dans le Turkestan, en Arabie, etc., etc., dans l'Inde, dans le royaume de Siam, du Cambodge, dans l'Annam, en Cochinchine, au Tonkin, dans les provinces méridionales de la Chine, etc., etc. Dans tous ces pays, il y a des bœufs, des buffles, en telle quantité, que la transmission du ver, par la viande de boucherie, est chose que l'esprit comprend très facilement.

Balfour (*Bull. de thér*, t. LIV, p. 316), dit que dans le Penjab, les Européens et les Musulmans, qui font usage de nourriture animale, ont souvent le tænia, tandis que les Indiens qui ne font usage que de végétaux ne l'ont pas. Ce détail est à garder en mémoire pour ce qui touche l'étiologie du parasite. Ajoutons que dans le Péshawur, un homme sur trois est atteint du tænia, au dire de Gordon.

A Java, le tænia est très commun chez les nègres et assez rare chez les Européens. Boudin (*Gaz. méd.*, t. Ier, p. 336), croyait, d'après l'assertion de Schmidtmuller, que les Malais n'ont pas le tænia ; mais j'ai lieu de penser que cette affirmation n'est pas présentée comme elle devrait l'être : il serait plus exact de dire : que ceux d'entre les Malais qui se nourrissent de végétaux, n'ont pas le tænia, tandis que les autres qui mangent de la viande de boucherie, en sont atteints comme les autres peuplades voisines.

Afrique. — Nous n'avons aucun renseignement au sujet de la présence du bothriocéphale en Afrique ; ce que nous savons par ailleurs, nous porte à penser qu'il n'existe pas dans ce continent.

L'Islamisme qui entraîne l'abstention de la viande de porc par les populations, est si répandu en Afrique, que le tænia armé doit y être rare : en effet, on n'a pas d'indication bien précise de ce ver, dans le continent qui nous occupe. Cependant, n'oublions pas de rappeler que le tænia nain et le tænia de Madagascar, qui appartient à la famille du tænia armé, ont été rencontrés dans des localités dépendant de ce continent.

L'Afrique paraît, à certains égards, être le pays de prédilection du tænia inerme. En effet, au Nord, au Sud, à l'Est, à l'Ouest, au Centre de ce grand continent, on l'a signalé, et il paraît être répandu de la manière la plus abondante. En Abyssinie, en Sénégambie, il serait peut-être plus facile de compter les individus qui ne l'ont pas, que ceux qui le portent dans leur intestin. En Egypte, on a dit que le quart au moins des habitants en est atteint. En Algérie, on sait par les travaux de nos médecins militaires, et notamment du Dr Tarneau, qu'il est très fréquent.

Amérique. — Le bothriocéphale existe probablement dans l'Amérique du Nord, mais il y est dans tous les cas très rare. Il a été surtout constaté chez les étrangers les très rares fois où il a été rencontré, de sorte qu'on a pu dire qu'il n'était qu'un produit d'importation peu susceptible de s'y acclimater. Dans l'Amérique du Sud, il n'a pas été signalé jusqu'ici.

Quant au tænia armé, il paraît être très rare dans l'Amérique du Nord, malgré l'usage si fréquent qu'on y fait de la viande de porc ; il est très rare aussi dans l'Amérique du Sud.

En revanche, le tænia inerme, quoique beaucoup moins répandu qu'en Afrique, se rencontre assez fréquemment, surtout dans l'Amérique du Sud (Brésil et région de la Plata). Disons, en passant, qu'on croit avoir constaté que dans les régions où diverses races d'hommes habitent côte à côte, les nègres y sont plus sujets que les blancs. Il est probable que le peu de soin que les nègres mettent à choisir leurs aliments en est la cause.

Océanie. — Jusqu'ici, il n'a jamais été parlé du bothriocéphale en Océanie. On y a même très rarement parlé du tænia. La viande de porc est cependant un des principaux éléments de l'alimentation dans les îles de la Mer du Sud. Mais peut-être que la nourriture végétale de l'animal susceptible de ladrerie fait que l'homme doit rarement être contaminé par son ingestion.

L'abondance des bœufs et des moutons devrait rendre le tænia inerme assez commun en Australie, d'après les idées reçues ; cependant jusqu'ici on n'a pas signalé, que je sache, la fréquence de ce tænia dans le grand continent de la Nouvelle-Hollande. Néanmoins, je le répète, il est très possible, probable même, que c'est à notre ignorance seule, et non à l'absence réelle du tænia dans ces contrées éloignées, qu'il faut attribuer l'indécision dans laquelle nous sommes à son sujet sous ce rapport.

La détermination de l'aire géographique des tænias, que nous venons de faire est extrêmement imparfaite et incomplète, je ne saurais trop le signaler, et cela pour la raison que les renseignements que nous possédons sont encore trop insuffisants. Néanmoins, elle apporte un appoint important à cette opinion, formulée déjà par divers observateurs qui s'étaient appuyés sur d'autres raisons: à savoir que l'existence du tænia dans les pays dépend de deux facteurs : 1° animaux qui portent le cysticerque; 2° habitudes alimentaires de la population.

Nous n'insisterons pas plus longuement sur cette question de la distribution géographique des tænias qui ne pourra être présentée d'une manière plus précise que lorsque de nouvelles indications auront été fournies par les observateurs locaux des diverses parties du monde.

VARIATIONS DE FRÉQUENCE

Quand on parle de la distribution géographique des tænias, il ne faut pas oublier ce détail très important : que leur présence chez l'homme est liée de la manière la plus directe et la plus étroite à la bromatologie. Il est donc bien entendu que les différentes variations de coutume, dans l'alimentation des divers peuples qui habitent le monde, peuvent entraîner des différences considérables d'un moment à l'autre.

Par conséquent, ce que nous avons dit touchant la fréquence relative du bothriocéphale, du tænia armé ou du tænia inerme, suivant les divers pays, est tout à fait subordonné à la question de la manière dont les peuplades précitées se nourrissent. Cela est si vrai que, précisément dans le courant de ce siècle, on a vu des modifications bromatologiques faire augmenter ou diminuer, dans des proportions considérables, les divers tænias dans diverses contrées.

Cette question a préoccupé divers auteurs, et moi-même ; on va voir par les détails suivants qu'elle mérite d'appeler l'attention des médecins hygiénistes.

Le tænia armé tend manifestement à diminuer dans certains pays de l'Europe depuis que la viande de porc est mieux surveillée ; le fait est si bien avéré, il est appuyé aujourd'hui sur tant d'observations précises, qu'il suffit de le formuler, sans qu'il soit nécessaire d'entrer dans plus de détails sur son compte.

Par contre, le tænia inerme tend à augmenter dans divers pays, et le fait est tellement incontestable qu'il est inutile de l'appuyer sur les preuves détaillées.

Néanmoins, je ne puis manquer de rappeler, dans cet ordre d'idées, ce fait si connu que l'on voit dans une infinité de livres, qui traitent soit du tænia, soit des maladies des enfants, soit de l'hygiène. Le tænia inerme était extrêmement rare à Saint-Pétersbourg, il était surtout inconnu chez les enfants. Or, un jour, le Dr Weiss, démontra que la diarrhée du sevrage pouvait être, très bien et très facilement guérie, le plus souvent, par l'usage de la viande crue. La méthode fut accueillie avec faveur et se généralisa très vite. Or, aussitôt le tænia inerme devint fréquent dans la capitale de la Russie, et c'est surtout les enfants qui en furent atteints. Le même fait a été constaté depuis dans cent villes différentes, de sorte qu'il est au nombre de ceux sur lesquels l'opinion est bien arrêtée aujourd'hui.

Préoccupé de cette question de l'accroissement de fréquence du tænia dans certaines localités et certains milieux, je me suis livré à quelques recherches dont je vais donner les résultats. Grâce aux archives des hôpitaux de la Marine qui sont tenues en ordre d'une manière parfaite, j'ai pu dresser la liste des entrées pour tænia dans nos cinq grands ports militaires pendant une période de vingt-cinq années. Le tableau suivant nous donne les chiffres que j'ai pu recueillir.

TABLEAU des entrées à l'hôpital pour tœnia, comparées aux entrées totales dans les cinq ports militaires de France, pendant une période de vingt-cinq années (1860-1884).

| ANNÉES | CHERBOURG | | BREST | | LORIENT | | ROCHEFORT | | TOULON | | | | TOTAL | |
| | | | | | | | | | SAINT-MANDRIER | | HÔPITAL PRINCIPAL | | | |
	ENTRÉES TOTALES	TÆNIA	ENTRÉES TOTALES	TÆNIA	ENTRÉES TOTALES	TÆNIA	ENTRÉES TOTALES	TÆNIA	ENTRÉES TOTALES	TÆNIA	ENTRÉES TOTALES	TÆNIA	ENTRÉES TOTALES	TÆNIA
1860	3.875	0	7.224	2	0	0	4.387	0	3.313	0	3.565	1	22.364	3
1861	4.301	1	6 965	0	0	0	3.733	1	3.878	1	3.368	0	22.245	3
1862	4 071	1	6.372	1	2.303	1	3.875	0	3.388	0	3.428	0	23.432	3
1863	4.739	2	8.354	3	2.274	0	5.938	1	3.496	1	2.947	1	27.748	8
1864	5.052	0	8.310	0	3.369	0	4.742	0	3.420	6	3.122	2	28.015	8
1865	3.583	0	9.464	1	2.115	0	6.190	2	4.931	4	3.214	4	29.497	11
1866	3.312	5	7.793	2	2.635	0	5.406	1	5.319	5	3.948	0	28.413	13
1867	3.370	2	9.979	2	2.309	1	4.040	2	7.549	7	3.372	2	30.619	16
[illegible]	[illegible]	[illegible]	[illegible]	[illegible]	6	0	4.692	4	6.980	8	3.494	5	31.770	24

1870	5.864	3	9.843	6	3.142	1	7.053	6	8.669	9	3.525	1	38.096	26
1871	6.155	10	14.056	8	4.079	3	10.599	2	8.948	15	2.604	0	46.441	38
1872	2.939	14	6.884	10	1.703	2	3.996	3	4.894	18	2.121	1	22.537	48
1873	3.056	36	7.068	26	1.607	10	2.708	4	3.493	20	2.395	5	20.327	101
1874	3.290	35	7.448	24	1.881	9	2.594	16	6.744	41	2.565	4	24.522	129
1875	3.397	27	6.711	28	2.168	4	3.034	6	5.732	36	2.492	5	23.534	106
1876	3.923	42	7.364	19	2.828	6	3.093	17	5.108	71	2.378	12	24.694	167
1877	3.632	44	6.956	23	2.470	7	3.810	14	5.775	52	2.913	36	25.556	173
1878	3.789	36	7.459	64	2.718	17	4.198	11	5.319	128	2.860	27	26.343	283
1879	3.664	21	7.165	44	3.493	22	3.417	13	6.300	165	2.462	5	26.501	270
1880	3.968	35	7.644	4	3.454	27	4.227	27	5.816	113	2.695	9	27.804	215
1881	4.222	61	8.395	38	3.724	27	4.498	20	7.468	84	3.215	16	31.522	246
1882	4.181	54	8.619	34	3.069	9	3.687	17	7.688	114	3.806	25	31.050	253
1883	4.682	95	8.202	32	3.595	15	3.644	27	6.962	149	4.117	23	31.199	341
1884	4.959	76	8.250	62	3.734	32	3.462	17	5.622	75	2.307	19	28.334	281
Totaux.	102.128	604	202.591	439	64.495	194	110.566	212	141.340	1.128	75.367	205	696.487	2.782

En partageant les chiffres obtenus pour cette période de vingt-cinq années, en séries quinquennales, j'ai trouvé les proportions suivantes des entrées pour tænia, relativement aux entrées totales dans les hôpitaux de la Marine :

De 1860 à 1864 . . . . 0,002 p. %
De 1865 à 1869 . . . . 0,055 p. %
De 1870 à 1874 . . . . 0,235 p. %
De 1875 à 1879 . . . . 0,790 p. %
De 1880 à 1884 . . . . 0,885 p. %

On voit, par ce tableau, que la proportion va en augmentant d'une manière régulière. Si je ne me trompe, on arrivera, dans un avenir prochain, à rencontrer le tænia dans les environs de : un pour cent des entrées totales, dans les hôpitaux dont je parle.

J'ajouterai, comme complément d'informations, pour appuyer cette manière de voir, que, pendant l'année 1884, il est entré 106 malades atteints de tænia dans les hôpitaux de Toulon, pour 10,450 entrées générales, et, qu'en 1885, 136 pour 11,723. En d'autres termes, en 1884, le tænia a fait le 1,01 p. % des entrées générales, et, en 1885, le 1,16 p. %. On voit donc que mon appréciation est plutôt au-dessous qu'au-delà de la réalité.

Qu'on me permette une courte digression, que m'inspirent ces chiffres : dans les ports militaires de France, on est loin aujourd'hui du temps où Rivière écrivait : que, bien rarement, un médecin voyait plus de quatre cas de tænia, dans le cours de son existence.

Dans la population civile des villes de Cherbourg, Brest, Lorient, Rochefort et Toulon, la proportion n'est pas aussi forte que dans les hôpitaux maritimes, à beaucoup près. C'est à peine si elle doit atteindre les 0,1 p. %, c'est-à-dire la deuxième partie de ce que l'on constate pour la population militaire. Néanmoins, l'accroissement y est manifeste d'année en année; et le tænia, qui était d'une extrême rareté il y a quarante ans, devient une chose sinon encore très commune, au moins déjà fréquente dans la pratique courante.

Dans les grandes villes de France, comme Marseille, Lyon, Bordeaux, Nantes, Paris, le tænia suit, depuis une quinzaine d'années, une marche ascendante indéniable, sous le rapport de la fréquence; et, quoique jusqu'ici nous ne puissions exprimer cet accroissement par des chiffres, il n'en est pas moins vrai que: de rare qu'il était, il est devenu commun.

A mesure qu'on s'éloigne des grands centres de population, on rencontre moins souvent des individus atteints par les helminthes, qui nous occupent. Cependant, là où ces vers étaient inconnus jusqu'à ces dernières années, on commence à en observer quelques-uns; là où on en voyait parfois, on en rencontre davantage. Mon affectionné maître, M. Arlaud, Directeur du Service de Santé de la Marine, en retraite, qui a été, pendant plusieurs années, membre de la commission d'examen des pharmacies dans le Var, me disait que, depuis 1860 jusqu'en 1880, il avait vu les provisions de tænifuges être débitées, en plus grandes quantités, dans les officines du département, preuve du débit chaque année plus étendu.

Le bothriocéphale paraît aussi être en voie d'extension dans certaines contrées; c'est ainsi qu'avant 1876, il n'avait à peu près jamais été observé, à Munich, que chez des étrangers au pays, tandis que, d'après Ziemssen et Bino, cités par Hahnn dans son article du *Dictionnaire Encyclopédique*, il est constaté de plus en plus fréquemment, chez les natifs du pays, depuis.

Comme le dit très-bien M. Hahnn (*loc. cit.*), il n'y a pas de raison pour que l'aire géographique du bothriocéphale ne s'étende; les envois de poisson frais se faisant de plus en plus facilement par la voie des chemins de fer, la diffusion des germes est de plus en plus grande; sans compter que l'accroissement des relations entre les hommes fait que des individus, porteurs du ver, peuvent aller, de plus en plus, en répandre les œufs, avec leurs déjections, dans des localités plus ou moins éloignées du point où ils ont contracté le parasite.

Le cas contraire peut se présenter, on le comprend; c'est-à-dire que, plus souvent que par le passé, tel individu, qui vit habituellement dans une localité où le ver n'existe pas encore, peut aller le contracter pendant un voyage. Ces faits sont assez nombreux aujourd'hui pour être parfaitement acceptés. Il est probable, par exemple, que c'est aux déjections des voyageurs porteurs du bothriocéphale, que le lac Starnberg, qui n'avait jamais contenu ces germes, s'est souillé dans ces dernières années ; ce qui a fait que le ver est devenu, pour ainsi dire, endémique en Bavière.

Un point intéressant à élucider, serait de déterminer quelle est la proportion et la fréquence relative des diverses sortes de tænias dans les divers pays, mais nos renseignements sont encore très incomplets à ce sujet. C'est à peine si j'ose en réunir quelques éléments dans le tableau ci-après ; il est à désirer que les observateurs fournissent, aussitôt que possible, des chiffres qui leur permettront de se rendre compte de cette proportion et de cette fréquence, d'une manière plus assurée et plus satisfaisante.

Pourcentage des divers tænias, suivant les pays d'Europe d'après les indications de Hahnn.

Bâle (Roth.) . . . . ,	tænia armé	75,	inerme	25,	bothriocéphale	?
Suisse en entier (Zaslein) . .	id.	90,	id.	10,	id.	?
Souabe (Vierhordt et Huber).	id.	90,	id.	10,	id.	?
Vurtzbourg (1875-78)	id.	32,	id.	68,	id.	?
Tubinge	id.	22,	id.	78,	id.	?
Danemark avant 1869 (Krabe).	id.	53,	id.	37,	id.	9
Danemark après 1869 (Krabe).	id.	19,	id.	67,	id.	11
Paris (Hôpitaux) 1880	id.	10,	id.	90,	id.	?

Ce tableau est extrêmement imparfait, et ne peut nous donner que des renseignements très vagues, puisque nous voyons qu'il est muet au sujet du bothriocéphale qui est cependant très commun dans certains pays : la Suisse, par exemple. Mais c'est un premier jalon qui aura besoin d'être suivi d'autres, et qui, dès aujourd'hui, nous montre l'utilité de premier ordre, qu'il y aurait à faire une statistique précise, pour bien fixer les idées, tant sur la distribution géographique des tænias, que sur les oscillations de leur fréquence absolue et relative.

POUSSÉES ÉPIDÉMIQUES

J'ai hâte de quitter ce sujet où les renseignements que nous possédons, sont encore tellement restreints et si imparfaits, qu'il nous faut rester forcément dans un vague très grand. Néanmoins, je ne saurais le faire, sans rappeler que nombre de fois, on a signalé dans certains pays de véritables poussées épidémiques de tænia armé, de tænia inerme ou de bothriocéphale.

Pour beaucoup de ces poussées, on n'a pas pu déterminer la cause productrice, ou bien, il a pu exister des doutes qui ont obscurci l'opinion. Mais, pour un certain nombre, cette cause a été si clairement mise en lumière, qu'elle a frappé vivement l'esprit ; ici, c'est un porc ladre qui a provoqué une véritable épidémie de tænias armés dans un village ou dans une ferme ; là, c'est l'arrivée de bœufs venant d'un pays qui, jusque-là, n'avait pas fourni de viande de boucherie dans la localité, qui a manifestement provoqué la poussée de tænias inermes qu'on a constatée. Plus loin, c'est l'extension des relations qui, amenant sur un marché des poissons qu'on ne connaissait pas avant, a été la cause de l'apparition du bothriocéphale dans un endroit determiné.

Je sais qu'il y a encore à ce sujet bien des faits obscurs, contradictoires et certainement inexacts. Néanmoins, toute obscure et incomplète que soit encore la question, de nos jours, nous commençons à posséder un certain nombre de faits qui sont évidemment destinés à jeter un jour très-heureux sur cette partie de nos connaissances. J'aurai à revenir là-dessus, lorsque je parlerai de l'étiologie des tænias.

Je ne quitterai pas ce sujet sans parler d'une petite épidémie, qui fut observée en 1878, à bord d'une frégate

d'instruction de la marine française : le cuisinier des maîtres acheta, à Ténériffe, un porc malade, et, en quelques
mois, neuf maîtres sur onze de ce navire furent atteints
du tænia. La cause de cette petite épidémie fut si claire, en
raison des conditions d'isolation du navire, et des diverses
catégories de son équipage, qu'elle fournit une indication
très précise pour cette question des poussées épidémiques
et de leur étiologie.

HUITIÈME LEÇON

ÉTIOLOGIE

En étudiant la biologie des tænias, nous avons déjà vu une partie de ce qui touche à leur étiologie, de sorte que nous avons seulement à compléter, ici, ce que nous n'avons pas étudié précédemment, à ce sujet.

Commençons par dire, en passant, que les idées des anciens, touchant la genèse spontanée des vers, dans le tube intestinal de l'homme, sont oubliées aujourd'hui; et que les détails de leur développement, quoique n'étant pas encore connus dans tout leur ensemble, sont cependant assez bien étudiés maintenant, pour que les grandes lignes en soient définitivement arrêtées désormais.

Nous nous occuperons, successivement, des points suivants : influence de l'hérédité, de l'âge, du sexe, de la profession et du genre de vie, sur la production des tænias. Puis, nous verrons où siègent les vers; si on peut en rencontrer de diverses espèces, dans le même intestin; quel est le nombre de ces vers; leur longueur, leur poids; si on rencontre des tænias dans les autopsies; pendant combien de temps on peut être atteint du tænia; quel est le moment de l'année où le ver est observé le plus souvent; son expulsion spontanée; si le tænia peut être expulsé par la bouche, par l'urèthre, par un abcès; combien il s'écoule de temps entre l'expulsion incomplète et la réapparition des cucurbitins; combien de fois on a essayé, chez quelques malades, de chasser le tænia. L'étude de ces divers détails achèvera de fixer nos idées sur la question de l'étiologie.

HÉRÉDITÉ

Dans le courant des siècles précédents, sous l'influence d'idées théoriques qui avaient cours, touchant les humeurs, les tempéraments, etc., etc., on crut pouvoir admettre que parfois l'hérédité jouait un certain rôle, pour ce qui est des chances que l'on a de contracter le tænia. Quelques observateurs, frappés, outre mesure, par de pures coïncidences, parfaitement explicables autrement, se laissèrent aller à faire jouer, à cette hérédité, un rôle qu'elle n'a pas, certainement. Aujourd'hui, cette question est jugée; on sait très bien que la genèse du tænia, dépendant uniquement du mode d'alimentation des individus, ce ver ne saurait être considéré comme susceptible d'être transmis, de la mère à l'enfant, comme sont transmises, par exemple, les diathèses, les prédispositions morbides, etc., etc.

Un fait avait, il est vrai, facilité la production de l'erreur: c'est que, dans quelques localités, on a vu, soit qu'il s'agisse du bothriocéphale, soit qu'il s'agisse du tænia armé ou de l'inerme, on a vu, dis-je, toute une famille être atteinte du ver; ou bien encore, ce ver être présenté de père en fils, pendant un plus ou moins grand nombre de générations. En y réfléchissant un peu, on voit que le mode d'alimentation explique très bien ces faits, sans qu'il soit nécessaire de faire intervenir une condition aussi obscure, et aussi aléatoire que l'hérédité.

AGE DES MALADES

Le tænia, arrivant chez l'homme par la voie des aliments, on peut dire que l'âge, par lui-même, n'a aucune influence directe sur sa fréquence, et qu'il n'intervient absolument, dans cette question, qu'au titre des différences d'alimentation qu'il entraîne. Cependant, toute résolue que soit la question par cette proposition, il y a quelques points de détail qui doivent nous arrêter un instant; c'est ainsi que nous allons nous demander: 1° si le tænia peut exister chez le fœtus; 2° si les enfants le présentent et dans quelle mesure de fréquence ils le présentent; 3° quelles sont les particularités que peut offrir l'âge adulte à cet égard; 4° si, dans la vieillesse, on observe aussi le tænia.

1° *Le tænia peut-il exister chez le fœtus?* — Il faut répondre à cette question par la négative, pour la raison qu'on n'a jamais constaté la présence du parasite dans le tube digestif de l'enfant, à l'époque où il est encore dans le sein de sa mère.

On sait parfaitement, aujourd'hui, que les prétendus cas où on aurait trouvé un tænia dans le tube digestif du fœtus, reposent sur une erreur manifeste d'observation. Nous trouvons bien, dans un journal américain : *Le Médical Record*, cité par la *Gazette médicale de Paris* (1872, p. 411), le fait suivant, du Dr Samuël Armar: Une femme accouche à l'hôpital de Long-Island, près New-York, d'un garçon bien développé et vigoureux; le cinquième jour, l'enfant paraissant souffrir d'irritation intestinale, on lui donne deux centigrammes de calomel, en trois doses ; il rend, par l'anus, deux anneaux aplatis, blanchâtres, que le microscope démontre appartenir à un ver solitaire. Dans l'espace de treize jours, prenant un peu de calomel et de térébenthine, alternativement, il rend douze anneaux, semblables aux premiers, et qui, examinés au microscope, sont bien, évidemment, des portions de tænia armé complètement développé. L'auteur ajoute que la mère, traitée par la semence de courge, expulsa soixante-dix anneaux de tænia.

Malgré tout ce que ce fait semble avoir de positif et de précis au premier abord, on ne peut croire à la réalité de l'existence du tænia chez le fœtus. Pour ma part, je crois réduire à néant cette observation, en disant que nous sommes très certainement en présence d'un de ces cas de simulation, dont on connaît tant d'exemples bizarres. Il me paraît certain que, la mère ayant le tænia et n'osant pas l'avouer au médecin, franchement et du premier coup, par le fait d'un amour-propre mal placé, avait mis, dans les langes de son nouveau-né, des cucurbitins qu'elle rendait elle-même pour appeler l'attention.

On a lieu, sans doute, d'être étonné d'un pareil manège,

mais, ai-je besoin d'insister bien longuement, pour rappeler que, dans le champ de la simulation, il y a des choses les plus étranges et les plus invraisemblables. On écrirait vingt volumes sur cette simulation, qu'on ne pourrait en énumérer toutes les variétés.

Ce n'est, en général, non-seulement qu'après la naissance, mais encore qu'après le sevrage, qu'on a vu le tænia chez les jeunes enfants. Bien plus, Odier, de Genève, Rilliet et Barthez, qui écrivaient à une époque où l'usage de la viande crue n'était pas encore répandue dans le traitement des maladies de l'enfance, disent n'avoir jamais observé le tænia sur les enfants, avant l'âge de quinze mois.

Par ailleurs, je soulignerai que, lorsque, sous l'inspiration de Veisse, de Saint-Pétersbourg, on traita l'athrepsie ou diarrhée des enfants en bas âge, par la viande crue, on vit le parasite apparaître chez les enfants, beaucoup plus tôt qu'on ne l'avait vu jusque-là ; de sorte que ce point est bien établi de nos jours. On peut donc formuler, comme proposition ferme, que le tænia ou le bothriocéphale ne se rencontrent, dans l'intestin du nouveau-né, qu'après qu'il a ingéré de la viande, ou telle autre substance étrangère au lait de sa mère.

Objecterait-on qu'Hufeland (cité par Bremser, p. 181), a rapporté le cas d'un enfant de six mois, qui rendit, en plusieurs fois, une longueur de vingt mètres de tænia ; que Heim (cité par Brera) a dit quelque chose d'analogue ; que Wolphius (cité aussi par Brera) assure qu'un enfant à la mamelle avait rendu un bothriocéphale long de trois aunes. Je répondrais que rien ne prouve que ces enfants n'avaient pas ingéré de la viande ou du poisson, malgré leur extrême jeunesse. Par conséquent, tout en notant que le parasite peut se montrer dès l'âge le plus tendre, la proposition dont nous venons de parler n'est pas confirmée.

2° *Les enfants présentent-ils le tænia, et dans quelle proportion de fréquence le présentent-ils?* — Nous avons déjà répondu implicitement à la première partie de la question par ce que nous venons de dire. Nous devons ajouter que, dans les pays où le tænia est endémique, on a constaté, depuis longtemps, que les enfants peuvent en être atteints, absolument comme les adultes et les vieillards.

Dans les expériences que firent Küchenmeister et Leuckart, pour déterminer les phases du développement du tænia armé, il ressortit même, disons-nous, que les animaux étaient d'autant plus facilement infestés par le parasite, qu'on les choisissait jeunes, au lieu de les prendre adultes. Il semblerait résulter logiquement, de cela, que les enfants ont plus de propension que les adultes, à contracter le tænia, toutes choses égales, d'ailleurs.

Cependant, il faut reconnaître, en réalité, que tout fréquent que soit le tænia dans le jeune âge, il paraît, dans la pratique, ne pas se présenter aussi souvent qu'on pourrait le supposer, à priori. La raison en est peut-être dans le peu de propension qu'ont les enfants à manger de la viande, soit à cause de la préférence qu'ils ont pour les substances sucrées ou féculentes, soit à cause de l'imperfection de leur système dentaire.

Voilà donc les faits : dans les expériences, les jeunes animaux paraissent contracter le tænia plus facilement que les adultes ; dans les hasards de l'existence humaine, les enfants, tout en présentant quelquefois le tænia, semblent l'avoir moins souvent que les adultes. Essayer de donner une explication ferme de cela, serait se baser imprudemment sur des preuves insuffisantes. A ce titre, il suffit d'indiquer le détail, sans insister outre mesure sur son compte.

Le meilleur moyen, pour juger la question de la fréquence relative du tænia chez les enfants, serait d'avoir des chiffres comparatifs ; malheureusement, ceux que l'on possède jusqu'ici sont trop peu élevés pour donner des indications suffisamment probantes ; en effet, les seuls que nous possédions à ce sujet sont les suivants :

	ENFANTS	ADULTES	TOTAL	PROPORTION p. %
Wawruck.	22	184	206	1,07
Mérat.	13	179	192	0,67
Divers	24	233	257	1,08
TOTAL. . .	59	596	655	0,90

D'après ces chiffres, il semble démontré que les enfants ont le tænia beaucoup moins souvent que les adultes, mais il faut convenir qu'avec des séries aussi minimes, il n'est pas possible encore de tirer des conclusions suffisamment justifiées. De nouvelles recherches sont donc encore nécessaires.

Dans un intéressant travail, inséré aux *Archives générales de médecine*, de 1854 (5e série, t. IV, p. 641), Legendre, qui a analysé vingt-sept cas de tænias, chez les enfants, dans lesquels l'âge avait été noté avec précision, a fourni les chiffres suivants :

Quatorze et quinze mois, deux fois. — Deux ans, une fois. — Trois ans, deux fois. — Quatre ans, deux fois. — Cinq ans, trois fois. — Six ans, trois fois. — Sept ans, quatre fois. — Huit ans, une fois. — Neuf ans, une fois. — Dix ans, deux fois. — Onze ans, quatre fois. — Douze ans, une fois. — Treize ans, néant. — Quatorze ans, une fois.

Il semble ressortir de ces chiffres, que les enfants ont la même aptitude à contracter le tænia, quel que soit leur âge, mais ici encore, nous devons reconnaître que ces chiffres sont trop restreints pour nous donner des indications quelque peu solides.

3° *Du tænia dans l'âge adulte?* — Quant à ce qui est de l'âge adulte, tout le monde sait qu'il est exposé au tænia, mais sans qu'on puisse dire, d'une manière positive, qu'à telle ou telle période de cet âge on est plus ou moins apte à le contracter, toutes choses égales, d'ailleurs. Aussi, nous ne chercherons pas à le spécifier avec plus de précision. Quelques auteurs ont voulu fournir des chiffres : les uns ont dit que c'était de vingt à trente ans ; d'autres, de vingt-cinq à quarante ans, qu'on voyait le plus souvent le tænia chez les adultes. Ces chiffres ne disent rien de clair ; à mon avis, ils ne me paraissent être que des banalités sans utilité.

4° *Observe-t-on le tænia dans la vieillesse?* — Il suffit de rappeler que, dans les pays où, soit le tænia, soit le bothriocéphale sont endémiques, on a constaté la présence du parasite à tous les âges, pour admettre que la vieillesse n'est pas une cause d'exception chez l'homme. De Thomas

(*Journ. de méd.*, t. XXIII, p. 68, 1765), dit avoir observé le tænia chez une femme de quatre-vingt-six ans. Duhaume, de son côté, l'a rencontré deux fois chez des femmes octogénaires. Martel, de Saint-Malo, aussi. Lombard l'a constaté chez un homme centenaire.

En somme, la conclusion qu'on peut tirer de tout ce que nous avons vu, touchant la fréquence du tænia, suivant l'âge des sujets, c'est que le parasite n'a aucune relation directe avec cet âge ; et qu'il est, au contraire, en relation directe avec la nature des aliments ingérés. Il en résulte alors : 1º que pendant la vie fœtale on ne le trouve pas dans l'intestin ; 2º qu'il ne se montre, dans cet intestin, que lorsque des aliments contenant des cysticerques y ont été introduits ; 3º enfin, que sa fréquence est en relation directe avec la proportion d'aliments contenant des cysticerques, que les individus ingèrent, quel que soit leur âge, par ailleurs.

SEXE DES MALADES

Il semble, à priori, assez difficile de savoir si l'homme est plus exposé que la femme à contracter le tænia, et vice-versa ; parce que les divers observateurs ont fourni, à ce sujet, des affirmations très différentes. Mérat, par exemple, a compté un peu plus d'hommes que de femmes dans sa statistique ; tandis que Pallas et Wawruck ont obtenu des résultats contraires.

Pour se faire une opinion à ce sujet, il y a deux sources d'indications à consulter : d'une part, les chiffres qui ont été fournis par les divers auteurs ; d'autre part, les impressions des divers praticiens ; mais, pour cette dernière, il faut bien avoir soin d'éliminer les indications que fournissent les médecins militaires, qui ne soignent que des hommes ; de même qu'il faut écarter les chiffres de ceux des médecins civils, qui soignent exclusivement des femmes ; il y aurait trop de chances d'erreurs, on le comprend.

Or, en tenant compte de ces diverses conditions, voici

.d'abord ce que disent les chiffres, d'après mes investigations :

INDICATIONS DES SOURCES	HOMMES	FEMMES	TOTAL	Proportion p. % des femmes relativement aux hommes
PALLAS (*Thèse inaug. Lugd. Batav. 1760*).	74	90	164	54
WAWRUCK (*Gaz. méd. de Paris*, 1841, p. 633)	71	135	206	66
SCHMIDT (*Arch. gén. de méd.*, t. xv, p. 115).	15	151	166	91
KRABBE (Bothriocéphale à Copenhague). HAHNN (*Dict. encyclop.*)	1	19	20	95
Analyse des divers faits venus à ma connaissance en faisant les recherches nécessaires au présent travail sur le tænia, sans tenir compte des chiffres précédents	198	254	452	60
TOTAUX	359	649	1008	64

On voit, d'après ce tableau, que les femmes fournissent un chiffre d'atteinte presque double de celui des hommes; car sur mille huit cas observés, six cent quarante-neuf sont présentés par des femmes, soit le soixante-quatre pour cent.

Si, d'autre part, on tient compte des impressions et des souvenirs des praticiens, qui soignent également des hommes et des femmes dans leur clientèle, on leur entend généralement dire que les femmes sont plus fréquemment atteintes que les hommes par ce parasite.

En somme, la conclusion à tirer pour ce qui touche le sexe, c'est que, toutes choses égales, d'ailleurs, la femme semble un peu plus exposée que l'homme à contracter le tænia. Cependant, n'oublions pas d'insister sur cette spécification : toutes choses égales, d'ailleurs, car, dans certains pays, les ports de mer, par exemple, il y a un grand nombre d'hommes qui ont été appelés, par les exigences de leur service militaire, à aller dans des pays où le tænia est fréquent, et qui font que la proportion des hommes atteints est là plus forte que celle des femmes.

PROFESSIONS ET GENRE DE VIE

La profession et le genre de vie que mènent les individus, ont une influence qu'on ne saurait méconnaître, touchant les chances qu'ils ont de contracter le tænia. Les faits sont si nombreux et si concluants, qu'ils ont, depuis nombre d'années déjà, entraîné l'opinion. Nous allons examiner successivement le bothriocéphale, le tænia armé et le tænia inerme, à ce point de vue.

A. BOTHRIOCÉPHALE. — Pour le bothriocéphale, on sait que, dans certaines localités du littoral de la Baltique, il est si commun, que tous les membres d'une famille, tous les habitants ou à peu près, d'un même village, en sont atteints. Les enfants, dès qu'ils ont quitté le sein de leur nourrice, comme les adultes, hommes ou femmes.

D'autre part, on a constaté que les centres de population où le ver était le plus commun étaient ceux qui avoisinaient l'embouchure des fleuves, le bord de certains estuaires, lacs ou rivières. On a constaté, aussi, qu'à mesure qu'on avançait dans l'intérieur, on voyait de moins en moins d'individus atteints.

Or, en recherchant quel est le mode de nourriture et la profession dominante, dans ces divers centres de population, on a reconnu que le bothriocéphale était d'autant plus commun, que les populations consommaient davantage de certains poissons, et se livraient plus exclusivement à la pêche de ces poissons.

Il y a aussi deux autres faits, qui viennent converger dans le même sens : le premier, c'est que les atteintes nouvelles du ver, c'est-à-dire la première fois qu'on le constate, chez un individu, soit après le sevrage, pour les enfants du pays, soit après l'arrivée au pays pour les étrangers ou les habitants qui ont fait une longue absence, est le mois de septembre ou d'octobre, c'est-à-dire l'époque de la fin de la pêche; en d'autres termes, alors qu'on vient de manger, pendant une période assez prolongée, des poissons récemment pêchés.

Le second fait, c'est que, dans ces pays, on voit le bothriocéphale exister, exclusivement, dans les populations riveraines, qui se nourrissent à peu près seulement de poissons. Dans ces pays, non-seulement on voit le bothriocéphale diminuer de fréquence, à mesure qu'on s'éloigne du bord de la mer et des cours d'eau, mais encore, on voit le tænia armé se montrer de plus en plus fréquemment.

Or, si l'on songe à rechercher quel est le mode d'alimentation des populations de ces contrées, qui présentent le tænia armé, on constate bientôt que le bothriocéphale diminue de fréquence, à mesure que les habitants sont moins ichthyophages, et que le tænia armé se montre d'autant plus souvent qu'ils mangent plus de viande de porc.

Il en résulte cette conclusion : que c'est bien la viande de poisson qui donne le bothriocéphale. Par ailleurs, que cette viande de poisson est d'autant plus capable de le donner, qu'elle est mangée plus près du moment de la pêche, c'est-à-dire : qu'elle a été moins modifiée par le temps, la salure, la fumure, etc., etc.

B. T*ÆNIA* *ARMÉ*. — Pour le tænia armé, on a remarqué, d'une manière positive (Wawruck, par exemple), que les charcutiers, les cuisiniers, les individus, en un mot, qui touchent et mangent plus souvent que les autres de la viande de porc, crue ou peu cuite, sont plus exposés à le contracter.

Dans certains pays, comme Berlin et la Prusse Orientale, où le porc est assez souvent ladre, le tænia armé prédomine sur le tænia inerme. A Vienne, en revanche, où le porc est moins souvent ladre, et où les bœufs proviennent fréquemment de la Moldavie et la Valachie, pays où ces bœufs ont souvent le cysticerque celluleux, le tænia inerme est plus fréquent que le tænia armé.

C. T*ÆNIA* *INERME*. — Enfin, pour le tænia inerme, on a constaté ce fait curieux, que, dans l'Inde, les peuplades qui mangent de la viande de bœuf, le présentent très fréquemment, tandis que celles qui s'abstiennent de cette viande ne l'ont pas. Dans ce pays, où on voit vivre, côte à côte, des hommes qui mangent du bœuf, et des individus qui s'en abstiennent, par sentiment religieux, c'est-à-dire avec une rigueur absolue, on voit les premiers porter le ver et les autres en être exempts.

D'autre part, les peuples comme les Abyssins, qui mangent la viande crue, fournissent un contingent énorme au tænia inerme. Enfin, dans ces dernières années, à Saint-Pétersbourg, par exemple, on a vu ce tænia inerme devenir d'autant plus fréquent que les bœufs de Podolie, qui ont souvent le cysticerque celluleux, entraient pour une plus large part dans l'alimentation. J'ai déjà dit qu'à Pétersbourg, l'accroissement de fréquence du tænia inerme a suivi immédiatement l'adoption du traitement de Weisse par la viande crue dans la diarrhée infantile. J'ai eu occasion de dire, à diverses reprises, que, dans le Midi de la France, un semblable phénomène s'est produit, à mesure que les bœufs d'Algérie ont été importés sur une plus vaste échelle, et que l'usage de la viande crue ou peu cuite s'est propagé.

Enfin, n'oublions pas d'ajouter : qu'il est à remarquer que, de deux contrées semblables, ou dans une même contrée, de deux classes d'habitants semblables, celle qui s'abstient de viande crue ou peu cuite est exempte du tænia inerme, que présente l'autre.

Il y a donc, on le voit, un nombre considérable de preuves et d'indications convergeant dans le même sens, pour fixer nos idées sur le point étiologique qui nous occupe. Donc, la conclusion est : que le genre d'alimentation des individus a une influence de premier ordre sur la production du tænia.

NEUVIÈME LEÇON

CONTINUATION DE L'ÉTIOLOGIE

SIÈGE

En présence des faits si communs d'expulsion de cucurbitins isolés, ou de fragments plus ou moins longs de tænia inerme, armé ou bothriocéphale, par l'anus; en présence, aussi, des faits plus rares, mais suffisamment bien spécifiés aujourd'hui, pour être acceptés comme réels, de l'expulsion d'une portion de tænia par la bouche, il était naturel de se demander dans quelle partie du tube digestif le ver séjourne d'ordinaire. Or, les autopsies ont montré que c'est dans l'intestin grêle, plus ou moins près du duodenum qu'il se tient, lorsqu'il est dans les conditions normales de son existence.

Lorsque le ver est malade, qu'il a été fatigué par une série de purgatifs, ou par une alimentation qui ne lui convient pas, ou bien encore par un état de maladie du tube digestif dans lequel il se trouve, on peut le rencontrer: ou bien refoulé jusqu'au gros intestin, ou bien avancé jusqu'à l'estomac. Mais, ce sont des exceptions; le lieu où il se tient d'ordinaire, c'est: à partir de la troisième portion du duodenum.

Quant à ce qui est de la longueur d'intestin qu'il occupe, on comprend qu'il doit y avoir des variations nombreuses, suivant que le tænia est plus ou moins développé. Le plus souvent, il décrit des anses, il est replié sur lui-même, en plusieurs endroits, de sorte qu'il n'occupe, par exemple, qu'une longueur de cinquante à quatre-vingts centimètres, alors que sa longueur totale est de trois mètres.

Robin (*Journ. de méd.*, t. xxv, p. 222, 1766) dit que,

dans une autopsie qu'il fit, le tænia allait depuis la portion
pylorique du duodenum, jusqu'au colon descendant, et l'S
iliaque. Ce tænia avait, dit-il, vingt-sept pieds et demi de
longueur, ce qui, avec deux pieds évacués précédemment,
faisait environ dix ou onze mètres de longueur seulement. On comprend logiquement, qu'en quelques heures, il
peut y avoir des différences considérables, suivant que le
ver est plus ou moins replié sur lui-même.

Tout ce qu'on peut dire à propos de cette longueur d'intestin occupée par le ver, c'est que le tænia armé reste en
général plus court que le tænia inerme; que celui-ci reste
plus court que le bothriocéphale; de sorte qu'on peut
logiquement penser que ce dernier est celui qui occupe la
longueur d'intestin la plus grande. Mais, est-il utile d'entrer
dans plus de spécifications? Non, il me semble ; cela n'aurait aucune utilité pratique.

Pruner Bey, qui a eu l'occasion de rencontrer un assez
grand nombre de fois le tænia dans les autopsies, a toujours
vu la tête du ver du côté stomacal de l'intestin et les anneaux
volumineux du côté anal, lorsque le parasite est en bon état
de santé. Il a constaté que cette tête restait fixée et adhérente à la muqueuse intestinale, tant que le cadavre n'était
pas refroidi. Dans la séance du 9 juillet 1880, de la Société
médicale des hôpitaux, M. Laboulbène a parlé de l'autopsie
d'un individu, mort subitement d'anévrisme, dans laquelle
il avait trouvé un tænia; le ver était pelotonné dans le
jejunum, où il occupait une étendue de quarante-huit
centimètres, alors que, déplié et étendu, ce ver mesurait
quatre mètres vingt centimètres ; la tête était dirigée du côté
de l'estomac; le ver était encore vivant trente-trois heures
après le décès.

Par ailleurs, divers observateurs comme M. Laboulbène,
étudiant des tænias expulsés, soit spontanément, soit sous
l'impulsion de tænifuges qui n'avaient pas tué le ver, ont
constaté que la tête peut se fixer çà et là, par une véritable
recherche de l'endroit qui lui paraît propice. On peut donc
très bien se représenter la manière d'être des tænias dans
l'intestin, en pensant que le ver habite l'intestin grêle et que
la fixation de sa tête contre la muqueuse, lui permet de

résister à l'action des mouvements péristaltiques, qui tendraient à le chasser vers l'anus.

Il arrive parfois, certainement, que, soit que la tête ne se fixe pas pendant un certain temps sur la muqueuse intestinale, soit qu'elle se fixe sur un anneau même du tænia, l'action péristaltique de l'intestin entraîne le ver vers le gros intestin, et même l'anus. Dans ce cas, si le ver ne peut pas ressaisir l'intestin au moment convenable, il court le risque d'être expulsé. Dans le cas contraire, il regagne peu à peu son lieu d'habitation normal, c'est-à-dire la partie supérieure du jejunum, ou la dernière portion du duodenum; grâce à ces variations de volume des anneaux qui, en agissant énergiquement, assurent la progression de l'animal et le font remonter lentement vers le point qu'il désire atteindre.

Ce tænia peut-il séjourner normalement dans l'estomac, ou y avoir une partie de son corps? Ce n'est pas probable, car on n'a jamais vu un tænia sain avoir sa tête fixée dans l'estomac, et le restant de sa longueur dans l'intestin grêle. Quand on a rencontré un tænia dans l'estomac, il y était pelotonné, et, comme, par ailleurs, quand on a vu les malades expulser un de ces tænias par le vomissement, c'est la partie des anneaux mûrs et non la tête qui a été rejetée, on peut en inférer que ce n'est qu'accidentellement et d'une manière tout à fait anormale que le tænia se rencontre dans l'estomac. On peut même penser, logiquement, que lorsqu'un tænia arrive dans l'estomac, son existence est menacée, sinon certainement détruite.

Comment le tænia arrive-t-il dans cet estomac? — On peut penser que c'est, ou bien par un mouvement de reptation physiologique exagéré, qui dépasse le but où il doit s'arrêter normalement, ou bien que c'est par des mouvements anti-péristaltiques, qui le transportent passivement, comme une masse inerte. Mais, en réalité, ce sont là seulement des hypothèses, qui n'ont pu être vérifiées jusqu'ici.

PEUT-ON RENCONTRER DES TÆNIAS

D'ESPÈCE DIFFÉRENTE DANS LE MÊME INTESTIN ?

Nous avons eu l'occasion de dire, en parlant de la distribution géographique des tænias, que le bothriocéphale, le tænia armé et le tænia inerme sont cantonnés chacun dans certains pays, et que le plus souvent, là où une espèce de ces vers existe, les autres ne se rencontrent pas. En effet, à part quelques rares localités, où l'on voit le bothriocéphale et le tænia armé, ou bien celui-ci et le tænia inerme se montrer de pair, la séparation est assez tranchée en général, pour que certains auteurs aient visé exclusivement tel ou tel ver, suivant qu'ils ont observé leurs malades, dans telle ou telle localité seulement.

Il faut même signaler que ce cantonnement exclusif des diverses sortes de tænias, dans des pays différents, a été une des causes de l'obscurité dans laquelle l'histoire clinique de ces vers est longtemps restée, car il a eu, pour conséquence, de faire fournir des descriptions, des indications touchant le traitement, des renseignements étiologiques, etc., qui étaient contradictoires et empêchaient l'opinion de s'asseoir, d'une manière solide, sur leur compte.

Néanmoins, le jour est fait maintenant à ce sujet, et nous savons que si, dans certaines contrées, on voit exclusivement une seule variété de ver, dans d'autres on en voit deux. La raison permet de penser que les trois peuvent se présenter dans la même localité. Il découle, de cela, la question suivante, qu'on s'est bien souvent posée : le même individu peut-il porter plusieurs variétés de vers ? La réponse affirmative doit être faite.

D'abord, je dirai qu'on sait parfaitement que certains sujets, qui avaient eu, précédemment, le tænia armé, par exemple, ont pu contracter, plus tard, soit le bothriocéphale, soit le tænia inerme, et vice-versa. En voici un cas entre plusieurs, il appartient à Brera lui-même (*Mém. fisic. méd.*, xx, 1811, p. 58) : « Un suisse, établi à Bologne « depuis deux ou trois ans, offrit les symptômes de la pré-

« sence du tænia. Un traitement convenable fit évacuer, en
« entier, un très beau tænia *inerme*, espèce en quelque
« sorte indigène chez les habitants du Nord, et chez ceux de
« son pays. Malgré cette expulsion, les symptômes s'ag-
« gravèrent ; l'on dut reprendre le traitement et recourir
« même à des anthelmintiques très puissants, qui prouvèrent
« l'évacuation de plusieurs tænias *armés*. »

Mais, d'ailleurs, le fait de l'existence simultanée de deux
espèces de tænias dans le même intestin, ne pouvait laisser
subsister le moindre doute depuis longtemps. Dionis, par
exemple (*Dissert. sur le tænia*, Paris, 1749), dit avoir vu un
malade qui rendit un morceau de bothriocéphale (tænia à
épine), et, huit jours après, un morceau de tænia armé (tænia
solium). Zencker (*Thèse d'Erlangen*, 1874) dit que, dans les
trois mille six cent quatre-vingt-quatorze autopsies étudiées
à Dresde et à Erlangen, au sujet du tænia, on a constaté, une
fois, la présence simultanée d'un tænia inerme et d'un
tænia armé chez un cadavre. Van Doeveren (*Obs. phys.
méd. sur les vers*, 1761, p. 181) dit avoir observé l'expulsion, chez un même individu, d'un bothriocéphale avec la
tête, et d'une autre portion de ver, qui n'avait pas la même
conformation. Rudolphi, vers 1821, vit un bothriocéphale
et un tænia munis de leur tête, qui avaient été expulsés en
même temps par une femme. Le D͏ʳ Boechat, de Fribourg,
a rencontré, chez un boucher suisse, le bothriocéphale
large et le tænia armé, vivant simultanément dans le même
tube digestif (*Gaz. méd.*, Paris, 1874, p. 581). Guidetti (*de
vermi umani, Firenze*, 1783) parle d'une femme septuagé-
naire, qui, prise d'accidents cholériformes, rendit un tænia
de deux mètres trente-trois centimètres, et qui mourut
quelques heures après. Nannoni trouva, à l'autopsie, deux
lombrics et un autre tænia. Or, un de ces deux tænias
était inerme et l'autre était armé. Breton (*Med. chir. trans.
of Lond.*, 1821, p. 307) dit avoir vu une petite fille évacuer
un tænia large (bothriocéphale), vivant, long de quatre
pieds neuf pouces, et, le lendemain, un tænia solium
(armé), mort, long de neuf pieds dix pouces.

On le voit, il ne saurait exister aucune hésitation à ce
sujet, et la possibilité de l'existence simultanée de plusieurs

variétés de tænia dans le même intestin, n'est pas plus extraordinaire que la coexistence du tænia, des lombrics et des oxyures, etc., etc.

NOMBRE

La question de savoir si on peut rencontrer plusieurs tænias à la fois dans l'intestin d'un individu, doit nous arrêter un instant maintenant. A la rigueur, nous pourrions dire qu'elle est jugée déjà par les exemples que nous avons donnés précédemment, au cours de cette étude, car c'est la conséquence forcée de ce que nous venons de dire touchant l'existence possible de tænias d'espèces différentes, chez un même individu. Cependant, ajoutons à ces preuves, d'autres faits plus spécialement recueillis dans cet ordre d'idées.

Voici d'abord le tableau des cas qu'indique Davaine, pour prouver la présence simultanée de plusieurs tænias dans l'intestin :

Verlhove en a rencontré cinq chez une femme enceinte; Dozy, trois chez une servante; Duhamm, deux, chez une femme de quatre-vingts ans; Nitert, dix-huit chez une femme de trente ans, qui les expulsa en quelques jours; Werner, vingt-un chez une femme, qui les expulsa dans l'espace de six mois; Rudophi, quatre chez un homme; Louis, sept chez une femme (avec leurs têtes); Delle Chiaïe, deux chez une femme; Mongeal, douze chez une femme; Barth, six chez une jeune fille; Monod, quatorze chez une femme; Moreau, sept chez un homme, qui les expulsa en huit heures; Kubyss, vingt-cinq; Martin Solon, trois chez un enfant; Brasseur, trois chez un homme; K. de Gorlitz, quarante-un chez un homme.

Je pourrais, sans grand effort d'érudition, en ajouter une liste, deux, trois, quatre fois plus grande, mais ce serait inutile; il vaut mieux, il me semble, nous demander maintenant ce que nous savons au sujet de cette habitation simultanée de plusieurs tænias, touchant les trois espèces de ver de l'intestin de l'homme.

A. Bothriocéphale. — Pour ce qui est du bothriocéphale, nous savons pertinemment qu'il n'est pas toujours solitaire. En effet, nous savons que Bonnet (*loc. cit.*, t. ii, p. 125), a vu deux bothriocéphales être expulsés à la fois par un homme. Routet (*Arch. gén. méd.*, 1829) a constaté la même chose chez une fille de trente-deux ans. Boyer (Davaine, f. 77) a vu, à la Charité, une femme rendre trois bothriocéphales à la fois. M. Tennesson a vu trois bothriocéphales à la fois, chez un jeune homme qui avait habité Lausanne et Genève (*Soc. méd. hôp.*, 23 mars 1883). M. Laboulbène (*Soc. méd. des hôp.*, 26 octobre 1877) a vu l'expulsion de quatre bothriocéphales par un même individu.

B. TÆNIA ARMÉ. — Quant au tænia armé, on a cru, longtemps, comme je l'ai dit déjà, qu'il était toujours solitaire, et on lui avait donné le nom de tænia solium, à cause de cette idée qu'on avait de lui, d'après les assertions de Spigel (*loc. cit.*, p. 31), et de bien d'autres auteurs. Mais, nous avons, depuis longtemps, la preuve du contraire. Pour ne citer qu'un fait entre cent, je dirai qu'en mai 1887, un individu rendit, à Paris, dix-neuf tænias armés d'un coup, sous l'influence d'une dose de pelletierine. L'examen des vers a été fait par M. Tanret lui-même, qui l'a communiqué à M. le professeur Laboulbène. Salathé (*Thèse de Strasbourg*, 1803), parle d'un boucher de quarante ans, qui avait une affection chronique des intestins, et qui succomba, après quarante jours d'hôpital; à l'autopsie, on trouva huit tænias armés dans l'intestin grêle, leurs têtes étant tournées vers l'estomac. Masse (*Gaz. hôp.*, 1874, p. 975) a vu expulser, par un militaire, quinze tænias armés, mesurant ensemble soixante-huit mètres de longueur.

C. TÆNIA INERME. — Enfin, quoique la question fût jugée depuis longtemps, aussi, dans le sens de la pluralité, pour ce qui est du tænia inerme, je dirai que j'ai voulu l'étudier à mon tour, avec les nombreuses feuilles cliniques que j'ai pu consulter dans les hôpitaux de la marine. Dans ces feuilles, j'ai trouvé mille soixante-treize fois l'indication du nombre des tænias inermes, rencontrés chez un même individu, et en voici le détail :

900 sujets n'avaient qu'un seul tænia, soit. . 83,0 p. %
 99 sujets avaient deux tænias, soit. . . . . 11,0 »
 37 sujets en avaient trois, soit . . . . 3,4 »
 23 sujets en avaient quatre, soit . . . . . . 2,0 »
  8 sujets en avaient cinq, soit . . . . 0,6 »
  1 sujet en avait six, soit. . . . . » »
  1 sujet en avait huit, soit . . . . » »
  1 sujet en avait neuf, soit . . . . » »
  1 sujet en avait onze, soit. . . . . » »
  2 sujets en avaient douze, soit . . . . . . » »

1,073   100 p. %.

Il résulte donc, de ce tableau, que, quatre-vingt-deux fois sur cent, il n'y a qu'un seul ver dans l'intestin ; dix fois sur cent, il y en a deux; trois fois sur cent, il y en a trois. Les chiffres supérieurs, quoique pouvant aller très haut, sont absolument exceptionnels. Le fait de la pluralité des vers, dans un même intestin, est donc jugé d'une manière absolument définitive. Je ne laisserai pas ce point de notre étude sans dire que, deux fois, j'ai vu évacuer douze tænias inermes, avec leurs têtes, par un individu, sans rappeler aussi qu'un médecin de la marine, le Dr Vergniaud, a vu, dans le Haut-Sénégal, vingt-deux tænias inermes être chassés, sous forme d'un énorme peloton, par une dose de tænifuge, et sans ajouter enfin que le Dr Richard (*Soc. méd. des hôp.*, 27 novembre 1881) a signalé l'expulsion, en une seule fois, en Algérie, d'un énorme paquet, contenant vingt-sept tænias inermes, pesant ensemble sept cent vingt grammes, chez un malade.

LONGUEUR

La longueur des tænias a été appréciée très différemment par les divers observateurs, et les chiffres fournis ont varié d'une manière considérable ; les uns faibles, les autres exagérément augmentés par l'imagination. Ainsi, par exemple, Alaüs Borrichius (*Ach. Hafn.*, t. II, obs. 47), raconte qu'un jeune homme rendit, pendant longtemps, des fragments de tænias si longs, que si on les avait mis bout à bout, ils auraient représenté une longueur de plus de *huit cents pieds !* En une seule fois, il en expulsa un morceau de deux cents pieds de long! Tulpius (*Obs. méd.*, lib. II, cap. 42) parle d'un ver solitaire de cent soixante pieds de long. Jacobus Altheüs dit en avoir mesuré un qui avait deux cent cinquante pieds. On trouve, dans un vieux recueil, le fait d'un paysan, qui rendit, spontanément, un tænia, qu'il suspendit aux arbres voisins, pour se rendre compte de sa longueur considérable. Standberg (cité par Rosen) parle d'une jeune fille, chez laquelle, depuis le milieu de juin 1759, jusqu'au mois de septembre 1764, c'est-à-dire en cinq ans environ, on observa l'évacuation de sept cent quatre-vingt-treize aunes de fragments de tænia, soit environ quatre cent soixante-dix mètres. D'après Baumes (*Journ. de méd.*, 1781, t. LVI, p. 424), Boerhaave aurait vu, chez un russe, un ver plat de trois cents aunes de longueur.

Pour se rendre un compte exact de la longueur que les tænias peuvent atteindre, il faut parler, séparément, du bothriocéphale, du tænia armé et du tænia inerme, car ces trois vers sont assez différents, sous ce rapport, pour ne pas être confondus.

A. BOTHRIOCÉPHALE. — Le bothriocéphale est, probablement, de tous les cestoïdes celui qui acquiert le plus de longueur, et même, d'après le dire des auteurs, il est ordinairement plus long que les tænias armé et inerme. C'est donc à lui qu'il faut rapporter la plupart des faits extraordinaires qui ont été fournis, à ce sujet, dans les siècles précédents au nôtre. On n'a pas encore établi la longueur précise, moyenne du bothriocéphale, par des mensurations assez nombreuses. Cependant, disons, d'un mot, que tout long qu'il soit, d'ordinaire il ne dépasse pas vingt mètres. Les chiffres supérieurs à celui-là sont exceptionnels.

B. TÆNIA ARMÉ. — Le tænia armé paraît être le moins long des trois; il ne dépasse pas un mètre à deux mètres au plus, dans la grande majorité des cas, au dire des divers auteurs. Comme pour le bothriocéphale, je répéterai qu'on n'a pas encore établi, d'une manière précise, et en se basant sur un nombre suffisamment grand de faits, quelle est la longueur qu'il a, suivant les diverses conditions de son développement.

C. Tænia inerme. — Pour ce qui est de la longueur du tænia inerme, je me suis livré à des recherches qui ont porté sur un chiffre de huit cent soixante-treize indications et j'ai obtenu les résultats suivants :

De 0 à 1 mètre, 94	10,7 p. º/₀	
De 1 à 2 mètres, 89	10,0 »	
De 2 à 3 mètres, 114	12,5 »	
De 3 à 4 mètres, 111	12,2 »	66 p. º/₀
De 4 à 5 mètres, 91	10,6 »	
De 5 à 6 mètres, 86	10,0 »	
De 6 à 7 mètres, 70	8,2 »	
De 7 à 8 mètres, 64	7,2 »	
De 8 à 9 mètres, 49	5,8 »	27,0 p. º/₀
De 9 à 10 mètres, 25	3,1 »	
De 10 à 11 mètres, 22	2,6 »	
De 11 à 12 mètres, 10	1,3 »	
De 12 à 13 mètres, 10	1,3 »	
De 13 à 14 mètres, 8	0,8 »	6,0 p. º/₀
De 14 à 15 mètres, 10	1,3 »	
De 15 à 16 mètres, 9	1,2 »	
De 16 à 17 mètres, 1	0,1 »	
De 17 à 18 mètres, 3	0,3 »	
De 18 à 19 mètres, 2	0,2 »	
De 19 à 20 mètres, 1	0,1 »	
De 20 à 21 mètres, 1	0,2 »	
De 21 à 22 mètres, 2	0,2 »	
De 22 à 23 mètres, »	» »	
De 23 à 24 mètres, 1	0,0 »	
De 24 à 25 mètres, 1	0,0 »	
De 36 mètres . . . 1	0,0 »	
De 40 mètres . . . 1	0,0 »	
873	100 p. º/₀	

Donc, d'après ce tableau, on voit que soixante-six fois sur cent, le tænia a moins de cinq mètres de longueur; vingt-

sept fois sur cent, il a entre cinq et dix mètres; six fois
seulement sur cent, il a de dix à quinze mètres. Les longueurs supérieures à ces chiffres sont tout à fait exceptionnelles, bien qu'elles puissent aller jusqu'à trente-six
mètres, et même plus.

Lorsqu'il y a plusieurs tænias dans le même intestin,
quelle est la longueur respective? telle est la question que
j'ai cru devoir me poser, au cours de mes recherches, et
voici le résultat de mes investigations. Chez douze individus qui rendirent plusieurs tænias inermes, j'ai fait mesurer
la longueur du ver, et j'ai trouvé :

No 1. Trois tænias mesurant ensemble vingt mètres; l'un
était un peu plus gros que les autres.

No 2. Deux tænias mesurant dix-huit mètres cinquante,
d'égale longueur.

No 3. Deux tænias mesurant douze mètres, l'un un peu
plus gros que l'autre.

No 4. Douze tænias mesurant cinquante mètres, d'égale
longueur à peu près.

No 5. Deux tænias mesurant vingt mètres; d'égale longueur à peu près.

No 6. Deux tænias mesurant douze mètres; un de huit
mètres cinquante, l'autre de trois mètres cinquante.

No 7. Deux tænias mesurant huit mètres, d'égale longueur.

No 8. Cinq tænias mesurant dix-sept mètres cinquante,
d'égale longueur.

No 9. Deux tænias mesurant vingt-cinq mètres, d'égale
longueur.

No 10. Deux tænias mesurant trente-huit mètres dix; un
de vingt-un mètres quarante-cinq, pesant trois cent quarante-deux grammes, le poids des deux était de cinq cent
vingt-cinq grammes.

No 11. Trois tænias mesurant trente-trois mètres; d'égale
longueur.

No 12. Deux tænias mesurant : un sept mètres quinze;
l'autre trois mètres cinquante.

DIXIÈME LEÇON

CONTINUATION DE L'ÉTIOLOGIE

POIDS DU TÆNIA

Le poids du tænia mérite d'arrêter un instant l'attention, car on comprend que, dans les cas où l'on s'est trouvé en présence de vers d'une longueur considérable, ou encore d'un nombre assez élevé de ces vers, leur poids devait atteindre un chiffre assez notable pour avoir sa petite importance.

Malheureusement, l'évaluation du poids du tænia est assez difficile à faire, car lorsqu'on a observé un certain nombre de ces vers, on a bientôt constaté qu'ils présentent de grandes différences de l'un à l'autre, sous le rapport du volume des dimensions, et par conséquent du poids de leurs anneaux.

Pour ce qui est du bothriocéphale et du tænia armé, nous manquons de renseignements précis, parce que les vers n'ont été pesés que très rarement et sans qu'on ait essayé de déterminer le poids ordinaire du mètre ou du cucurbitin, d'une manière quelque peu attentionnée. Les seules indications que nous ayons, c'est que le bothriocéphale doit avoir un poids voisin de celui du tænia inerme, et que le tænia armé a un poids notablement inférieur.

Quant à ce qui est du tænia inerme, j'ai observé cent quatre-vingt-six vers à ce point de vue, et j'ai trouvé que le poids moyen était de treize grammes par mètre de tænia; les extrêmes étant de cinq grammes soixante à seize grammes, par mètre d'animal.

Ce chiffre ne peut être, on le comprend, qu'une approximation très imparfaite, car lorsqu'un tænia de deux mètres, par exemple, est évacué en entier, la portion rétrécie, voisine de la tête, ne pèse que quelques décigrammes, de sorte que le poids marqué du mètre est très sensiblement diminué; tandis, au contraire, que s'il est expulsé par un malade, deux mètres de la portion large du ver, sans la portion rétrécie, le poids marqué de ce mètre sera naturellement plus élevé.

Quoi qu'il en soit, on comprend que lorsqu'un individu est porteur de trente à quarante mètres de tænia, du poids moyen de treize grammes le mètre, il porte dans son intestin, un poids de trois cent cinquante à cinq cents grammes, qui est bien capable de lui donner une sensation manifeste de pesanteur incommode. On a constaté, parfois, des poids de six cents, huit cents et même mille grammes, pour le tænia inerme, le bothriocéphale, de sorte que cette sensation de pesanteur a pu être très réelle pour certains malades.

RENCONTRE-T-ON DES VERS PLATS

DANS LES AUTOPSIES ?

Comme d'habitude on se trouve en présence d'assertions contradictoires quand on veut répondre à cette question. Bremser, visant surtout le bothriocéphale, assurait qu'il ne se rencontre jamais dans l'intestin des cadavres. D'autres auteurs visant, soit le tænia armé, soit le tænia inerme, ont affirmé que le parasite sort de lui-même du corps, lorsque l'individu qui lui fournissait sa nourriture, est sur le point de succomber. Mais, en réalité, il n'en est rien, et ces assertions sont plutôt le résultat d'opinions théoriques que de faits sérieusement observés.

Aujourd'hui, la question est jugée ; on ne peut nier que les tænias n'aient été rencontrés dans les autopsies, car les faits sont relativement nombreux, quoique rares, d'une manière absolue. Roderer, Spigel, Lombard, de Liège, Zencker d'Erlangen, etc., etc., Manouvrier et cent autres, en ont cité des observations.

Salathé (*Thèse de Strasbourg*, 1803) parle d'une autopsie dans laquelle on trouva huit tænias armés dans l'intestin grêle, ils avaient la tête tournée du côté de l'estomac et fixée à la muqueuse, protégée par un replis de valvule connivente. Pruner Bey et Bilharz ont, de leur côté, rencontré le tænia inerme dans plusieurs autopsies pratiquées en Egypte. Donc, la réponse affirmative s'impose sans hésitation, ou mieux pour le tænia armé et le tænia inerme. .

Damaschino (*Soc. méd. des hôp.* 9 juillet 1880) dit avoir rencontré dans l'autopsie d'un tuberculeux, mort cachectique, un bothriocéphale long de soixante-dix centimètres, et replié en deux ou trois portions (la tête était, comme d'habitude, tournée du côté du pylore).

Toutefois, il faut ajouter que la présence des tænias dans le tube digestif des cadavres, est chose relativement rare. Ainsi, par exemple, sur trois mille six cent quatre-vingt-quatorze autopsies, étudiées à ce point de vue, à Dresde et à Erlangen par Zencker (*Thèse d'Erlangen*, 1874), on n'en a rencontré que vingt-deux dans lesquelles il y eut un ver (dix-sept fois le tænia armé, cinq fois le tænia inerme). Disons en passant, à titre de curiosité, que chez un sujet, les deux vers armé et inerme existaient. Par ailleurs, nous avons les indications suivantes sur trois cents autopsies. Roderer a vu un cadavre porteur de tænia. Rudolphi a rencontré trois fois le tænia armé chez des cadavres, à Berlin, dans le cours d'un hiver. Bilharz a vu quatre fois le tænia inerme dans deux cents autopsies pratiquées en Egypte.

On a signalé aussi dans certaines autopsies, au dire de quelques auteurs, la momification, ou la transformation du tænia en longues fibres dures qui restaient en place à titre de corps étrangers. Cela est peut-être possible pour le bothriocéphale, mais pour ce qui est du tænia armé et du tænia inerme, je n'ai jamais vu pareille chose. Je suis très disposé à ne pas y croire beaucoup pour ces deux dernières variétés de vers; car, songeant d'une part à l'action qu'exercent les liquides intestinaux sur les corps qui restent inertes pendant quelque temps dans le tube digestif; d'autre part, en songeant à la constitution même des tænias armé et inerme, qui sont composés non pas de fibres longitudinales, mais bien d'une infinité d'anneaux indépendants les uns des autres, se séparant avec une extrême facilité; je ne puis me résoudre à croire qu'il y ait parfois une momification et une soudure concomitantes du ver, choses nécessaires pour la transformation dont il s'agit.

DURÉE DES TÆNIAS

Les tænias peuvent vivre pendant très longtemps; les faits l'ont prouvé surabondamment depuis un grand nombre d'années, et l'opinion est bien arrêtée là-dessus aujourd'hui. On connaît des faits irrécusables, dans lesquels on a vu le parasite persister pendant: deux, quatre, dix, quinze, vingt, trente... et même trente-cinq ans chez un même sujet. Le Dr Giscaro (*Gaz. hôp.* 1855, p. 482), par exemple, a parlé d'un individu qui rendit des cucurbitins pendant trente ans. Le Dr Brasseur (*Gaz. méd.*, Paris 1850, p. 426) a cité le cas d'une vieille femme de soixante-quinze ans qui rendait des fragments de tænia armé depuis une cinquantaine d'années.

D'ailleurs, en songeant à la disposition annelée de l'animal, qui a une tête et un cou qu'on peut considérer comme portion fondamentale et productrice des anneaux, qui vont se développant, puis se détachant à mesure, lorsque leur maturité est arrivée, ou bien que leur fonction biologique est accomplie, on comprend que, si aucun événement imprévu ne vient terminer brusquement la scène, cette vie, toute rudimentaire de l'animal, peut se prolonger presque indéfiniment.

Après avoir constaté, d'une manière générale, que les tænias peuvent vivre pendant longtemps, il est naturel de se demander si telle variété vit plus longtemps que telle autre. Je dois répondre, que les faits semblent montrer que les trois sortes de vers semblent être, d'après les faits connus, également aptes à persister pendant un grand nombre d'années. Pour ce qui est du tænia armé, Wawruck, de Vienne, a parlé de cas de vingt, trente années et même trente-cinq ans de durée.

Pour ce qui est du tænia inerme, j'ai noté plusieurs faits, dans lesquels, un individu a rendu des anneaux pendant dix et même douze années, sans interruption ; peut-être pourrais-je en citer qui montreraient qu'il peut durer quinze ans et plus.

Pour ce qui est du bothriocéphale, Stein (*Die parasitaren Krankheiten des Menschen*, 1882) parle d'un cas où il a paru persister pendant quinze ans. Knoch a fourni une observation dans laquelle le ver vient dix-neuf ans au moins (*Protokoll der Zist der Areztekam, V. unter fronk* 1879). Bucquoy (*Soc. méd. hôp.*, 23 juin 1876) a parlé d'un homme qui rendit, en 1876, un bothriocéphale qu'il devait avoir contracté dans la Baltique en 1854, c'est-à-dire vingt-deux ans auparavant.

Bremser (*lot. cit.* p. 173) parle d'un cas, où il constata que le bothriocéphale vivait dans l'intestin d'un individu depuis treize ans au moins, car ce malade, natif du canton de Glaris, où le bothriocéphale est fréquent, n'avait pas quitté Vienne où le tænia, seul, est observé, depuis ce temps de treize années.

On le voit, cette durée peut être très longue, et l'esprit peut raisonnablement penser : qu'une fois le ver développé dans l'intestin, il est capable d'y vivre à peu près indéfiniment, si, une tentative heureuse de thérapeutique, ou un événement fortuit, ne vient pas provoquer son expulsion ou sa mort.

MOMENT DE L'ANNÉE

OÙ L'ON OBSERVE LE PLUS SOUVENT LE TÆNIA

Il y a quelque intérêt à rechercher, quel est le moment de l'année où le tænia manifeste sa présence d'une manière plus active, qu'à d'autres, soit sous le rapport de sa première apparition, soit sous celui des incommodités qu'il occasionne, soit enfin sous celui de l'expulsion spontanée de ses cucurbitins.

Or, tout d'abord, il me faut dire que : depuis longtemps on a formulé une opinion singulière à ce sujet, je veux parler de l'influence de la lune sur la biologie des tænias. La croyance des anciens à cette influence n'étonnera personne, car on sait combien, dans les siècles passés, on s'est complu à faire intervenir l'action de la lune dans les choses de la terre. Mais ce qui peut surprendre, c'est que cette croyance se soit prolongée jusqu'à nos jours.

Pour ce qui est de l'influence de la lune sur le tænia, il semble que ce soit Nicolas Myrepsus, médecin grec du XIIIe siècle, qui en ait le premier parlé, car il conseillait de donner les anthelmintiques, dans la période décroissante de l'astre. Les recommandations de ce genre se sont perpétuées jusqu'à ces derniers temps, puisque Frédéric Hoffmann prescrivait, de préférence, les vermifuges, au moment du changement des phases de la lune, et surtout pendant la période décroissante.

Rosen de Rosenstein, dans son traité des maladies des enfants (*Traduction*, Paris 1778, p. 400), croyait aussi quelque peu à cette influence, car il disait : « Le tænia se fait sentir surtout au déclin de la lune et à son renouvellement ». Il s'en défendait néanmoins puisqu'il ajoutait : « Ce n'est pas que je rapporte ce phénomène à l'influence directe de la lune; mais je parle d'après mon expérience constante, quelle que soit la cause de ces événements. Nombre d'enfants me les ont montrés avec un ordre si réglé que, sans almanach, je savais, à ces révolutions, les dates des mois, et on doit me croire. »

Wawruck, qui écrivait en 1841 (*Gaz. méd. de Paris*, t. IX, 1849, p. 633), n'était, non plus, pas bien loin de croire à cette influence de la lune, car il dit : « Les morceaux de tænias partent à une époque indéterminée, ou, ce qui arrive le plus souvent, pendant la lune décroissante, ou pendant la nouvelle lune, et alors il y a aussi d'autres symptômes indiqués..., etc. »

Malgré ces affirmations si positives, j'avoue que je partage, quant à moi, l'opinion de Péchlin, qui disait, il y a bien longtemps déjà : que l'influence de la lune ne semble, en réalité, entrer pour rien dans tout ceci, et qu'elle peut parfaitement être négligée pour ce qui est de l'administration des tænifuges en particulier.

En revanche, le moment de l'année paraît devoir être pris en considération, pour ce qui est de l'apparition des premières manifestations de l'existence du parasite, ou bien pour ce qui est du moment où l'expulsion des cucurbitins se fait de préférence. Selon notre habitude, parlons séparément des trois sortes de vers à ce sujet :

A. BOTHRIOCÉPHALE. — D'après Rosen, c'est en septembre et octobre, c'est-à-dire au moment où finit la pêche dans le golfe de Bothnie, que s'observe le plus grand nombre de bothriocéphales.

B. TÆNIA ARMÉ. — Nous n'avons, que je sache, aucun renseignement précis au sujet du moment où se montrent, de préférence, les premiers cucurbitins du tænia armé.

C. TÆNIA INERME. — Pour ce qui est du tænia inerme, j'ai voulu rechercher à quel moment il y a le plus d'entrées à l'hôpital, chez les marins et soldats de marine, pensant d'après ce que j'ai vu, que c'est à ce moment, que les manifestations du ver sont plus marquées qu'à un autre.

Or, pour la période de 1860 à 1884, dans les cinq hôpitaux de la Marine, et pour 1885 et 1886 dans l'hôpital Saint-Mandrier, j'ai trouvé les chiffres suivants :

	Chiffres réels.	Le chiffre normal du mois étant 100.	Le chiffre normal du trimestre étant 100.	Le chiffre normal du semestre étant 100.
Avril.	296	107		
Mai.	350	127	103	
Juin	207	75		110
Juillet	300	108		
Août	380	138	117	
Septembre. .	387	104		
Octobre . . .	308	112		
Novembre. .	241	87	90	
Décembre . .	195	71		90
Janvier . . .	257	93		
Février . . .	213	78	90	
Mars.	270	100		
TOTAL .	3.304	1.200	400	200

D'après ce tableau que j'ai fait commencer avec le semestre d'été, pour qu'on puisse mieux en apprécier les indications, nous voyons que le mois de décembre est le moment où la fréquence des entrées pour tænia est au minimum. En janvier et février, le chiffre est un peu plus élevé, quoique faible. Puis, en mars, avril, mai (à l'exception de juin), jusqu'en octobre, le chiffre est assez élevé, le mois d'août étant le plus chargé. Enfin, dès le mois de novembre, ce chiffre descend vivement.

Si nous partageons l'année par trimestres, nous voyons que l'hiver est le moins chargé ; le printemps l'est beaucoup, l'été davantage, et l'automne presque aussi peu chargé que l'hiver.

Enfin, divisant cette année en semestres, nous constatons que, de mars à septembre, il y a un peu plus d'entrées que d'octobre à février, dans la proportion de quatre-vingt-dix à cent dix.

EXPULSION DU TÆNIA

Quand on s'occupe du tænia, il ne faut pas oublier que ce ver, qui est parfois si difficile de chasser par les médicaments, peut être expulsé spontanément, et sans aucune intervention thérapeutique intentionnelle.

D'abord, il faut signaler l'expulsion spontanée du ver, dans le cours de certaines maladies aiguës ou chroniques. Il est rare, on le sait, de rencontrer un tænia dans l'intestin d'un individu ayant succombé, soit à la dysenterie, soit à la fièvre typhoïde, soit à la phthisie. Il faut, dirait-on, un certain degré de santé relative du sujet, porteur du tænia, pour que son intestin offre au parasite les conditions d'une existence prolongée.

Quelquefois, le ver est expulsé spontanément par le fait d'un accident éventuel, comme une indigestion, ou bien l'ingestion d'un aliment qui l'étourdit assez pour l'empêcher de rester fixé contre la paroi intestinale, à l'aide de ses ventouses ou de ses crochets. Pour ne citer qu'un fait entre mille dans cet ordre d'idées, je dirai que Cassan (*Arch. gén. méd.* 1824, t. XIII, p. 77), parle d'un homme qui avait essayé en vain diverses médications pour se débarrasser du tænia, et qui, découragé, avait cessé de chercher à l'expulser; or, un jour, il eut une violente indigestion pour avoir mangé gloutonnement une soupe au lard, et il rendit son ver entier dans des selles diarrhéiques.

Un excès alcoolique a pu provoquer accidentellement l'expulsion spontanée du tænia. Dans cet ordre d'idées, le professeur Laboulbène a rapporté, dans le *Bulletin de thérapeutique* (t. XCII, p. 439), un fait très intéressant : c'est un ouvrier de Paris qui, après avoir ingurgité un verre d'eau-de-vie, étant légèrement ivre, rendit son tænia en entier, tout vivant. Ce tænia apporté aussitôt au bureau central, M. Laboulbène constata qu'il appartenait à la variété inerme et qu'il appliquait ses ventouses sur sa propre substance, avec une énergie telle que Davaine finit par rompre le ver, en essayant la mesure de la traction nécessaire pour détacher la tête du point où elle se fixait. Maintes fois, depuis, M. Laboulbène a constaté le même phénomène, en ayant soin de ranimer par l'immersion dans l'eau à 38° des tænias chassés vivants, par un tænifuge qui les avait seulement engourdis. Dans ses expériences, M. Laboulbène a constaté que l'adhérence du ver, à l'aide de ses ventouses, est d'autant plus énergique, que ce ver est moins engourdi par le tænifuge, ce qui ouvre tout un horizon pour le traitement, comme nous le dirons plus loin.

D'autre part, le tænia peut être expulsé par une purgation donnée par une maladie tout à fait étrangère, et qui alors, toute provoquée qu'elle soit par un agent thérapeutique, n'en est pas moins un événement imprévu, c'est-à-dire doit être considérée comme rentrant dans la catégorie des expulsions spontanées.

On a même signalé l'influence d'une émotion vive, comme pouvant faire expulser le tænia spontanément. C'est ainsi, par exemple, que David de Tonnerre (*Gaz. méd.* 1843, p. 40) dit qu'un monsieur, tourmenté depuis longtemps par diverses incommodités dues à un tænia dont il n'avait pu obtenir l'expulsion par maintes médications, est envoyé aux eaux. Pendant le voyage, la voiture verse ; il en est quitte pour quelques contusions, mais il s'effraie beaucoup, et il expulse spontanément un tænia volumineux, ce qui le guérit de toutes ses incommodités, aussitôt.

Enfin, l'expulsion peut se produire sans aucune raison apparente, soit qu'elle se fasse tout à coup, de manière à ce que le sujet en ait conscience, soit qu'elle se fasse par fragments séparés et assez éloignés l'un de l'autre, pour que l'on ne puisse savoir le moment précis de la guérison.

L'expulsion spontanée du ver, par tel ou tel mécanisme, est, je crois, une chose plus fréquente qu'on ne le pense, et je suis convaincu que bien des fois, on lui a dû une guérison qui n'avait pas pu être obtenue par l'emploi d'un tænifuge plus ou moins énergique. C'est même, dois-je dire, non-seulement la possibilité, mais même la fréquence de l'expulsion spontanée d'une portion assez considérable, ou même de la totalité du ver qui a fait tant de fois prêter à des substances inertes ou peu puissantes, une vogue qui ne leur revenait pas en réalité. Maintes médications secrètes ou non, qui ont eu leur heure de célébrité, n'avaient pas une action plus efficace que celle que leur accordait cette facilité de l'expulsion spontanée. Aussi je spécifie, pour bien fixer les idées, que désormais, avant d'accorder à un médicament le titre de tænifuge, il faudra être bien certain, non-seulement qu'il expulse le tænia, mais qu'il l'expulse entièrement, et facilement, tête comprise. En d'autres termes, il faudra avoir bien établi la part qui lui revient dans l'expulsion, et celle qui revient, en réalité, au purgatif qui accompagne très généralement son emploi.

Pour en finir avec ce qui touche cette expulsion spontanée, maintenant que nous avons bien constaté qu'elle se fait souvent, et sous l'influence des causes les plus diverses, à tel point que c'est souvent à elle qu'il faut rattacher le bénéfice de bien des guérisons; n'oublions pas d'ajouter que cette expulsion spontanée est un *aléa* sur lequel on ne peut pas compter, car trop fréquemment on a vu le tænia persister chez un individu pendant de longues années, malgré toutes les éventualités de l'existence.

TEMPS ÉCOULÉ

ENTRE L'EXPULSION INCOMPLÈTE D'UN TÆNIA ET LA RÉAPPARITION

DES CUCURBITINS DANS LES SELLES

Cette question a sa petite importance pour la thérapeutique, de sorte qu'on a cherché à déterminer combien il s'écoulait de temps entre l'expulsion incomplète du ver, dans les cas où la tête est restée dans l'intestin, et la réapparition des cucurbitins dans les selles : c'est-à-dire de la régénération du parasite.

Les faits qui ont été recueillis dans cet ordre d'idées, se partagent en deux groupes, les uns dans lesquels la réapparition des cucurbitins ne s'est produite qu'après un certain nombre d'années, les autres dans lesquels cette réapparition s'est manifestée seulement quelques mois après.

Dans les faits de la première catégorie il faut citer entre cent : celui de Franck (*loc. cit.*, t. v, p. 391) : homme qui avait rendu cinq aunes de tænia et qui n'en rendit de nouveaux que dix ans après; celui de De Haen (*Rat. meden.* t. VII, p. 153) : étudiant qui eut le tænia à l'âge de douze ans, et qui ne vit de nouveau des cucurbitins qu'à l'âge de vingt-quatre ans, c'est-à-dire douze ans après; celui de Dionis (*loc. cit.*, p. 26) : homme qui, à l'âge de quinze ans, rend un tænia, et ne rend, de nouveau, des cucurbitins qu'à l'âge de quarante ans, c'est-à-dire vingt-cinq ans après. J'ajouterai que j'ai été moi-même témoin de faits analogues, et dans lesquels après deux, cinq, huit, douze ans, un individu, qui avait été atteint du tænia inerme, avait, de nouveau, rendu des cucurbitins.

Les faits de cette première catégorie appartiennent incontestablement à une nouvelle atteinte du tænia tout à fait indépendante de la première; ils ne prouvent qu'une chose : c'est qu'on peut contracter le parasite, à diverses reprises, dans le cours de la vie. La question ne fait, d'ailleurs, plus l'ombre d'un doute pour personne, aujourd'hui; d'autant que la théorie l'explique parfaitement, et l'observation a montré que certains individus pouvaient être atteints de nouveau quatre, six fois, après avoir été bien incontestablement guéris.

Les faits de la seconde catégorie ne portent que sur un espace de quelques mois; ainsi, par exemple, Aubert-Roche constata sur lui-même, dans un voyage en Abyssinie, que trois mois après avoir pris du cousso, et avoir rendu un tænia, sans la tête, il rendait de nouveau des cucurbitins. David (*Gaz. méd.* p. av. t. ɪ, p. 40, 1843) a observé chez une jeune fille que, trois mois après une expulsion presque complète du tænia, on vit réapparaître des cucurbitins. Davaine parle (*loc. cit.*, p. 111) d'un cas dans lequel le cousso provoqua six fois une expulsion incomplète et six fois les cucurbitins reparurent après une période de trois mois.

Pour fixer l'opinion sur ce point, fidèle à notre habitude, nous passerons en revue encore les trois variétés de vers.

A. Tænia armé. — Pour le tænia armé, il y a longtemps déjà qu'on a dit qu'il se régénère en deux, trois ou quatre mois, moyenne trois mois, quand il a été expulsé incomplètement. Le nombre des observations est même assez grand, pour qu'on puisse accepter ces indications comme l'expression de la réalité.

B. Tænia inerme. — Pour ce qui est du tænia inerme, on a dit la même chose; d'autre part, j'ai moi-même étudié une centaine de sujets, dans cet ordre d'idées: de la réapparition des cucurbitins dans les selles, après une expulsion incomplète du ver, et j'ai constaté qu'au bout de deux, de trois, de quatre, de cinq mois au plus, le ver s'était régénéré; de sorte que je prendrai la moyenne de trois mois, les extrêmes de deux à six mois pour cette réapparition. Il en résulte que lorsqu'il s'agit du tænia inerme, et qu'après qu'une expulsion qu'on a pu considérer comme incomplète, on ne voit pas de nouveaux cucurbitins, après six mois d'attente, on peut avoir désormais la présomption d'une guérison complète.

C. Bothriocéphale. — Enfin, pour ce qui est du bothriocéphale, comme il ne sort généralement qu'en fragments

assez volumineux, il est assez difficile de déterminer combien de temps il met à se régénérer, lorsqu'une tentative
d'expulsion a été faite infructueusement. Cependant des
observateurs, ayant pratiqué dans des pays différents et des
conditions dissemblables, sont arrivés à des résultats assez
concordants, pour qu'on puisse penser que ce ver se
développe dans les mêmes limites de temps que les tænias
armé et inerme.

NOMBRE DE TENTATIVES

FAITES PAR UN MÊME MALADE, POUR SE DÉBARRASSER DU TÆNIA

Les individus qui ont le tænia, en sont débarrassés parfois
avec une extrême facilité, puisqu'il est avéré que l'expulsion
spontanée se produit, et même, est assez fréquente ; d'autre
part, que, souvent, les médicaments les plus faibles ont pu
produire la guérison complète. Mais il faut ajouter aussi,
que parfois les malades ne peuvent être délivrés du parasite que par des efforts plusieurs fois réitérés, et variés.
Bien des fois, même, les tentatives les mieux conduites, et
les plus souvent répétées, n'ont abouti qu'à des insuccès,
au désespoir de quelques malades, et au grand ennui de
bien des médecins.

Pour ce qui est du bothriocéphale et du tænia armé, les
publications médicales sont pleines d'observations, dans
lesquelles il est mentionné que les tentatives d'expulsion
ont été renouvelées, quelquefois, à de très nombreuses
reprises, sans qu'on ait pu obtenir un résultat favorable. Je connais des faits où on a essayé dix, vingt, trente
fois de chasser ce ver, et où les malades sont arrivés à
se détraquer l'estomac par des médications violentes en
désespoir de cause, après avoir vainement essayé des
moyens préconisés par la science, et jouissant d'une vogue
méritée.

Pour ce qui est du tænia inerme, j'ai pu, grâce aux feuilles
cliniques des hôpitaux de la marine, rechercher les tentatives d'expulsion faites sur deux mille deux cent soixante-

trois individus différents; elles s'élèvent à deux mille neuf cent soixante-trois, et voici les chiffres que j'ai obtenus :

1882 individus sont entrés une fois .	1882 soit	83 p. %
218 sont entrés deux fois.	436 soit	10	»
89 sont entrés trois fois	267 soit	3	»
38 sont entrés quatre fois .	152 soit	2	»
17 sont entrés cinq fois	85 soit	»	»
8 sont entrés six fois .	38 soit	»	»
2 sont entrés sept fois	14 soit	»	»
6 sont entrés huit fois	48 soit	»	»
1 est entré neuf fois	9 soit	»	»
1 est entré dix fois	10 soit	»	»
1 est entré douze fois.	12 soit	»	»
2,263	2,963	98 p. %

D'après ce tableau, nous serions porté à penser que quatre-vingt-quatre sur cent, des individus atteints de tænia, parviennent à se débarrasser de leur ver à la première tentative d'expulsion; mais il n'en est malheureusement pas ainsi; en effet, tantôt un individu qui a échoué dans une première médication, ne revient pas à l'hôpital, se résignant à vivre avec son helminthe. D'autres fois, c'est un congédiement, une campagne nouvelle, qui font que le sujet ne reparaît plus à l'hôpital, et cependant il n'est pas guéri.

Si, au lieu de m'en tenir à ces chiffres, je consulte mes impressions à ce sujet, je suis porté à penser que, lorsqu'on fait usage d'un bon tænifuge, on est exposé une fois sur trois à avoir un insuccès. Quand, au contraire, on emploie un tænifuge douteux, ou impuissant, ou bien que la substance, tout en appartenant à la série des bons tænifuges, est altérée par le temps ou telle autre condition, on comprend que les tentatives peuvent être nombreuses avant de produire un bon résultat.

Il y a un autre détail qui m'a frappé, au sujet de la facilité comparative avec laquelle l'expulsion du ver est obtenue, chez les individus; il en est qui sont débarrassés du premier coup, tandis que d'autres sont obligés de revenir à la médication un plus ou moins grand nombre de fois; c'est ainsi, par exemple, que j'ai vu des sujets prendre, sous mes yeux, deux, quatre, six fois, infructueusement de la pelletiérine, dans les conditions où d'autres étaient parfaitement guéris. Il faut tenir, à mon avis, grand compte de certaines dispositions personnelles qui font qu'on a, toutes choses égales d'ailleurs, plus ou moins de tendance à être atteint par le tænia et plus ou moins de facilité à s'en débarrasser.

Ai-je besoin de dire que j'ai vu, à ce sujet, des hommes qui avaient été guéris parfaitement, une, deux, trois fois, être atteints de nouveau? J'en ai vu d'autres, qui n'avaient jamais été atteints, quoiqu'ils eussent été dans les conditions les plus favorables pour subir cette agression du ver. Enfin, d'autres qui, une fois porteurs du tænia, ne pouvaient plus s'en débarrasser malgré les tentatives d'expulsion les mieux combinées.

Dans cet ordre d'idées, je citerai comme type un fait qui ma été fourni par le Dr Lapeyre (de Savigny) : Jeune fille de dix-huit ans, domestique, commence à éprouver, sans raison apparente, des troubles qui font penser au médecin à l'hystérie; le bromure de potassium est donné sans succès ; un mois après le début de ces troubles on constate que cette domestique a le tænia; c'était en novembre 1883 : première tentative d'expulsion avec le cousso. En janvier 1884, réapparition des cucurbitins dans les selles, deuxième tentative avec de l'écorce fraîche de grenadier, expulsion de trois mètres d'anneaux. En mars 1884, réapparition des cucurbitins, troisième tentative avec la pelletiérine Tanret, expulsion d'une partie de ver sans la tête. En juin 1884, réapparition des cucurbitins, quatrième tentative avec la même pelletiérine, expulsion d'une très grande longueur de tænia. En décembre 1884, cinquième tentative avec la même pelletiérine, l'éther et une forte dose d'eau-de-vie allemande, même insuccès. En janvier 1885, sixième tentative avec les capsules Créquy-Limousin (fougère mâle), insuccès. En septembre 1885, septième tentative avec la pelletiérine, même insuccès. En novembre 1885, huitième tentative avec la térébenthine et un traitement d'amers, absinthe, gentiane, poursuivie pendant assez longtemps. En janvier 1886, le

Dr Lapeyre me demandait comment il pourrait tenter encore d'expulser ce tænia, si rebelle aux médications. Je ne sais si une neuvième tentative aura été plus heureuse.

Je connais maints exemples analogues à celui-là et, dans de pareilles conditions, on comprend combien la réponse doit être vague lorsqu'on est questionné sur les chances d'expulsion complète du ver, qu'a tel ou tel individu; rien ne peut, en effet, assurer que le résultat sera favorable, même alors que la tentative aura été faite très sagement et très habilement.

En tout état de cause, il faut ne pas oublier que la première tentative d'expulsion qu'on fait a, toutes choses égales d'ailleurs, plus de chances de réussir que les autres; à condition, bien entendu, qu'elle soit bien exécutée; car on dirait que, lorsque le ver a été tracassé plusieurs fois inutilement, il a pris certaines précautions pour garantir désormais son existence. Cette particularité dont, pour ma part, j'ai eu souvent l'occasion de vérifier l'exactitude, doit pousser le médecin à combiner, avec grande attention, tous les moyens capables d'assurer le succès, lorsqu'il commence à soigner un individu atteint du tænia, afin de surprendre, pour ainsi dire, le ver et bénéficier de son inexpérience, si je puis m'exprimer ainsi.

ONZIÈME LEÇON

SUITE DE L'ÉTIOLOGIE

LE TÆNIA PEUT-IL ÊTRE EXPULSÉ

PAR LA BOUCHE

Pendant longtemps, on n'a eu que des présomptions à ce sujet; mais aujourd'hui, il ne saurait plus exister aucun doute sur la possibilité de l'expulsion accidentelle du tænia par la bouche, car nous possédons un assez grand nombre de faits absolument probants pour le démontrer.

C'est ainsi, par exemple, que dans le livre de Davaine, nous trouvons les cinq exemples suivants (*loc. cit.*, p. 100) :

1° Femme, citée par J. Rodiguès (*Amatus Lusitanus*), qui rendit par la bouche, après une quinte de toux, un ver dont la description se rapporte au tænia.

2° Femme, citée par Schenk (*Jour. de méd.*, t. XVII, p. 24, 1762), qui vomit, au grand péril de suffoquer, un tænia rassemblé en boule et long de trois aunes.

3° Femme juive, citée par Vallisnieri, qui rendit des fragments de tænia par la bouche.

4° Homme, de Van Doeveren, qui vomit un tænia après une dose d'émétique : « Comme il vomissait, dit Van Doeveren (*Obs. phys. méd.*, Paris 1761, p. 67), on aperçut sortir par la bouche un corps blanchâtre, long, pendant, qui ne finissait point et qui se manifestait de plus en plus par l'initiation du gosier à mesure qu'il vomissait et que ses efforts redoublaient..... Le chirurgien, reconnaissant que c'était un tænia, se mit à en faire l'extraction avec toutes les précautions possibles pendant que le malade vomissait, mais ce paysan, s'imaginant qu'on lui ôtait tous les intestins, mordit le ver et ne songea plus qu'à avaler ce qui en restait et à l'empêcher de sortir. On mesura ce qu'on en avait tiré, et on en trouva quarante aunes. »

5º Femme, citée par Lavalette de Meaux (*Acad. méd.*, 13 mai 1828), qui, bien que grasse et merveille, éprouvait du dégoût pour les aliments et rendait des cucurbitins par la bouche.

Par ailleurs, je connais de mon coté les faits suivants :

6º Mérat (*Dict. des sc. méd.*, *art. tænia*) dit que Bosc a vu une femme rendre un tænia par le vomissement.

7º Cassan (*Arch. gén. méd.* 1827, t. XIII, p. 77) dit qu'une femme, qui avait le tænia depuis dix ans, le vomit au cours d'une violente indigestion.

8º Le docteur Martel, de Saint-Malo, a fourni l'observation d'une vieille femme qui vomit un tænia (*Gaz. hôp.* 1886, p. 101).

9º Enfin, je puis citer un neuvième fait qui s'est produit à Saint-Mandrier, pendant que j'en étais le médecin en chef : Un jour que j'avais prescrit de la pelletiérine et du sené à un soldat d'infanterie de marine, il me montra, à la contre-visite du soir, un fragment de tænia long de deux mètres, qu'il me dit avoir rendu par la bouche ; il avait eu des nausées, avait vomi à plusieurs reprises et, à un moment donné, il avait vomi le ver pelotonné ; la scène s'était passée dans la salle, en présence de l'infirmier et une douzaine de malades.

On le voit, la possibilité de l'expulsion accidentelle du tænia par la bouche, est tout à fait hors de doute aujourd'hui, et quoiqu'elle soit rare, elle n'en a pas moins été observée d'une manière irrécusable. Disons, en passant, à ce sujet, qu'on a observé cette expulsion du tænia par vomissements chez des chiens, ce qui vient corroborer les observations de la pathologie humaine.

EXPULSION PAR L'URÈTHRE

Il y a dans la science quelques observations qui tendent à prouver que le tænia peut être expulsé par l'urèthre, chose, qui est d'autant plus extraordinaire, qu'elle semble renverser tout ce que nous savons, par ailleurs, de la biologie du ver.

Voyons d'abord les faits tels qu'ils ont été enregistrés, et nous chercherons ensuite à déterminer le degré de créance qu'on peut leur accorder :

1° FAIT DE BELLACATUS, cité par Davaine (*loc. cit.* p. 116).

Jeune adolescent qui, après cinq jours de difficulté d'urination avec douleurs au col de la vessie, rendit un tænia vivant dans une mixtion abondante. « *Aloïsus Bellacatus, medicus, Patavii sua œtate celebres, in schedis reliquit adolescentum quemdam curtii presbyteri nepotem, post difficilem quinque dierum mictionem cum insigni dolore pungente ad cervicem vesico propinata chelidonü aqua, mox couvaluisse postquam copioso lotü profluvio tœniam redidisset vivam.* » (JOAN RHODII, obs. med. cent 111, obs. XXXVI, p. 158. Patavii 1657.)

2° FAIT DE DARBON (*Arch. gén. de méd.* 1824, t. V, p. 351).

M. A..., âgé de cinquante-six ans, éprouvait depuis quelque temps une démangeaison insupportable à l'anus, lorsqu'il se vit tout à coup atteint de violentes crampes à la verge, accompagnées de douleurs atroces qui lui firent perdre connaissance pendant plusieurs heures. Revenu à lui, il éprouva une grande difficulté à uriner, bien qu'il en eût un besoin extrême. Au bout de quelques minutes, il rendit par l'urèthre quelques articulations de tænia et, dès lors, l'émission de l'urine eut lieu avec facilité ; les douleurs cessèrent pendant sept ou huit jours, au bout desquels les mêmes symptômes reparurent avec frissons, douleurs dans les membres et rétraction de la verge, vers la racine, ainsi que des testicules qui devinrent douloureux. Le scrotum prit une couleur ardoisée, due sans doute à une transpiration gluante qui teignait le linge en bleu. Le malade eut une attaque semblable à la précédente qui se termina en rendant de nouveaux fragments de tænia. Ces attaques reparaissaient tous les huit jours, et duraient douze à quinze heures. Dans l'une, il sortit par l'urèthre un fragment long de six pouces, et dans une autre, un d'une demi aune ; ce qui causa un tel obstacle à l'émission des urines, que le malade se trouva dans une situation très alarmante. Cet état persistait depuis un an, lorsque M. A. se présenta au Dr Darbon. Ce dernier, après s'être convaincu de l'existence du tænia, commença par injecter dans la vessie de l'eau tiède, afin de la bien vider, il y introduisit ensuite, à l'aide d'une sonde creuse, sa potion contre le tænia, et y laissa cette sonde fixée afin de favoriser l'émission des urines, sans charrier aucune partie du ver ; il renouvela pendant deux jours l'injection de sa potion, en y laissant la sonde fixée cinq jours de plus. Le neuvième l'ayant retirée, le malade excréta avec ses urines plusieurs aunes de tænia, en grande partie désarticulées, et dans un grand état de flétrissure. Depuis ce temps, M. A. s'est vu délivré de tous ses maux.

3° FAIT DE BURDACH (*Arch. gén. de méd.* 1840, t. VIII, p. 346).

Burdach a vu sortir, de l'urèthre d'une femme, deux bouts d'un tænia de la longueur d'un doigt, et tout au plus d'un demi à un tiers de ligne de large ; il a pu très bien distinguer les articulations longues d'un quart de pouce. Cette femme n'avait ressenti qu'une démangeaison dans l'urèthre (*Méd. zeit.* 1839).

4° FAIT DE JOBERT DE GUYONVELLE (*Bull. acad. méd.* 1864).

Segalas présenta, à la séance du 19 avril 1864, de l'Académie de médecine, des fragments de tænia qui lui avaient été envoyés par le Dr Jobert (de Guyonvelle) ; ce tænia provenait, dit-il, d'un garçon âgé de neuf ans, sujet depuis plusieurs années à des attaques épileptiformes et à des accidents vertigineux. Ayant été pris d'une envie pressante d'uriner, il rendit par l'urèthre le ver vivant. Néanmoins, on n'a pas constaté de communication entre l'intestin et la vessie.

Voilà les faits, tels que nous les trouvons dans la science ; il nous faut rechercher, par la discussion, la somme de probabilités ou de certitude qu'ils nous fournissent.

Tout d'abord, nous devons éliminer le dernier fait, celui de Jobert de Guyonvelle, parce qu'il ne nous paraît pas présenter toute l'authenticité nécessaire ; et, en effet, comme Bouillaud demanda à ce qu'une enquête sérieuse fût faite à ce sujet, on apprit, par elle, que le jeune enfant avait uriné contre un mur, et que ce n'était qu'après la mixtion que la mère s'était aperçue de la présence, par terre, du tænia, qui était vivant, il est vrai, mais qui n'avait pas été vu pendant qu'il sortait de l'urèthre.

D'autre part, Davaine, examinant les fragments de ce ver, dont un, long de vingt centimètres, portait la tête, constata que c'était un tænia armé, très semblable au *tænia crassicolis* du chat. De sorte qu'on peut très bien se demander si on n'avait pas eu affaire à un tænia de chat, expulsé par un animal quelques instants auparavant, et recouvert d'un peu de terre, comme on sait que les chats ont l'habitude de faire. Puis, par hasard, un enfant venant à uriner à cet endroit, on avait pu croire, de bonne foi, qu'il l'avait expulsé lui-même.

Le fait de Burdach peut, de son côté, prêter la place au doute, car il est bien possible qu'il s'agisse seulement de deux fragments de tænia, sortis de l'anus et fourvoyés par hasard dans la vulve, puis projetés, par le jet de l'urine, ou bien même, seulement, tombés mécaniquement dans le vase, juste au moment où la femme se baissait pour uriner.

Il ne reste plus, alors, que les deux faits de Bellacatus et de Darbon, qui, quoique s'étant produits à deux cents ans de distance, ont des points de contact assez étroits, en même temps qu'ils sont formulés avec des détails propres à faire réfléchir. Dans tous les cas, ces deux faits ne peuvent être écartés par une dénégation pure et simple.

Dans le fait de Bellacatus, on voit des difficultés d'urination et des douleurs du col de la vessie, qui durent cinq jours, et qui indiquent que, pendant ce temps, il se passe quelque chose d'anormal du côté de ce col de la vessie. Dans le cas de Darbon, il y a aussi cette difficulté d'urination, provenant d'un obstacle mécanique momentané.

On est porté, à priori, à admettre, qu'à un moment donné, un tænia ou fragment de tænia a obstrué le col de la vessie, ou au moins la portion membraneuse de l'urèthre, et que les accidents ont cessé lorsque cet obstacle mécanique de la mixtion a disparu. Par conséquent, le fait de l'expulsion de fragments plus ou moins longs de tænia, par la voie urinaire, peut être admis comme incontestable.

Mais, d'autre part, on est en droit de se demander d'où venait le ver; dans ce cas, s'était-il développé dans les voies urinaires, ou y était-il arrivé tout développé, provenant de l'intestin?

Eh bien, nous pouvons affirmer que le tænia ne s'est pas développé dans les voies urinaires. Tout ce que nous savons de la biologie des tænias nous prouve, qu'il a fallu que ces tænias fussent, pendant un certain temps, au moins trois mois, dans l'intestin, pour arriver au degré de développement dont il est question dans les observations précitées.

Dans cette hypothèse, qui me paraît seule admissible, il reste à déterminer comment le ver a pu passer de l'intestin dans la vessie. Or, dans le fait de Darbon, ne peut-on pas voir un abcès du petit bassin, d'origine stercorale ou urineuse, et ayant fait communiquer, anormalement, par un pertuis plus ou moins large, le rectum avec la vessie, ou au moins la portion membraneuse de l'urèthre? Ces particularités: de la couleur ardoisée des bourses et de la suppuration survenue à un moment donné, que nous voyons signalées dans l'observation dont nous parlons, pourraient le faire penser.

Quelque chose d'analogue pourrait être invoqué pour le fait de Bellacatus, ou bien, on pourrait penser aussi qu'il s'est agi d'un de ces faits de communication congéniale entre le rectum et la vessie.

Quoi qu'il en soit, et malgré ce que ces observations de Bellacatus et de Darbon ont d'obscur, je crois qu'on doit admettre, jusqu'à nouvel ordre, que le tænia, développé dans l'intestin, peut être évacué par la voie d'une fistule congéniale ou acquise, pénétrant dans les voies urinaires. Alors, ces faits si extraordinaires, de prime-abord, s'expliquent très naturellement.

Ajoutons qu'il est bien possible que, dans le cas de Darbon, le ver, tout en s'étant développé dans l'intestin, eût séjourné quelque temps dans une vacuole, une ampoule placée sur le trajet de la fistule, au lieu de se trouver dans la vessie elle-même, ce qui expliquerait, d'une manière satisfaisante, la longue durée des accidents et la possibilité de cette durée. Dans ce cas, il se serait agi d'une gêne mécanique, extra-vésicale, de la mixtion, et non pas de la présence d'un tænia dans la vessie, pendant près d'une année.

EXPULSION PAR UN ABCÈS

OU UNE FISTULE

On connaît quelques faits irrécusables, dans lesquels le tænia a pu sortir du corps par la voie d'un abcès plus ou moins éloigné du tube digestif. Ces faits, rares en eux-mêmes, ont été recueillis par Davaine, avec le soin que cet érudit médecin savait mettre dans les recherches qu'il faisait. Ils sont, aujourd'hui, au nombre de quatre, et je vais les rapporter, avec tous les détails que j'ai pu réunir, pour fixer les idées sur leur compte :

1º FAIT DE HILDESIUS (Davaine, p. 115).

Une femme eut un abcès dans l'aine, et il en sortit un tænia (*lumbricum latum*), long de deux spithames (longueur comprise entre le pouce et le petit doigt, dans la main largement ouverte), guérison de l'abcès après l'extraction.

2º FAIT DE SPORING (Davaine, p. 115).

Hernie inguinale droite, provoquant des accidents d'inflammation et des suppurations ; il sortit, à un moment donné, une portion de tænia de cette fistule.

3º FAIT DE MOULENQ (*Journ. de méd.*, 1781, t. LIV, p. 330, et Davaine, p. 115). *Fistule dans l'aine droite, chez une femme de quarante ans, survenue dans une tumeur d'abord indolore, extraction successive de deux tænias ou portions de tænias.*

Une femme du peuple, âgée de quarante ans, et d'excellente santé jusque-là, s'aperçut, pendant un voyage qu'elle faisait à pied, d'une tumeur de la grosseur d'un œuf de pigeon, dans l'aine droite, au-dessus du ligament de Fallope ; elle crut à une hernie et appliqua un emplâtre. Inflammation, suppuration, production de deux petites fistules, voisines l'une de l'autre. Un jour, il sortit, par l'une d'elles, un fragment de tænia.

La malade éprouva, tout à coup, un tiraillement très douloureux, qui fut suivi par la sortie d'un corps étranger par un des trous. On pensa que c'était l'intestin et on crut à une hernie, mais, ce corps étranger rentra de lui-même, peu après, à l'exception de quelques cucurbitins, qui se délaissèrent.

Le lendemain, le même phénomène se reproduisit, et Moulenq put s'assurer que c'était bien réellement d'un tænia qu'il s'agissait ; il parvint à le faire sortir en entier, car il reconnut très bien la tête. Ce ver avait plus de trois mètres de long.

Trois ou quatre jours après, un second tænia parut et fut extrait par les parents ; il avait au moins deux mètres de long, et probablement la tête resta dans l'intestin. La suppuration des fistules prit une mauvaise qualité et devint plus abondante ; les matières les plus liquides s'échappaient par le trou d'où était sorti le dernier tænia. Il y eut quelques alternatives de frissons et de chaleur, la fièvre survint et on se décida à envoyer la malade à l'Hôtel-Dieu de Bordeaux ; mais, effrayée de la consultation à laquelle elle donna lieu, elle s'échappa et revint chez elle.

Là, elle se soigna elle-même ; elle prenait, deux fois par jour, dit Moulenq, un lavement détersif ; elle usait d'un régime laiteux et végétal : on introduisait, matin et soir, de l'onguent de la mère, aussi avant qu'il était possible. Au bout d'un mois, un des trous fut parfaitement fermé et cicatrisé ; alors, il survint, en cet endroit, un petit gonflement, sans rougeur ni douleur. Le second trou, qui était celui par où s'échappait une partie des matières fécales, se ferma à son tour, après quelques semaines pendant lesquelles il y avait eu des alternatives de poussées inflammatoires et de rémissions, et la guérison fut complète. Moulenq ne parle plus du tænia.

4° FAIT DE SIEBOLD (*Arch. gén. de méd.*, 1844, et Davaine, p. 115).

En avril 1841, on reçut, à la clinique (à Erlangen), un garçon de vingt-deux ans, scrofuleux, ayant eu un grand nombre d'abcès sur diverses parties du corps ; l'un d'eux, dit Siebold, siégeant immédiatement sur l'ombilic, de manière à lui donner l'aspect de celui d'un nouveau-né. Un peu au-dessus de l'ombilic, il existait un dépôt assez considérable de matière scrofuleuse, non ramollie. On mit ce malade à l'usage de la décoction de Zittmann. Un jour, après avoir pris environ douze onces de ce médicament, on appela en toute hâte le médecin assistant, parce qu'il semblait sortir quelque chose de vivant par l'ombilic. En effet, on trouva, à ce point, une anse de tænia solium armé, longue d'environ six pouces. On put, par des tractions ménagées, extraire le ver, y compris la tête.

Il ne sortît, par l'ouverture qui lui avait donné issue, aucune matière liquide ou gazeuse qui pût faire soupçonner une perforaration intestinale, dit l'auteur. Il ne sortit aucune matière fécale, mais la guérison ne survint pas, parce que le sujet succomba aux progrès de la tuberculose pulmonaire. On ne fît pas l'autopsie.

Ces faits, bien que très remarquables, ne présentent rien de bien extraordinaire. Il y a longtemps, en effet, qu'on sait, d'une manière certaine, que des entozoaires, les lombrics, par exemple, ont pu se montrer dans un abcès ou une fistule stercorale; rien ne dit, à priori, que le tænia ne peut pas suivre le même chemin.

La seule question à discuter ici, c'est de savoir si le ver a pu sortir de l'intestin par un chemin qu'il s'est frayé lui-même, c'est-à-dire si, par exemple, il a pu arriver, à un moment donné, que le tænia, insinuant sa tête à travers un orifice qu'il a créé dans l'épithelium intestinal, a pu arriver jusqu'à la couche musculaire, dont elle a dissocié les fibres, absolument comme la taupe ou la courtillière cheminent souterrainement dans la terre, pour arriver ainsi au dehors en passant à travers des tissus très divers. La présence de certains tænias dans le péritoine de divers animaux, pourrait, à priori, faire penser que la chose est possible. Mais, en y regardant de près, nous voyons que la tête du tænia humain, soit qu'il s'agisse du tænia armé, soit qu'on ait affaire au tænia inerme, soit enfin qu'on vise le bothriocéphale; que la tête, dis-je, du tænia humain est absolument incapable de perforer l'intestin. Elle peut s'insinuer dans un orifice, même très petit, mais, dans tous les cas, il faut que cet orifice existe, au préalable; et, il ne peut exister que lorsqu'il y a eu plaie ou inflammation ulcérative de cette portion du tube digestif.

Donc, les faits que nous venons de porter à la connaissance des observateurs, dans l'ordre d'idées que nous étudions ici, sont des cas d'abcès stercoral, ayant permis l'issue d'un fragment de ver, accidentellement engagé dans son intérieur par le pertuis pathologique de l'intestin, et alors, que l'issue se soit faite pendant la période inflammatoire de l'abcès, ou bien pendant sa période fistulaire, le mécanisme est resté le même.

DOUZIÈME LEÇON

SYMPTOMATOLOGIE

Il est assez difficile de se faire une opinion sur la symptomatologie des tænias, quand on consulte les livres, sans avoir une expérience personnelle à ce sujet, car on trouve, en feuilletant les divers ouvrages qui en parlent, des assertions absolument contradictoires. Ici, on voit que le tænia a pu engendrer les accidents les plus graves, la mort même dans quelques cas ; là, on note que le porteur du ver a pu passer des années entières, sa vie même, sans éprouver la moindre gêne ; bien plus, sans se douter que son intestin était hanté par le parasite.

D'ailleurs, il ne faut pas oublier de dire, aussi, que la symptomatologie attribuée au tænia a varié, suivant les époques et suivant les pays. Ainsi, par exemple, lorsque les théories médicales en faveur, ou bien telle éventualité, qui a fait observer, dans un moment donné, quelques cas de phénomènes morbides remarquables, ont appelé l'attention des médecins sur ce que le parasite peut produire. Au a vu des peintures tirant plus ou moins sur le sombre, ou contraire, dans les conditions inverses, on a noté une tendance à croire que le tænia ne provoquait absolument aucun accident.

Qu'on me permette de rapporter textuellement ce que disait Pinel, dans sa *Nosographie philosophique* (5ᵐᵉ édition, 1813, t. III, p. 573), au sujet du cortège symptomatologique qui caractérise les affections vermineuses en général, et les tænias en particulier. Je montrerai ainsi combien on a pu considérer la présence du parasite comme dangereuse pour la santé.

« Couleur du visage altérée, tantôt rouge, tantôt pâle, tantôt plombée ; demi-cercle azuré sous les yeux, ceux-ci moins vifs et fixes, paupières inférieures gonflées, pupilles très dilatées, paupières et conjonctives quelquefois jaunâtres ; prurit insupportable vers les narines ; hémorrhagie nasale ; céphalalgie très fréquente et très intense ; bouche remplie de salive ; haleine fétide ; grincement des dents ; sommeil inquiet et agité ; soif considérable ; somnambulisme ; défaillance ; vertiges ; tintement d'oreilles ; toux sèche, convulsive quelquefois, stertoreuse et même suffocante ; respiration difficile ; hoquet ; paroles entrecoupées et dans quelques cas entièrement interceptées ; bouche écumeuse ; palpitations du cœur ; pouls dur, fréquent, intermittent ; abdomen tuméfié ; borborygmes ; rôts, nausées ; appétit tantôt nul et tantôt très augmenté ; coliques, sentiment de piqûre et de déchirement qui n'est point fixe, mais vague, dans toute la cavité de l'abdomen, qui augmente par l'état de vacuité de l'estomac, et diminue quand on a pris des aliments ; cardialgie ; diarrhée ou constipation ; urine limpide et rarement fétide ; amaigrissement ; démangeaison violente à l'anus ; tenesme ; ennui ; anxiété ; négligence et extravagance dans les actions. »

D'autre part, Bloch, Rudolphi, Bremser, Franck, ont cité des faits nombreux et irrécusables, dans lesquels le tænia a pu exister longtemps chez un individu sans qu'il en éprouvât le moindre inconvénient ; sans qu'il s'en doutât même. Enfin, de nos jours, un des auteurs les plus autorisés en helminthologie, M. le professeur Laboulbène, a donné, à mon avis, la note rigoureusement juste à l'égard de cette symptomatologie, dans le passage ci-après :

« Je me suis assuré que souvent la présence du tænia dans l'intestin, tant du *tænia solium* ou armé, que du *tænia inerme*, ou sans crochets, n'est annoncée par aucun dérangement de la santé. Les personnes surprises de rendre, en allant à la garde-robe, des fragments de ver rubané, ou bien s'apercevant de la présence de cucurbitins sortis de l'anus et offrant des mouvements, viennent consulter le médecin. Quant aux malades qui éprouvent diverses douleurs, ou des symptômes nerveux variés, et qui rapportent tous leurs maux

aux tænias, ainsi qu'aux autres vers intestinaux, le nombre en est très considérable; mais il s'en faut que ces symptômes soient bien définis. On a considérablement exagéré, à mon avis, et d'après ce que j'ai vu, les accidents causés par les tænias. Je suis loin de les nier; ils sont parfois très extraordinaires, très importants, mais ils sont moins fréquents et généralement moins redoutables qu'on ne l'a dit. » (Laboulbène, *Dict. encyclop.*, art. *tænia*, p. 543).

A la séance du 4 février 1874, de la Société de médecine, le docteur Blondeau signalait qu'il avait lui-même le tænia et n'en avait eu connaissance que par la constatation de cucurbitins dans les selles, sans jamais avoir éprouvé le moindre phénomène appréciable, dépendant de la présence du ver. Ce serait, si besoin était, une nouvelle preuve pour montrer que, si un médecin, c'est-à-dire un homme habitué à raisonner les phénomènes qu'il éprouve, ne s'aperçoit qu'il a le tænia que par la preuve des cucurbitins, c'est, qu'en vérité, dans certains cas, la symptomatologie du parasite est bien réellement nulle.

On a voulu faire des distinctions entre les diverses variétés de tænias, pour ce qui est des accidents que leur présence peut entraîner. Ainsi, Franck (*loc. cit.*, t. v, p. 395) avait dit que, quoique semblables à ceux du tænia, les symptômes du bothriocéphale étaient plus persistants et plus opiniâtres.

On a dit aussi que le tænia armé provoquait plus de douleurs intestinales que le tænia inerme, et celui-ci que le bothriocéphale. Mais comme le fait observer, avec raison, Davaine (p. 113), cette assertion n'est pas basée sur une observation bien sérieuse, elle repose uniquement sur le raisonnement qui a fait penser que le ver muni de crochets, devait provoquer une agression plus forte sur la muqueuse intestinale. Cependant, en songeant aux proportions microscopiques de ces crochets, on comprend bientôt que cette agression doit être extrêmement minime.

Certains auteurs ont dit que les accidents, dus au tænia, se montraient plus souvent chez les enfants, d'autres ont dit que c'était chez les femmes. Mais à côté de ces assertions, les observateurs les plus autorisés ont assuré le contraire, de sorte qu'en réalité, celui qui n'a pas encore d'opinion personnelle, reste très perplexe en présence de tant d'assertions contradictoires.

J'ai voulu me faire une opinion personnelle touchant la symptomatologie du tænia, et j'ai questionné plus de mille porteurs du parasite à ce sujet. Or, je dirai que dans l'immense majorité des cas, j'ai constaté qu'on ne pouvait imputer au tænia aucun accident ou même aucun symptôme morbide quel qu'il fût.

Certains malades interrogés par moi, ont bien accusé ces phénomènes de défaillance, d'anxiété, de douleurs stomacales qui sont signalés dans les livres au moment où leur estomac était vide; ils m'ont assuré que l'alimentation paraissait faire passer ces phénomènes qu'ils attribuaient, comme le veut la tradition, au besoin de fournir un aliment au ver. Mais souvent, chez quelques-uns de ces individus, l'ingestion d'un peu de liquide seulement, faisait aussi bien cesser ces besoins de manger que l'ingestion des aliments solides, de sorte que c'étaient peut-être et, probablement, des manifestations d'un état de malaise dyspeptique qui se produit maintes fois chez les sujets, qu'ils aient ou non le tænia.

En revanche, j'ai connu un grand nombre d'individus, même de la classe éclairée, c'est-à-dire, disposés plus que les autres à écouter leurs sensations, n'éprouver absolument aucun accident du fait de leur tænia, et ne s'apercevant de la présence du parasite que par les cucurbitins qu'ils retrouvaient dans leurs vêtements ou dans leur lit.

. Enfin, je dirai que mon excellent collègue, le Directeur du service de santé Gourrier, étant médecin en chef de notre colonie du Sénégal, s'est livré à une observation étendue et prolongée au sujet des accidents qu'on attribue au tænia, et qu'il a constaté que souvent, dans cette colonie, les soldats atteints du parasite sont en meilleure santé que ceux qui ne l'ont pas.

En somme, la vérité est: que la présence du tænia n'est souvent accompagnée d'aucun phénomène réactionnel quoique, dans quelques circonstances rares, elle occasionne des accidents morbides qui peuvent être très variables de nature comme d'intensité et de gravité. Nous devons ajouter que dans ces cas, ces phénomènes sont semblables, soit qu'il s'agisse du tænia armé, du tænia inerme, ou du bothriocéphale.

D'ailleurs, je ferai remarquer que, comme on l'a dit avec raison, les phénomènes morbides que l'on observe chez les individus atteints du tænia, sont le plus souvent en rapport avec la constitution de l'individu, de sorte qu'on peut considérer le ver comme leur cause seulement déterminante, n'ayant pu être efficace pour cette production, que parce que le sujet avait déjà une prédisposition marquée à ces accidents.

Ce qui prouve la réalité de cette proposition, c'est que, d'une part, les petits enfants ne présentent en général rien de spécial lorsqu'ils sont atteints du parasite, que les vieillards sont aussi très généralement dans ce cas. Enfin, que, chez les adultes, ce sont les individus de tempérament nerveux, et spécialement les femmes, qui fournissent les accidents qu'on a notés dans la symptomatologie du tænia.

Après ce que nous venons de dire touchant la symptomatologie des tænias, nous devons nous occuper en détail des phénomènes morbides et des accidents qu'on leur a attribués. Or, avec les auteurs qui se sont occupés de la question, je dirai : ces phénomènes morbides se rangent en deux catégories :

A. — Les accidents locaux.

B. — Les accidents généraux.

Dans les premiers, il y a l'anorexie, la boulimie, l'appétit capricieux, dépravé, la gastralgie, la dyspepsie stomacale ou intestinale, les vomissements, la diarrhée, les sensations de reptation de piqûre, de morsure, de poids, de ballonnement, etc., etc., rapportés soit à l'estomac, soit au ventre. Sans avoir besoin d'entrer dans de longs développements à ce sujet, il me suffira de les indiquer comme étant possibles, mais pouvant manquer aussi dans un grand nombre de cas.

Quant aux phénomènes généraux, ils sont très divers et, précisément pour pouvoir les examiner tous, il faut les grouper par catégories. C'est ce que j'ai cherché à faire dans le tableau suivant.

TABLEAU DES ACCIDENTS

ATTRIBUÉS AUX TÆNIAS

1° *Troubles sensoriels.* — Ouie, vue, odorat, goût, tact et toucher (anesthésie, hyperesthésie, prurit).

2° *Troubles nerveux proprement dits.* — Vertiges, spasmes, convulsions, épilepsie, chorée, paralysie, irrégularité de caractère, hypochondrie, folie, rêves, somnolence, coma, catalepsie.

3° *Troubles respiratoires.* — Aphonie, éternuement, toux, asthme, hoquet, dyspnée, phénomènes d'irritation et même de phlegmasie.

4° *Troubles cardiaques et circulatoires.* — Palpitations, intermittence du pouls, syncope, hémorrhagie.

5° *Troubles digestifs.* — Anorexie, faim insatiable, salivation, dyspepsie, vomissement, diarrhée, ballonnement du ventre, coliques, amaigrissement, sensations subjectives dans le tube digestif.

6° *Troubles génitaux.* — Troubles menstruels, hystérie, excitation et dépression génésiques.

Certes, je ne me dissimule pas que ce tableau est très imparfait, et que la classification qu'il semble consacrer est attaquable en mille points; mais, en somme, comme il n'est qu'un artifice mnémonique, destiné à nous permettre de passer, successivement, en revue tous les accidents venus à notre connaissance, nous pouvons le suivre, en attendant mieux.

TROUBLES SENSORIELS

Les troubles des sens attribués à la présence du tænia sont très variés, comme on va le voir. Ils se rattachent à tous les sens : ouie, vue, goût, odorat, tact et toucher.

OUIE

Les accidents du coté de l'ouie, rapportés à l'influence du tænia, sont de deux ordres : les premiers sont constitués par une véritable perversion, qui fait que la musique, par exemple, est désagréable et même douloureuse, au lieu de faire plaisir; les seconds portent sur une surdité plus ou moins intense et plus ou moins prolongée.

Pour ce qui est des premiers, on a cité les faits de Goëze, de Delisle, de Wagler. Brera (*loc. cit.*, p. 171) les a recueillis avec soin, et le type qu'on peut présenter de ces faits, c'est celui de Franck (*Traité de méd. prat. trad. par Goudareau*, 1842, t. II, p. 318) :

FAIT DE FRANC (*loc. cit.*).

«Un agriculteur, sain et robuste, se présenta à l'Institut clinique de Pavie, eu présence des nombreux élèves qui suivaient notre cours. Il éprouvait des angoisses inexprimables et des tremblements dans les membres toutes les fois qu'il entendait à l'office divin, le son de l'orgue, surtout le son grave. » Nous ignorons le résultat du traitement.

Pour les seconds, le type qu'on met volontiers en avant, est le fait de Laborde que voici rapporté en détail :

FAIT DE LABORDE (*Journ. de méd.* 1769, t. XXX, p. 436). *Fille atteinte du tænia, surdité et autres accidents, expulsion d'un tænia, guérison.*

Une jeune fille du Mas d'Agénois, d'un tempérament sanguin et robuste, après avoir éprouvé, dès le berceau, tout ce que les maladies des enfants ont de danger, parvint à l'âge de puberté, avec une assez bonne constitution en apparence. Vers ce temps là, avec un appétit des plus soutenus, et qui paraissait même extraordinaire dans une personne du sexe, elle commença à ressentir quelques cardialgies qui, se répétant souvent, l'incommodaient aussi beaucoup. En même temps, elle aperçut dans ses excréments, des petits vers plats d'environ dix lignes de longueur sur deux et demi de largeur, et dont les deux extrémités sé terminaient par un cercle. Elle en rendait journellement une quantité considérable et se portait avec cela le mieux possible. M. Ferran, chirurgien de cette ville, ne fut pas longtemps à soupçonner que ces petits vers pouvaient bien être produits, ou mieux encore, être des fragments du ver solitaire. Dans cette idée, que l'événement a justifiée, il eut recours aux meilleurs anthelmintiques, et entre autres au mercure doux, etc.

A la suite de leur action, la malade rendit environ deux aunes de ver solitaire, dont la figure était la même que celle des morceaux plats dont j'ai parlé plus haut : dès lors, elle se trouva beaucoup mieux, et ses cardialgies ne furent ni aussi vives, ni aussi fréquentes. Son embonpoint, toujours de concert avec son appétit, offrait avec l'existence du tænia, une certaine contradiction. Peu de temps après, la dépravation de ses digestions, portée au comble par un excès de viande de porc qu'elle mangea, la jeta d'abord dans une fièvre quotidienne, qui dura six jours, accompagnée de légers frissons, d'une grande pâleur, de pesanteur d'estomac et de beaucoup d'accablement. Cette fièvre, qui, d'abord, parut peu de chose et sans danger, fut en conséquence négligée, et la malade ne s'en étant plaint à personne, on ne l'attaqua par aucun remède. Mais le septième jour, elle s'alluma de plus belle, et devint continue, putride, avec un redoublement le soir. Quoique le pouls fût dur et élevé, le visage rouge, le sujet pléthorique, je n'osai me déterminer à la saignée, parce que, d'un autre côté, j'avais des signes urgents, d'un grand appareil dans les premières voies, que les déjections du ventre etaient fréquentes, copieuses, et toujours accompagnées d'une grande quantité de petits vers plats, mêlées avec des matières bilieuses bien détrempées. Je m'attachai donc, les deux jours suivants, à détendre et humecter, à l'aide de lavements émollients, d'une tisane acidulée et nitrée. Le troisième jour, à compter du temps où je voyais la malade, sur l'indication de quelques nausées, je lui fis prendre quelques grains d'ipécacuana avec la manne dans un verre d'eau de poulet, émulsionnée, dont elle commença, pour lors, à faire un usage journalier. Cet émétiquo-cathartique produisit le meilleur effet, et évacua avec beaucoup de bile, quantité de glaires qui filaient étonnamment.

La malade se trouva un peu soulagée, et le poids de son estomac diminué. La fièvre, cependant, n'en fut pas amoindrie, et revint dès le soir même, avec sa première violence ; la nuit, beaucoup d'inquiétude et d'agitation, avec une surdité qui se déclara. Le quatrième jour fut comme le précédent, mais je crus devoir procurer un peu de calme, à l'aide d'une émulsion précédée d'un clystère laxatif. La nuit ayant été un peu plus tranquille, je prescrivis, le cinquième au matin, une décoction de tamarins avec le sel d'Epsom, et le Semencontra, et j'aperçus, ce jour-là, beaucoup plus de petits vers que je n'avais fait encore. Le sixième jour se passa assez bien ; même conduite pour les autres. Enfin, le septième, voyant le feu calmé, la

langue humide, et toujours chargée, je fis passer à la malade, la
rhubarbe avec le mercure doux ; et j'eus la satisfaction, l'après-midi,
de trouver dans les évacuations qu'avait procurées le remède, un
fragment de ver solitaire, long de trois aunes de la figure que j'ai
décrite ci-dessus, aussi gros dans ses deux extrémités que dans son
corps, et dont les anneaux étaient distants d'environ six lignes l'un
de l'autre. Je crois, si je ne me trompe, devoir autant la sortie de ce
ver, aux délayants et humectants, dont j'ai inondé les entrailles de
la malade, qu'à la faculté des remèdes avec lesquels je l'ai attaqué,
ou serions-nous assez heureux pour posséder dans les remèdes
mercuriels, le spécifique du ver solitaire ? — Ce qu'il y a de vrai,
c'est que tous les symptômes cessèrent après la sortie ; que la
surdité se dissipa ; que, depuis ce temps là, la malade se porte au
mieux et ne rend plus de petits vers. Aurait-elle rendu le tænia
entier ? — C'est ce que le temps nous apprendra. La seule chose
qui me paraît singulière dans cette observation, c'est que la malade
ne maigrît point, dans le temps qu'elle était le plus incommodée du
solitaire, et qu'elle avait, au contraire, la plus vive fraîcheur.

VUE

Pour ce qui est de la vue, nous avons dans la science
plusieurs faits, dont le plus saillant est celui de Franck
(*Trad. de Goudareau*, t. II, p. 320), que voici :

FAIT DE FRANCK (*loc. cit.*).

Fille-mère de vingt-deux ans, vivant dans la misère et ayant présenté,
dès l'enfance, des phénomènes nerveux, ainsi que des vers. « Constitution médiocre, vertiges, obscurcissement de la vue, pupille très
dilatée, amaurose complète mais momentanée qui affecte tantôt l'œil
droit, tantôt l'œil gauche ; demi cercle bleuâtre qui circonscrit les
paupières inférieures, démangeaisons du nez, bourdonnement des
oreilles, éructations fétides, appétit naturel, oppression épigastrique,
vomissement, hoquet, aphonie, anxiété, douleur aux lombes et aux
extrémités ; abdomen sensible au toucher, surtout dans l'hypocondre
gauche ; sensation de boule qui roule dans le bas-ventre ; expulsion d'un tænia, guérison complète. »

ODORAT

Nous trouvons aussi dans Franck (*loc. cit.*, p. 318, 320) trois faits de sujets qui étaient poursuivis par une sensation subjective de puanteur, et qui en furent guéris par l'expulsion d'un ver, soit bothriocéphale, soit tænia.

GOUT

Nous pourrions aussi enregistrer de nombreux cas de perversion du goût, les uns dans lesquels les aliments paraissaient insipides, malgré le sel ou le poivre que les sujets y ajoutaient, d'autres dans lesquels il y avait faim insatiable, anorexie de pravation, du goût, etc., etc. Nous aurons, d'ailleurs, à revenir sur ce sujet en nous occupant des accidents des voies digestives, dépendant ou paraissant dépendre de la présence du tænia.

TACT ET TOUCHER

On a signalé l'hyperesthésie ou l'anesthésie tactile chez les individus atteints du tænia. Franck parle d'un malade qui avait une sensation de formication dans les mains et dont les doigts étaient privés de sensibilité et de mouvement, au point de ne pouvoir vaquer à ses occupations. Ces phénomènes disparurent par l'expulsion d'un tænia de huit aunes. On a cité un grand nombre de cas où il y avait un prurit anormal, et on sait que le prurit du nez est considéré comme un signe pathognomonique de la présence du ver. Franck et nombre d'autres médecins, ont considéré le prurit de l'anus comme constant dans les cas de tænia ou de bothriocéphale.

Ces phénomènes seraient, d'après eux, plus caractéristiques encore que le prurit du nez.

TROUBLES NERVEUX PROPREMENT DITS

Dans cette catégorie, nous rangerons une série de phénomènes morbides, tels que : les vertiges, les spasmes, les
convulsions, l'épilepsie, la chorée, la paralysie, les irrégu-
larités de caractère, l'hypocondrie, la folie, les rêves, la
somnolence, le coma et la catalepsie.

VERTIGES

On a souvent signalé les vertiges chez les individus qui
ont le tænia. Ce sont, certainement, des vertiges dyspeptiques et l'observation typique que je puis citer à ce sujet,
est la suivante :

Fait de Legendre (*Arch. gén. de méd.* 1850, t. XXIII,
p. 194). — *Vertiges .violents, revenant périodiquement
depuis cinq ans, dyspepsie concomitante, expulsion d'un
tænia de sept mètres de longueur, guérison.*

Négociant suisse, vingt-huit ans, brun, de taille et d'embonpoint
ordinaires ; depuis cinq ans il était sujet, à peu près tous les mois, à
de violents vertiges ; une fois même il était tombé sans connaissance ;
avec cela, dyspepsie, tristesse, etc., etc.; on découvrit des cucurbitins ;
grenadier, expulsion d'un tænia de sept mètres, guérison complète.

SPASMES

A côté des vertiges, on doit placer les spasmes, car ils
s'observent aussi fréquemment qu'eux, chez les sujets qui
ne supportent pas bien la présence du tænia. Ces spasmes
sont généraux ou locaux ; ils siègent aux membres, au la-
rynx, au thorax ou au diaphragme, et peuvent être considérés comme l'état convulsif au minimum d'intensité.

Voici un fait entre plusieurs où des spasmes sont signalés comme dépendant du tænia :

FAIT DE DUGUET (*Soc. méd. des hôp.*, 23 mars 1885).

Une femme de vingt-quatre ans, d'aspect florissant, éprouvait depuis deux ans, surtout le soir et parfois la nuit, des soubresauts, des tremblements, des douleurs de ventre, des évanouissements. Le Dr Duguet constate avec soin que ce n'est pas de l'hystérie et, en questionnant avec soin, apprend qu'elle a rendu un ver plat, de plus d'un mètre de longueur. Emploi de pilules de fougère, expulsion d'un bothriocéphale de six à sept mètres de longueur ; les derniers anneaux étaient perforés.

CONVULSIONS

Les convulsions sont signalées aussi dans nombre de cas, car on sait combien elles sont considérées comme fréquentes chez les individus qui souffrent de la présence des vers. C'est au point que lorsque les enfants ont de ces convulsions, le vulgaire les rattache aveuglément à la présence des helminthes : lombrics ou tænias.

On a cité des cas où ces convulsions vermineuses ont été plus ou moins graves. C'est ainsi que Richard de Hautersieck (*Recueil d'obs. de méd. milit.*, t. III) parle d'un malade de Desarneaux, qui mourut de convulsions occasionnées par un tænia. Mais il faut convenir que ces faits, s'ils sont réels, sont tellement rares, qu'ils ne méritent guère d'arrêter l'esprit qu'au simple titre de la curiosité.

Voici deux faits de convulsions que j'ai retenus, entre ceux qu'on trouve dans les diverses publications médicales, touchant les accidents dus à la présence des tænias :

1° FAIT DE QUETTIER (*Thèses de Paris*, 1808, n° 97, p. 13).

En 1802, un homme de quarante-cinq ans, éprouvait depuis un an, un tremblement périodique extraordinaire de la tête et des extrémités. Ce tremblement durait quelquefois sept ou huit heures, sans discontinuer. Cet homme conservait l'usage de ses facultés intellectuelles, pendant les intervalles qui étaient de deux à trois jours. L'administration du remède de Bourdier lui fit rendre un tænia, et la maladie disparut.

2º FAIT DE SIBLOT (*Journ. de méd.* 1783, t. XL, p. 22).

« Le deux du mois de février dernier, je fus appelé, dit Siblot, chez le nommé Mange, de la paroisse de Corravilers, près de Faucognay, pour y voir une petite fille de l'âge de neuf ans qui, depuis huit jours, avait la tête, les bras et les jambes, dans des agitations convulsives, qui ne cessaient ni le jour, ni la nuit. Elle conservait la présence d'esprit; quand on la questionnait, elle répondait juste, mais avec une extrême difficulté à articuler. Elle marchait d'une manière ridicule, en traînant alternativement une de ses jambes après elle.

Si on lui mettait un verre dans la main pour boire, elle ne pouvait le porter directement à la bouche; après différents mouvements irréguliers, si elle y parvenait, elle avalait avec la plus grande précipitation. Ses yeux étaient larmoyants et dans un mouvement continuel; elle faisait mille contorsions avec la bouche; la respiration n'était point gênée, son pouls était petit, accéléré et irrégulier; elle demandait souvent à boire, et l'urine qu'elle rendait, ressemblait à l'eau qu'elle buvait; elle avait le ventre gros, et se plaignait d'une douleur autour du nombril, ses déjections étaient molles, glaireuses, et avaient la couleur de l'argile; enfin, elle avait le visage pâle, et était d'une maigreur extrême, quoique depuis plus de six mois, elle fût tourmentée d'une faim qu'on ne pouvait rassasier.

« Les yeux larmoyants, la grande maigreur, la grosseur du ventre, la douleur autour de l'ombilic et la nature des excréments, me firent soupçonner que cette maladie singulière avait pour cause des vers dans les intestins. Déterminé par ses indications, je prescrivis pour le soir un lavement fait avec une décoction de figues grasses, et pour le lendemain un remède vermifuge, composé de quatre onces d'une forte infusion d'helminthochorton, de deux onces d'huile de ricin et d'une once de sirop de fleur de pêcher. Ce remède procura quatre selles qui entraînèrent cinq vers de l'espèce des lombricaux de différentes longueurs.

« Les symptômes n'ayant pas diminué, le lendemain je fis précéder le remède de la veille, de quatre grains de mercure doux, mêlés avec douze grains de rhubarbe pulvérisée, la malade alla huit fois à la garde-robe, et rendit à midi un tænia de la longueur de cinq pieds et demi : ce ver me fut apporté le jour même.

« N'ayant pu trouver de différence entre son corps et ses extrémités, je ne crois pas qu'il ait été rendu en entier. La portion qui m'a été remise est blanche, de forme aplatie comme un ruban, composée d'anneaux très courts, et partagée dans son milieu par une veine rougeâtre. A l'instant que ce tænia fut expulsé, les agitations convulsives cessèrent, et dès ce moment la petite fille entra en convalescence. Je conseillai le vin de quinquina, qui a si bien fortifié l'estomac et les intestins, qu'au bout de quinze jours de son usage, l'on a vu tout à la fois le visage se colorer et l'embonpoint revenir.

TREIZIÈME LEÇON

CONTINUATION DE LA SYMPTOMATOLOGIE

ÉPILEPSIE

Plusieurs auteurs, très dignes de foi, ont accusé les tænias de produire l'épilepsie, ou au moins des attaques épileptiformes, parfois très difficiles à différencier du véritable MAL CADUC. Je vais en fournir un certain nombre d'exemples, qu'on cite volontiers dans cet ordre d'idées; mais j'ai besoin de rappeler, tout d'abord, que Delasiauve, qui avait une compétence toute spéciale en la matière, disait formellement que, dans le cas qui nous occupe, il n'y a, le plus souvent, qu'une simple coïncidence :

1º FAIT DE GOUPIL (*Arch. gén. méd.* 1834, t. v, p. 159).

Un garçon boucher, qui avait, depuis quelque temps, des attaques d'épilepsie, rendait des anneaux de tænia ; l'expulsion du ver, par là racine de grenadier, guérit absolument l'épilepsie. Il est à remarquer que la sœur de cet homme avait une sorte d'affection convulsive du biceps et du deltoïde droits, et qu'elle rendait aussi des anneaux de tænia.

2º FAIT DE BREMSER (*loc. cit.*, p. 374).

« On me présenta, en 1816, un enfant de neuf ans, du sexe masculin, qui avait, depuis deux ans, des accès très violents et très fréquents d'épilepsie ; il rendait, en même temps, des morceaux de tænia. Je fus assez heureux pour le débarrasser du reste de l'animal et, dès ce moment, il n'eut plus d'accès d'épilepsie. Le même enfant est venu me voir le 4 février 1821 ; il a toujours, depuis mon traitement, joui d'une santé parfaite.

3º FAIT DE LEROUX (*Cours sur les gén. de la méd. prat.*, t. IV, p. 316, Paris, 1826).

La fille Colas, âgée de dix-neuf ans, blanchisseuse, fut prise de mouvements convulsifs au printemps 1809 : contraction subite, involontaire et tétanique des muscles, qui font fléchir la tête en avant, comme lorsqu'on veut saluer : la raideur des muscles l'empêchait de relever la tête pendant quelques minutes, parfois pendant un quart d'heure, une demi-heure. Cette contraction se renouvela plus ou moins fréquemment pendant tout l'été, et Marie-Louise vint à l'hospice clinique le 12 septembre de la même année.

Toutes les fonctions s'opèrent comme dans la plus parfaite santé ; il y a de l'embonpoint et de la fraîcheur, la jeune fille n'a d'autre incommodité que le mouvement spasmodique précité ; elle a plusieurs atteintes de cette contracture, chaque jour sans douleur, mais avec une impression de fatigue consécutive passagère.

A plusieurs reprises, des sangsues le long du col et sur l'apophyse mastoïde ; des bains presque froids, répétés ; eaux distillées, aromatiques ; éther, valériane sauvage, assa fetida, fumigations avec les substances d'odeur fétide, martiaux, etc..., etc... Sous l'influence de ce traitement, les convulsions furent beaucoup moins fortes, moins longues, moins fréquentes (tous les cinq ou six jours seulement), et la fille Colas fut mise exeat le 18 décembre.

De janvier à mars, les attaques furent très rares, et cette fille put reprendre ses occupations.

Marie-Louise se contentait de cette cure palliative, et, s'ennuyant du séjour à l'hôpital, sortit de l'hospice le 18 décembre.

Pendant le reste du mois, elle n'eut qu'une convulsion et pendant les mois de janvier et février 1810, elle n'en eut que deux, extrêmement légères et très courtes, ce qui ne l'empêcha pas de continuer assidûment ses travaux ordinaires.

Au commencement de mars, les convulsions revinrent ; cette fois, elles étaient de caractères différents : début, par un hoquet violent et précipité, puis, sensation, tournoiement dans la région ombilicale ; cette sensation remontait vers la gorge et y produisait de la constriction. En fait, raideur générale dans tous les membres et difficulté dans la déglutition.

Apparition de cucurbitins dans les selles ; éther, par la méthode Bourdier ; rhubarbe, quinquina, pilules de Belloste, pilules drastiques, avec scammonée, gomme gutte, mercure doux. Expulsion de portions assez longues de tænia et de lombrics, sans changement dans les accidents nerveux. La malade revient à l'hôpital le 11 mai ; cinq à six attaques par jour alors ; sentiment de plénitude et de soulèvement de l'estomac, allant jusqu'à la nausée ; diminution de l'appétit ; la face était pâle et plombée ; aspect languissant et souffrant ; démangeaison continuelle aux narines ; le ventre était un peu bouffi ; région ombilicale douloureuse ; diarrhée de temps en temps.

On tenta inutilement, à plusieurs fois, le remède de M. Bourdier ; remède de Mme Nouffer, puis, traitement dit de la Charité, pour les coliques de plomb.

Le jour où elle avait pris les six grains de tartrate antimonié de potasse, elle rendit une masse blanchâtre, pelotonnée, et plus grosse que le poing. On déroula cette masse ; c'était un tænia long de vingt-quatre mètres, dont on crut reconnaître la tête.

Les accidents nerveux cessent aussitôt, guérison qui ne s'était pas démentie quatre ans après.

4° FAIT DE CONSOLIN (*Journ. de méd.*, 1764, t. XX, p. 445) : *Attaques épileptiformes, datant de deux ans ; guérison après l'expulsion d'un tænia.*

Michel Piala, tempérament fort et robuste, âgé d'environ quarante-cinq ans, bien portant jusque-là, tombe, un soir, tout à coup sans connaissance, avec des mouvements convulsifs ; raideur dans les membres ; grincement des dents ; écume à la bouche, et autres symptômes d'épilepsie.

On apprend que, depuis quelques jours. il rend des cucurbitins. On prescrit des purgatifs et du calomel (un gramme) tous les matins, pendant dix jours : expulsion d'une grande quantité d'anneaux et disparition de tout phénomène morbide.

Quelque temps après, seconde attaque d'épilepsie, semblable à la première, mais moins longue et bien moins violente. Le médecin le purge de nouveau et lui fait prendre, pendant cinq ou six jours, une prise de mercure doux. Nouvelle expulsion de cucurbitins, après laquelle la guérison fut complète, et ne s'était pas démentie deux ans après.

5° FAIT DE LEGENDRE (*Archiv. génér. de méd.*, 1850, t. XXIII, p. 188).

Un homme, aujourd'hui âgé de vingt-sept ans, fut pris, à l'âge de quatorze ans, sans cause connue, d'un chatouillement continuel, ayant pour siège la peau du bord externe du petit doigt de la main gauche. Ce chatouillement était semblable à celui qui serait déterminé par la marche d'un insecte sur la peau, d'une mouche par exemple. Cette sensation morbide persista huit jours ; elle s'accompagnait de peu de sûreté des mouvements de la main gauche, qui, même à deux ou trois reprises différentes, s'engourdit complètement, en même temps que les doigts s'ouvraient involontairement. C'est ainsi qu'une fois, étant sorti, tenant plusieurs sous renfermés dans sa main gauche, il arriva au bout de sa course la main ouverte et ayant perdu, sans s'en douter, l'argent qu'il avait emporté. Avec ces troubles de la sensibilité tactile, existaient de la diplopie, de fréquents éblouissements et des visions bizarres. Ainsi, il croyait voir une tête à côté de la sienne et il lui semblait que ses bras ne lui appartenaient pas.

Après un certain temps de durée de ces phénomènes, le malade fut pris d'une attaque épileptiforme, précédée d'une sorte d'aura, avec perte complète de connaissance, qui dura plusieurs heures. Huit jours après cet accès, il s'en manifesta un second, à peu près semblable. Dans l'intervalle, la sensation de chatouillement au petit doigt ne se reproduisit plus, mais, les troubles de la vision persistaient toujours ; le malade continuait à voir une tête à côté de la sienne, et, à plusieurs reprises, les globes oculaires étaient agités de petits mouvements convulsifs dans les orbites ; en même temps, il n'était pas maître de se diriger là où il voulait, et, par exemple, de suivre un trajet en ligne droite ; il avait une tendance invincible, en marchant, à incliner sur la gauche. C'est ainsi qu'un jour, en voulant traverser, droit devant lui, une rue, alors qu'une voiture venait vers lui de gauche à droite, il alla donner de l'épaule gauche contre le poitrail du cheval, entraîné d'une manière invincible vers cet obstacle, qu'il voyait parfaitement et par lequel il fut renversé, bien qu'il eût fait tous les efforts pour l'éviter.

Les attaques convulsives continuèrent pendant trois années ; de dix-sept à vingt-quatre ans, la santé fut meilleure ; il ne restait guère que des mouvements spasmodiques de différents muscles, et principalement de l'orbiculaire des paupières, qui se reproduisaient tous les jours, surtout le matin. A vingt-quatre ans, il éprouva, le soir, des douleurs pongitives très vives, à l'épigastre ; elles se reproduisirent fréquemment, et, pendant les huit derniers mois, tous les jours, elles devinrent tellement fortes que le malade redoutait le moment de se coucher.

L'évacuation d'un tænia de cinq mètres de longueur, à la suite de l'administration de l'écorce de grenadier, fit disparaître tous les symptômes. Deux mois après, la guérison s'était maintenue complète.

6° FAIT DE LA *Gaz. méd.* DE PARIS (1839, p. 601) : *Attaques épileptiformes, paraissant dues au tænia.*

Fille de vingt-sept ans, forte constitution, bonne santé jusqu'en septembre 1838 : un soir, après avoir bien dîné, elle se couche en bonne santé. A onze heures du soir, son père la trouve sans connaissance, bouche déviée, écumeuse, efforts pour vomir, yeux hagards, faciès hébété ; teint congestionné, pas de paralysie. On croit à une attaque d'épilepsie ; le lendemain matin, retour à la santé.

On apprend que cette fille rendait, depuis quatre ans, des petits vers qu'on crût être des oxyures. On donna des lavements salés et de l'huile de ricin.

Quatre mois après, même attaque, plus intense que la précédente ; vingt-quatre heures après, nouvelle attaque, très forte ; on reconnaît que les vers rendus ne sont pas des oxyures, mais bien des cucurbitins de tænia ; on prescrit le grenadier ; expulsion d'un tænia de douze pieds, avec la tête. Le lendemain, du calomel est donné ; expulsion de deux gros lombrics ; disparition complète de tout phénomène épileptiforme depuis.

7° FAIT DE HOMOLLE (*Soc. méd. hôp.*, 24 juin 1876).

Une charcutière, épileptique, et qui n'avait pas été améliorée par le bromure de potassium, prit du grenadier, expulsa un tænia et se trouva guérie de ses attaques.

8° FAIT DE LA *Gaz. méd.* DE PARIS (1840, p. 573) : *Accidents épileptiformes, douze tænias.*

Femme de trente-sept ans, robuste, éprouvait des malaises depuis huit mois, gêne et pesanteur dans l'abdomen, sentiment de ballottement quand elle courait, appétit très capricieux, phénomènes d'embarras gastrique, sensations de morsure à l'estomac, diarrhée fréquente ; à deux reprises, pendant la nuit, accidents convulsifs, avec perte de connaissance ; emploi du grenadier ; expulsion, en une seule masse, de douze tænias, mesurant ensemble quarante-sept mètres de longueur.

Enfin, citons en bloc une série de faits, comme celui de Weffer (Baumes, p. 268), d'une fille de trois ans, paraissant épileptique depuis plusieurs mois et guérissant après l'expulsion de trois aunes de tænia. Celui de Bremser (p. 374), un garçon de neuf ans, épileptique depuis deux ans, qui fut guéri aussi par l'expulsion du tænia. Enfin, le fait de Féreol (*Gaz. hebd.*, 1876, p. 442), dans lequel la sortie de trois tænias signala la guérison d'accès épileptiformes.

En somme, nous devons dire, en présence de ces faits nombreux et plus ou moins probants : que, si l'épilepsie n'est le plus souvent pas sous la dépendance du tænia, la présence de ce tænia dans l'intestin peut être la cause d'accidents qui l'y ressemblent beaucoup ; de sorte que, toutes les fois qu'on se trouve en présence d'attaques dont l'étiologie est douteuse, l'esprit du médecin doit être dirigé du côté de la possibilité de l'existence du parasite intestinal, sans qu'on puisse espérer beaucoup d'obtenir un succès par l'emploi d'un tænifuge.

CHORÉE

La chorée a été signalée, maintes fois, comme dépendant de la présence du tænia. Je citerai, entre dix autres cas, celui de Mondière (*Gaz. hôp.*, 1843, p. 210), où, chez une fille de quatorze ans, il existait une chorée très intense, qui persistait, même pendant la nuit, et qui résista à tous les traitements jusqu'au moment où la racine de grenadier fit expulser un tænia et trente-deux lombrics.

Rapportons aussi celui du Dr Censier (*Gaz. méd.*, de Toulouse, et *Gaz. hôp.*, 1877, p. 317) : Jeune fille de treize ans, qui présentait, depuis quelque temps, des phénomènes choréiques très marqués, et rebelles au bromure de potassium. On constata des cucurbitins dans les selles ; on donna un vermifuge, qui expulsa un tænia ; et, dès lors, l'enfant alla mieux ; deux mois après, elle était entièrement guérie.

PARALYSIE

On a signalé la paralysie au nombre des accidents que peut provoquer le tænia ; c'est ainsi, par exemple, que Moll dans le journal *l'Expérience*, de 1840 (t. VI, p. 47), parlait d'une femme de trente-six ans qui était atteinte d'une para-

lysie des extrémités supérieures depuis trois mois et qui fut
guérie immédiatement après l'expulsion d'un tænia de
trente-six pieds de longueur. Citons aussi le fait de Cobbold
(Tapevorms 1875, p. 88), homme qui avait une paraplégie
incomplète et qui arrivait de l'Inde ; il expulsa un tænia et
guérit.

Ces cas, très extraordinaires sans doute, ne sont pas suffisants pour juger la question d'une manière bien certaine, et
il faudra qu'on ait d'autres observations mieux détaillées et
plus complètes pour pouvoir formuler une opinion ferme
sur cette possibilité de la paralysie. Il semble probable, à
priori, qu'il ne s'agit ici que de ces phénomènes passagers,
que les dyspeptiques, les hystériques, les névropathes présentent si souvent.

IRRÉGULARITÉS DU CARACTÈRE

On a signalé depuis longtemps l'action du tænia sur le
caractère des individus, et on a cité des faits dans lesquels
un sujet a présenté, pendant qu'il portait le parasite, des
phénomènes très étranges de ce côté. Le cas le plus curieux
que je connaisse dans cet ordre d'idées, est celui d'un
vieux second maître qui fut traité à l'hôpital Saint-Mandrier,
et dont voici l'observation sommaire :

Fait personnel.

Un vieux second-maître, marin depuis l'enfance, habitué à battre
toutes les mers sans trop songer à pleurer, et n'ayant jamais eu,
pour sa femme et ses enfants, une tendresse bien grande, naviguait
dans l'escadre d'évolutions, c'est-à-dire faisait des absences de trois
semaines, lorsqu'il avait souvent fait des voyages de trois ans de
durée, quand un jour il se mit à se désoler, et fut pris d'un véritable accès de nostalgie qui étonna tout le monde.

Il pleurait à chaque instant, maigrissait et dépérissait tellement
qu'il fut envoyé à l'hôpital de Saint-Mandrier, autant pour être soi-
gné que pour être au voisinage des siens, vis-à-vis desquels il
éprouvait un accès tout à fait insolite de tendresse. A Saint-Mandrier, on s'aperçoit qu'il a le tænia, et on tente de l'en débarrasser.
Le ver fut expulsé en presque totalité, sans la tête cependant. Néan-

moins, dès le lendemain de cette expulsion, voilà notre vieux loup
de mer qui voit les choses dans un jour tout différent, et qui
demande à retourner à bord de son navire ; sa femme, ses enfants,
n'avaient plus, pour lui, qu'un médiocre attrait ; il avait hâte de
reprendre la vie de marin, qu'il aimait de nouveau, comme par le
passé.

Pendant quatre mois, notre homme fit son service sans songer
beaucoup à la famille, et bientôt il expulse de nouveau des cucurbitins ; mais voilà que les mêmes phénomènes nerveux se reproduisent, avec pleurs, soupirs, nostalgie, si bien qu'il fallut de nouveau
le renvoyer à l'hôpital, où il ne pouvait parler de sa femme et de ses
enfants sans avoir les larmes aux yeux. Cette fois, le ver fut expulsé
en entier, et aussitôt l'acuité de ses affections familiales disparut si
bien, qu'il put désormais naviguer, comme au temps de sa jeunesse,
c'est-à-dire très insouciant des siens.

J'ai cité aussi, dans le *Bulletin de thérapeutique*, le cas d'un
des plus brillants officiers de la Marine qui éprouva, sous
l'influence du tænia, des phénomènes extrêmement curieux.
Son caractère habituellement gai, s'assombrit. Au lieu d'une
tendance à l'optimisme qu'il avait toutours eue, il devint
pessimiste ; la responsabilité du commandement qu'il avait
portée toujours avec vaillance, l'écrasait ; il ne voyait que
chances d'abordage, de naufrage, de tempête, etc., etc. Lui
qui était un hardi manœuvrier, n'osait plus rien tenter avec
son navire ; bref il était dans un état mental extrêmement
pénible. Et ce qui est le plus remarquable, c'est qu'il en avait
parfaitement conscience, de sorte que sa tristesse morale
devenait une véritable torture. Cherchant par la réflexion
et par l'observation de ses sensations à se rendre compte
de la cause de sa fâcheuse situation d'esprit, et il découvrit
ainsi qu'il rendait des cucurbitins. Son médecin, consulté,
lui donna un tænifuge qui expulsa un tænia inerme, et
toutes les appréhensions, les tristesses, les ennuis de cet
officier disparurent. Il redevint le brillant et hardi marin,
plein de confiance dans son savoir, et d'amabilité dans le
caractère, que ses amis avaient connu depuis le commencement de sa carrière.

HYPOCONDRIE

La présence du tænia préoccupe quelquefois les malades d'une manière exagérée, et peut avoir les conséquences les plus fâcheuses sur la santé physique comme sur les facultés psychiques des individus qui sont atteints du parasite. Bremser cite (*loc. cit.* p. 379) le cas d'un prêtre qui aurait rendu trois ans auparavant un tænia et qui, depuis lors, avait essayé tous les remèdes connus pour se débarrasser du ver qu'il croyait avoir encore, il était tellement amaigri qu'il ressemblait à un squelette, et avait de la peine à se tenir sur ses jambes.

J'ai connu, pour ma part, un certain nombre d'individus qui étaient sous le coup de cette préoccupation constante, d'avoir un ver dans l'intestin, et qui en étaient obsédés d'une manière remarquable; ils étaient à l'affût, peut-on dire, des phénomènes qu'ils éprouvaient, pour les rattacher à un état ils essayaient à chaque instant de chasser leur parasite par les médications les plus diverses, et même les plus étranges; ils avaient en un mot la monomanie du tænia.

FOLIE

On possède un certain nombre de faits qui tendent à prouver que le tænia a pu entraîner, même en dehors de la préoccupation dont nous venons de parler, un dérangement plus ou moins profond dans les facultés mentales. Esquirol en a cité plusieurs dans une discussion à l'Académie de médecine (23 septembre 1834), et notamment les suivants :

1º FAIT D'ESQUIROL.

Femme aliénée et hystérique qui, après l'expulsion d'un tænia, fut débarrassée de son aliénation mentale. Mais l'hystérie persistait, de sorte qu'elle n'était qu'à moitié guérie ; une seconde expulsion du tænia fit disparaître l'hystérie.

2° FAIT D'ESQUIROL (*Acad. méd.* 23 septembre 1834). *Manie aiguë, guérie par l'expulsion d'un tænia ; un an après, récidive de la manie, guérison définitive par une nouvelle expulsion.*

En 1818, le fils d'un médecin fut atteint de manie aiguë, l'expulsion d'un tænia qui avait été découvert, mit fin aux accidents. Un an après, récidive de la manie et du tænia, guérison par le même moyen. Vingt-cinq ans après, aucune rechute de la manie n'avait été observée.

Dans cette discussion de l'Académie de médecine, on trouve d'autres faits analogues dus à Ferrus, à Girardin, à Beauregard, et en voici l'indication sommaire :

3° FAIT DE FERRUS (*Acad. méd.*, 23 septembre 1834). *Homme atteint de folie, guérison par l'expulsion d'un tænia.*

Cet homme, d'abord fort et robuste, commença à perdre ses forces, tomba dans un abattement progressif, et enfin présenta des phénomènes d'aliénation mentale, qui nécessitèrent son admission à Bicêtre. On constata qu'il avait le tænia, on lui donna sans succès de l'écorce sèche de grenadier, puis on donna de l'écorce fraîche qui fit sortir le tænia (sans qu'on ait reconnu la présence de la tête), les forces revinrent et, quinze jours après l'expulsion, la raison était revenue entièrement.

4° FAIT DE FERRUS (*Acad. méd.*, 23 septembre 1834.) Très analogue au précédent.

5° FAIT DE BEAUREGARD (*Acad. méd.*, septembre 1834). Penchant au crime guéri par l'expulsion d'un tænia.

Depuis la publication des faits ci-dessus, on en a enregistré un certain nombre dans la science, et je citerai les trois suivants pour fixer les idées sur la variété des cas :

6° FAIT DE DAVID (*Gaz. méd.* 1843, t. XI, p. 39). *Aberration mentale occasionnée par la présence d'un tænia.*

Un homme du nom de Louis Thomas, de taille moyenne, maigre, sobre, santé chancelante, serviteur de grande maison, avait depuis plusieurs années, des mouvements nerveux, soudains, fréquents, et des accès d'épilepsie. Appelé au service, on le mit en observation à

l'hôpital de Versailles, puis il fut déclaré bon pour le service et se fit
remplacer un an après. A son retour chez ses maîtres, il a de nouveau
des accidents d'épilepsie; on constate qu'il rendait depuis très longtemps des cucurbitins, on lui donne de l'huile de ricin, cent vingt-
cinq grammes avec sirop de limon et infusion de roses pâles; expulsion
de beaucoup d'anneaux de tænia, le sujet put se croire guéri. Un an
après environ, les accidents nerveux reparaissaient en même temps
que des anneaux de tænia; nouvelle administration de l'huile de ricin,
expulsion de trois mètres de tænia avec la portion rétrécie sans
expulsion de la tête; toutefois, le sujet put encore se croire guéri.
Un an après, nouveaux accidents coïncidant avec l'expulsion de cucurbitins, décoction de soixante-quatre grammes de grenadier, expulsion probablement totale du ver, guérison complète qui ne s'était pas
démentie dix ans après.

9° FAIT DE DAVID, DE TONNERRE (*Gaz. méd.*, 1843. p. 40).

Un fermier, d'âge moyen, de forte constitution, présentait, depuis
1813, des aberrations de jugement, variables de durée et d'étendue.
Dubois, soupçonnant le tænia, lui donna une potion éthérée et provoqua l'expulsion de plusieurs fragments de tænia : à diverses
reprises, ces expulsions coïncident avec une amélioration très notable de l'état mental, au point qu'il se croyait guéri chaque fois.
David insista sur l'usage de cette potion et apprit que la guérison
complète avait été obtenue.

10° FAIT DE WOOD (*The lancet*, 1851, *bull. thér.*, t. XL,
p. 282). *Folie guérie par l'expulsion d'un tænia.*

Homme de trente-deux ans, malade depuis quatre ans; au début :
dyspepsie, céphalalgie, vertiges, confusion des idées, expulsion de
cucurbitins; au bout de deux ans, aggravation des accidents. Il finit
par entrer dans un hôpital d'aliénés, monomanie triste, tendance au
suicide, aucun antécédent héréditaire; diverses tentatives d'expulsion infructueuses; emploi du cousso, expulsion du tænia avec la
tête. Dès le lendemain, amélioration sensible de l'état mental, et,
presque aussitôt, guérison.

RÊVES

Chez des individus qui ne paraissaient avoir subi aucun
ébranlement, soit dans l'intelligence, soit dans la régularité
du caractère du fait de la présence du tænia, on a constaté,

parfois, l'apparition de rêves plus ou moins bizarres, plus ou moins pénibles, arrivant à une fréquence ou une intensité qui les faisaient constituer en véritable phénomène morbide. On est d'autant moins étonné de l'apprendre, que l'on sait que, souvent, le tænia provoque de la dyspepsie et que les dyspeptiques sont très sujets à ces rêves fatigants, liés étroitement avec l'état maladif de leur tube intestinal.

SOMNOLENCE

On a cité des faits très curieux de somnolence, plus ou moins impérieusement provoquée par la présence d'un tænia dans le tube digestif, et disparaissant avec l'expulsion du parasite.

COMA

La somnolence a pu aller jusqu'à un véritable coma, si nous en croyons le fait cité par Mondière, dans la *Gazette des hôpitaux* de 1843, et appartenant à Darwin (*Journal universel,* t. VII, p. 114).

CATALEPSIE

A côté du coma, on peut placer la catalepsie. Nous avons rapporté déjà, en parlant de l'épilepsie, le fait de Weffer, cité par Baumes (*Journ. de méd.,* t. LVI, 1781, page 268), d'une petite fille de sept ans : catalepsie, puis épileptique et imbécile pendant plusieurs années, qui fut guérie par l'expulsion d'un tænia.

QUATORZIÈME LEÇON

CONTINUATION DE LA SYMPTOMATOLOGIE

TROUBLES RESPIRATOIRES

On a rattaché à la présence du tænia, les troubles respiratoires les plus divers. Nous allons dire un mot de quelques-uns d'entre eux : la toux, la dyspnée, l'asthme, les accidents phlegmasiques du poumon, et nous ajouterons à cette liste : l'aphonie et l'éternuement spasmodique que quelques sujets paraissent avoir présenté.

TOUX

Il y a, dans la science, quelques observations de toux plus ou moins fréquente et plus ou moins fatigante, ayant paru liée à la présence du tænia dans le tube digestif. Le fait type que nous puissions citer dans cet ordre d'idées, c'est celui de Bremser :

1° FAIT DE BREMSER (*loc. cit.*, p. 374).

Jeune fille de onze ans, tourmentée par une toux sèche et presque continuelle. Comme on constate qu'elle rend des cucurbitins, on lui donne un anthelmintique qui évacue une grande portion de l'animal ; grande amélioration de la toux aussitôt. Deux mois après, réapparition des cucurbitins et des accidents, nouvelle évacuation incomplète. Après trois ou quatre scènes de ce genre, le tænia est évacué en entier ; guérison qui ne s'était pas démentie huit ans après.

Graves, dans ses *Leçons cliniques* (t. II), parle de la toux quinteuse, qui survient parfois chez les individus atteints du tænia ; il dit que, s'étant un jour trouvé en consultation pour une jeune fille qui avait de violents accès de toux, ayant provoqué de la fièvre et de l'émaciation, il ne put trouver la cause de ce phénomène et il apprit, plus tard, qu'une garde-malade l'avait guérie en lui faisant prendre huit grammes d'essence de térébenthine, qui lui avaient fait rendre un tænia.

DYSPNÉE

Quelques individus, atteints du tænia, ont souffert d'une dyspnée plus ou moins accentuée, assez forte, parfois, pour être rattachée à une maladie organique, et, cependant, disparaissant entièrement avec l'expulsion du parasite. J'ai eu connaissance d'un fait très remarquable, dans cet ordre d'idées : c'est celui d'un officier d'administration de la Marine, qui eut des accidents de dyspnée, très persistants d'abord, puis allant en augmentant et s'accompagnant de douleurs thoraciques, qui firent croire à une angine de poitrine. L'expulsion du tænia le guérit, comme par enchantement, de ces accidents. Mais, n'oublions pas de noter que cet officier était, avant comme après, un véritable névropathe.

ASTHME

Il n'y a pas jusqu'à l'asthme, qui ait été mis parfois sur le compte de la présence du tænia. Je vais rapporter un fait très remarquable, dans cet ordre d'idées :

FAIT DE GISCARO (*Gaz. hôp.*, 1855, p. 82, et *Gaz. hebd.* 1856, p. 56). *Asthme datant de quinze ans, chez un individu qui expulsait des cucurbitins depuis trente ans ; expulsion du tænia ; guérison de l'asthme.*

Le nommé Fauré, conducteur des ponts et chaussées, âgé de soixante-sept ans ; tempérament bilioso-nerveux, d'une bonne constitution, malgré les fatigues inhérentes à sa profession ; il consulta le Dr Giscaro, pour des attaques d'asthme, qui l'incommodaient depuis plus de quinze ans. Dans ces dernières années surtout, les accès sont devenus plus intenses, plus fréquents, et ont fini par devenir régulièrement journaliers. Le malade est obligé de passer la nuit dans un fauteuil. Malgré les médications les plus rationnelles et les plus soutenues, il n'a pu guérir : les cigarettes de datura stramonium parviennent seules à calmer la violence des accès. Du reste, pas d'amaigrissement ; seulement un peu de pâleur, avec cercle bleuâtre aux yeux.

Le malade éprouve parfois des douleurs particulières du ventre, parfois très vives, qui lui donnent la sensation d'ondulations et de mouvements, partant du bas-ventre et montant en boule jusqu'à l'épigastre. Ces douleurs s'accompagnent de picotements incommodes, et de cuissons dans le canal de l'urèthre, ainsi que de démangeaisons vives, au pourtour de l'anus.

Le Dr Giscaro constate la présence de cucurbitins de tænia dans les selles. « Depuis plus de trente ans, lui dit le malade, je me suis aperçu que j'en rendais parfois de semblables, mais je n'y prenais pas garde. » Emploi de l'écorce de grenadier ; expulsion d'un tænia de dix mètres, avec la tête ; guérison de l'asthme, qui ne s'était pas démentie deux ans après.

PHÉNOMÈNES PHLEGMASIQUES

Dans quelques circonstances, le tænia a paru produire des accidents du côté de l'appareil respiratoire, allant jusqu'à la phlegmasie, et, on pourrait presque dire jusqu'à l'apparence d'une altération organique très profonde. Le fait suivant va nous en donner un exemple :

FAIT DE GOUPIL (*Arch. gén. de méd.*, 1834, t. v, p. 159).

Une dame entre vingt et trente ans, de bonne santé, avait un prurit perpétuel des narines, souvent de la diarrhée et une petite toux sèche, avec expectoration muqueuse et vomissements depuis six ans. Les règles s'arrêtent, la malade maigrit, la toux augmenté ; crachats purulents et hémoptysés ; comme elle rendait des anneaux de tænia, Goupil donna du grenadier : expulsion du ver, guérison complète, qui ne s'était pas démentie dix ans après.

APHONIE

Je connais un certain nombre de faits dans lesquels on a considéré le tænia comme ayant été la cause d'une aphonie plus ou moins complète et plus ou moins prononcée. Je dois cependant faire remarquer que, comme ils se rapportent tous à des femmes, on peut alors se demander si on n'était pas, dans ces cas, en présence d'un nervosisme hystérique, qui pouvait bien, à la vérité, reconnaître comme cause déterminante la présence du parasite, mais, qui n'avait pu se produire que parce que le tænia était survenu chez un sujet spécialement préparé.

TROUBLES CARDIAQUES ET CIRCULATOIRES

On a signalé des troubles cardiaques et circulatoires très divers, comme conséquence de la présence du tænia dans l'intestin de quelques individus. C'est ainsi qu'on a noté des palpitations du cœur, des tendances à la syncope, des cardialgies, de l'intermittence du pouls, etc., etc. Tous ces accidents, rentrent dans la catégorie de ceux qu'on appelle *nerveux*, et n'ont été, dans aucun cas, l'origine d'altérations organiques bien constatées.

HÉMORRHAGIES

A côté de ces troubles de la circulation, nous devons placer les faits d'hémorrhagie, qui ont été enregistrés, faits assez variables et assez différents, pour ne pouvoir être classés autrement que par un simple rapprochement. C'est ainsi, par exemple, que, dans certains cas, on a parlé de véritables hémoptysies, paraissant liées seulement à la présence du ver. D'autres fois, c'est une entérorrhagie qui a été mise en avant, comme dans le fait de Schmidtmann, que voici :

FAIT DE SCHMIDTMANN (Gendrin, *Traité de méd. prat.* t. Ier, p. 230).

Une femme de trente-neuf ans avait de violentes coliques depuis plusieurs semaines ; elle éprouva deux entéro-hémorrhagies graves, puis, se trouva mieux : trois mois après, nouvelle entérorrhagie ; expulsion de trois lombrics et de deux tænias, avec la tête ; guérison.

Dans d'autres, c'est une hématurie, qui est signalée, comme dans le fait de Gaube (*Rev. méd.*, t. III, p. 91) où il s'agit d'un homme de trente-cinq ans, qui, pendant trois semaines, eut des hématuries abondantes, qu'il vit cesser après l'expulsion d'un tænia.

APOPLEXIE OU CONGESTION CÉRÉBRALE

On a même accusé le tænia d'avoir produit, ou au moins facilité l'apoplexie, ou au moins la congestion cérébrale ; le fait suivant, de Marteau de Grandvilliers, va nous le montrer :

FAIT DE MARTEAU DE GRANDVILLIERS (*Journ. de méd*, de 1762, t. XVII, p. 25).

Au mois de février 1751, j'eus occasion de voir, au village d'Oréval, Augustin Gentien, homme quadragénaire. Il était à peine remis d'une attaque d'apoplexie. Il lui restait une grande difficulté de respirer ; elle augmentait au moindre mouvement : le côté droit était engourdi. Je me fis rendre compte des symptômes qui avaient précédé l'attaque. On fit mention d'une forte démangeaison à l'anus, et de la sortie de quelques ascarides ; le malade avait aussi éprouvé de légères syncopes, de petites convulsions, des gonflements subits et passagers de l'abdomen, et surtout de l'hypocondre droit. Je n'avais garde de soupçonner que le tænia pût y avoir quelque part ; je portai mes vues uniquement sur la parésie et les ascarides : je conseillai des frictions sèches, des embrocations nervines et quelques purgatifs vermifuges ; ceux-ci entraînèrent, avec beaucoup d'ascarides, une portiuncule d'un ver plat, d'environ demi-aune de long :

ce malade se rétablit peu à peu. Au mois de septembre 1752, il fut,
de nouveau, frappé d'apoplexie et de paralysie au bras droit. Trois
ou quatre jours auparavant, il avait ressenti un mouvement sourd,
dans les intestins ; la veille. il avait éprouvé des gonflements et des
tensions du bas-ventre, des vertiges, et, enfin, une forte convulsion
dans le côté droit : je fis ouvrir la veine, au bras et au pied, et, deux
heures après la seconde saignée, j'ordonnai l'émétique ; mon indication la plus pressante était de parer le danger de l'apoplexie ; le
soir, je fis ouvrir la saphène ; le malade revint peu à peu à lui et
commença à se servir de son bras paralysé ; le lendemain, je passai
une seconde dose d'émétique ; la continuité des nausées demandait
la répétition de ce secours : je n'avais d'autre intention que de se-
couer le genre nouveau, et d'achever d'évacuer les saburres de
l'estomac ; le remède entraîne, par les selles, une nouvelle portion
du tænia, longue d'environ six pieds. Ce ver était-il cause de l'apoplexie ? Les symptômes qui avaient précédé l'attaque, les mouvements sourds des intestins, la tension et le gonflement de l'abdomen,
la forte convulsion du côté droit, me portent à regarder cette
apoplexie comme vermineuse. Ce qu'il y a de sûr, c'est que cet
homme, par un long usage des vermifuges, s'est mis à l'abri des
récidives, quoiqu'il n'ait point jeté de ver depuis.

TROUBLES DIGESTIFS

Nous arrivons aux troubles les plus fréquemment mis en
avant, quand on parle des phénomènes morbides qu'on a
attribués à la présence du tænia, et, nous allons voir qu'ils
sont très variés, car, on compte l'anorexie et la faim insatiable, la perversion de l'appétit, la salivation, le hoquet,
toutes les variétés de dyspepsie, le vomissement, les coliques, la diarrhée, le ballonnement du ventre, etc., etc.

ANOREXIE

L'anorexie a été signalée chez quelques porteurs du tænia,
et elle semblait tantôt tenir à un manque pur et simple
d'appétit, tantôt à une perversion du goût, qui faisait pa-

raître insipides, les aliments les mieux préparés et les mieux fricotés.

FAIM INSATIABLE

Beaucoup plus souvent, on a signalé l'augmentation de l'appétit chez les porteurs du tænia, et quelques cas ont été vainement extraordinaires, comme on va le voir; celui de Billard entre autres, montre qu'elle a pu aller jusqu'à pousser le sujet à commettre des actes délictueux :

FAIT DE BILLARD (Debry, *Thèse* de Paris, 1817, n° 15).

Un matelot, du nom d'Emery, âgé de vingt-huit ans, éprouva, peu de temps après son embarquement, une faim dévorante. Il n'était occupé, jour et nuit, qu'à chercher les moyens de l'assouvir. Il fut forcé d'implorer la pitié de ses camarades, qui lui livraient, après les repas, les restes de soupe, de pain ou de biscuit, et ces secours ne lui suffisaient pas ; il vola, enfin, et vendit ses vêtements pour se procurer à manger. Condamné pour ces faits, il finit par être envoyé à l'hôpital. Là, on augmente la portion d'une ration tous les dix jours, sans pouvoir parvenir à le rassasier. Après cinq mois, il passe dans la salle des consignés, confié aux soins du Dr Billard. Le premier jour, on lui donne *vingt-deux rations !* ordinaires, et il n'en a pas assez. Le voyant aussitôt après avoir mangé, Billard trouve la région épigastrique élevée, et, une demi-heure après, elle était affaissée. Le faciès était pâle, les secrétions se faisaient normalement, le malade était gai quand il avait l'estomac plein, et triste et agité quand il était vide. Désespérant de guérir, cet homme essaye de se suicider. Quatre jours après, on remarque des anneaux de tænia dans les selles. Le remède de Bourdier fait évacuer, en masse, un tænia. Une simple ration d'aliments suffit désormais à cet homme, qui fut bien guéri.

On connaît nombre d'autres faits de cette faim insatiable, et les principaux sont celui qu'a signalé Alexandre de Tralles (liv. VII, chap. IV), celui d'Angenius Horatius (t. II, liv. VI, 1580) : Homme de vingt-six ans, qui avait un appétit violent et insatiable, qui tombait en faiblesse s'il ne mangeait pas d'une manière exagérée, et qui guérit par l'expulsion d'un tænia de vingt coudées.

Citons encore le fait de Leroux (t. vi, p. 323), d'un jeune homme de dix-neuf ans, né à Genève, et dont la faim vorace guérit par l'expulsion d'un bothriocéphale. Enfin, celui de Lagasque (*Gaz. hôp.* 1844, p. 216), où la faim portait au vol un individu atteint de tænia qui, après l'expulsion du parasite, ne mangea plus que comme un homme à l'état ordinaire.

SALIVATION

Nous connaissons un fait de Franck (*Trad. de Goudareau,* t. ii, p. 318 et suiv.), dans lequel il y eut de la salivation très abondante, alternant avec des lypothymies, des palpitations, et guérissant par l'expulsion d'un tænia.

DYSPEPSIE

Les phénomènes de dyspepsie sont si fréquents et si variés qu'on peut dire qu'ils sont tous indiqués çà et là dans les diverses observations publiées sur le tænia; chez les uns, il y avait, soit après le repas, soit même à jeûn, un hoquet plus ou moins pénible; chez d'autres, il s'est manifesté des vomissements dans les conditions les plus diverses. Chez beaucoup, la diarrhée ou des alternatives de diarrhée et de constipation sont indiquées. Les coliques se montrent très fréquemment; le ballonnement du ventre a pu aussi constituer un symptôme très pénible. Des sensations subjectives de toutes sortes ont pu être rattachées à la présence du tænia. Bref, je n'en finirais pas si je voulais passer tous les symptômes signalés, en revue et, le mieux est, je crois, de dire que toute la série des phénomènes de la dyspepsie stomacale et intestinale, même les plus étranges et les plus rares, peuvent faire partie du cortège symptomatique du tænia.

AMAIGRISSEMENT

On comprend, sans que j'aie besoin d'insister plus longuement, qu'avec des troubles digestifs, aussi nombreux et aussi variés que ceux qui ont été signalés, l'amaigrissement a pu être parfois plus ou moins accusé, et si certains individus ont conservé leur embonpoint, d'autres ont pu présenter cet amaigrissement à un degré très accentué.

TROUBLES GÉNITAUX

Les troubles génitaux les plus divers ont été signalés chez les individus qui ont le tænia, qu'ils appartiennent au sexe masculin ou au sexe féminin. Certains individus ont présenté des phénomènes d'excitation génésique très marquée, chez d'autres, au contraire, c'est une sédation pouvant aller jusqu'à l'abolition complète de la fonction. Franck (*Traduct. de Goudareau*, t. II, p. 318 et suiv.), parle d'un cas de fureur utérine guérie par l'expulsion du tænia. Des faits semblables ou absolument contraires, se rencontrent dans diverses observations.

TROUBLES MENSTRUELS

Chez les femmes atteintes de tænia, il y a fréquemment des troubles menstruels, comme l'a signalé Wavruck (*Gaz. méd.* de Paris, 1841). Olombel (*Rem. sur les mal. verm.*, 1816, p. 124), et cent autres observations.

TENDANCE A L'AVORTEMENT

Leclerc a signalé un fait dans lequel la présence du tænia parut provoquer l'avortement à trois ou quatre mois.

HYSTÉRIE

De nombreux observateurs ont signalé la possibilité d'une relation étroite de cause à effet, entre le tænia et l'hystérie ; je me bornerai à rapporter le fait suivant dans cet ordre d'idées, rappelant au lecteur que Délius, cité par Mondiere (*Gaz. hôp.* 1843), que Legendre (*Bull. de thér.* et *Arch. gén. de méd.*), etc., etc., en ont fourni aussi de très curieux.

FAIT DE DAVID DE TONNERRE (*Gaz. hôp.* 1843, p. 40).

Une cuisinière, âgée de vingt-trois ans, souffrait horriblement de coliques avec sensation de morsure à l'épigastre ; elle raconte que, depuis l'âge de dix-huit ans, elle éprouve des accidents divers, diminution des règles, inégalités de caractère, tristesse, pleurs, syncopes, mouvements convulsifs du visage, rarement des extrémités, quelquefois gaîté folle, alternatives de rougeur et de pâleur de la face, appétit capricieux pour la quantité et la qualité des aliments, vomissements fréquents, maux d'estomac, bref, tous les phénomènes de l'hystérie ; elle rendait de temps en temps des cucurbitins ; elle fait divers remèdes qui provoquent une exacerbation d'accidents. David la soigne pour calmer ces phénomènes de thérapeutique intempestive et, comme la malade aimait beaucoup l'huile d'olive, il lui en fait prendre un grand verre pendant trois jours ; pas de purgation marquée. Le quatrième jour, il prescrit soixante grammes d'huile de ricin, expulsion de deux mètres et demi de tænia sans la portion effilée, la malade casse le ver par inadvertance ; nouvelle purgation qui produit une abondante expulsion d'anneaux, et disparition des accidents qui se reproduisent trois mois après en même temps que les cucurbitins se montraient de nouveau. Cette fille partit pour aller se faire soigner par le grenadier. David en ignore le résultat.

COUP D'ŒIL D'ENSEMBLE

SUR LES ACCIDENTS ATTRIBUÉS AU TÆNIA

Je viens de fournir, comme on a pu le voir, un grand nombre de faits extrêmement variés, touchant les phénomènes morbides et même les accidents qui ont été attribués à la présence du tænia dans le tube digestif; il me faut maintenant jeter un rapide coup d'œil d'ensemble sur leur compte.

D'abord, je dirai que les trois espèces de tænias que nous étudions, ont paru produire indifféremment les mêmes effets sur l'organisme humain. Wavruck, Mérat, Legendre, etc., etc., les ont trouvés semblables, tant pour le tænia armé que pour le tænia inerme. Magnus Huss, Odier de Genève, etc., etc., ont dit la même chose au sujet du bothriocéphale.

D'autre part, si nous recherchons la nature des divers phénomènes que nous venons de passer en revue, nous voyons qu'ils appartiennent à cette grande catégorie qu'on appelait *sympathiques*, il y a encore quelques années, et qu'on désigne mieux aujourd'hui sous le nom de *reflexes*.

Par le fait de leurs variétés et de leur complexité, ces phénomènes reflexes échapperont à toute explication tant que les actions reflexes du système nerveux de la vie organique, ne seront pas mieux connues.

Nous avons vu que les phénomènes reflexes, dont les tænias peuvent être l'origine, sont extraordinairement variés; et nous aurions pu en rendre l'énumération plus longue sans grand'peine. Mais, c'eût été chose inutile, car il ne faut pas perdre de vue que, malgré leur nombre et leur divergence, aucun d'entre eux, qu'il soit local, ou général, n'est pathognomonique.

En effet, ne savons-nous pas que les auteurs les plus recommandables sont d'accord pour spécifier que l'expul-

sion des cucurbitins est le seul symptôme irrécusable ; tandis
que, par ailleurs, on a vu, à côté des accidents les plus étranges, les sujets, les plus attentionnés touchant leurs sensations, porter un tænia pendant de longues années sans
s'en apercevoir ?

Comme on l'a fait remarquer, avec très grande raison, l'immense majorité des phénomènes morbides, qu'on attribue à
la présence du tænia, tous peut-être même, appartiennent à
la catégorie de ce qu'on appelle les *phénomènes nerveux ;*
d'autre part, les auteurs les plus recommandables ont
signalé que les individus qui les présentaient étaient toujours des sujets prédisposés tout spécialement à ces phénomènes nerveux. Aussi, est-il rationnel de dire, dans ces
conditions, que le tænia n'a joué, ici, que le rôle très
secondaire d'une cause déterminante. Et on sait combien le
rôle de ces causes déterminantes peut être minime dans
certains cas, si on le compare à la prédisposition innée de
chacun des individus.

En conséquence, après avoir énuméré, très en détail,
comme nous l'avons fait, cette longue liste des phénomènes
morbides, attribués au tænia, nous sommes ramenés à ce
que nous disions au début : que tantôt ces phénomènes font
absolument défaut, tantôt ils sont à peine appréciables,
tantôt ils sont plus marqués, sans qu'on ait pu, jusqu'ici,
formuler sur leur compte une conclusion quelque peu plus
précise. Dans aucun cas, un ou plusieurs de ces phénomènes ne sont pathognomoniques.

QUINZIÈME LEÇON

DIAGNOSTIC. — PRONOSTIC

DIAGNOSTIC

Il ressort, de tout ce que nous avons dit jusqu'ici, en parlant de la symptomatologie du tænia, qu'il n'y a aucun phénomène morbide caractéristique de sa présence. Seul, le fait mécanique et physique, de la présence des cucurbitins, ou d'une partie plus ou moins longue du ver, est l'indice certain qui puisse assurer le diagnostic. Tout le reste ne fournit que des présomptions aléatoires et sur lesquelles il serait téméraire de se baser aveuglément.

Ceci étant dit, pour fixer les idées, nous ajouterons que, dans l'étude que nous allons faire du diagnostic, il faut diviser notre exposition en deux parties : 1º Le sujet qu'on examine a-t-il ou non le tænia? 2º quelle est la variété du ver qu'il présente.

Le sujet qu'on examine a-t-il le tænia ?

Lorsqu'il s'agit du tænia inerme, l'indécision ne saurait durer bien longtemps, car il ne se passe pas de semaine peut-être, lorsque le ver est developpé, sans qu'un cucurbitin ne soit expulsé, et ne vienne ainsi fixer les idées d'une manière précise.

Mais, quand il s'agit du tænia armé, cette indécision peut durer plus longtemps lorsqu'on attend l'apparition des cucurbitins, car il faut nous rappeler que ce tænia armé laisse échapper un cucurbitin dans l'espace de temps où le tænia inerme en fournit vingt. Par conséquent, il peut se faire alors que, malgré l'observation attentionnée des selles, il s'écoule un temps, relativement assez long, avant qu'on ait pu constater l'issue spontanée de la partie du corps du délit nécessaire pour asseoir le diagnostic.

Quand il s'agit du bothriocéphale, l'indécision peut être encore de beaucoup plus longue durée, car on sait que ce bothriocéphale ne perd pas ses anneaux isolément comme les précédents, c'est par portions plus ou moins longues et même d'une manière toute accidentelle, que l'expulsion se fait; on peut dire même que, normalement, ce ver laisse échapper ses œufs pendant qu'il reste dans l'intestin; et que ses anneaux, lorsqu'ils ont fini leur fonction génésique, ont de la tendance à se déchirer, se flétrir et à disparaître par une regression qui les fait passer inaperçus. Dans ces conditions, on comprend qu'il peut s'écouler un temps très long, parfois, sans que l'observation, même très attentionnée, au point de vue de l'expulsion des cucurbitins, puisse fixer les idées d'une manière précise.

Ces indications étant fournies, touchant les différents cas qui peuvent se présenter dans la pratique, j'ajouterai que, lorsqu'un individu présente l'ensemble, ou une partie, des phénomènes morbides, qui ont été signalés comme pouvant donner la présomption de l'existence d'un tænia dans l'intestin, le médecin peut d'abord se baser sur les données générales de la distribution géographique des diverses espèces de ver pour être aidé dans l'établissement de son diagnostic.

S'il pense, avec ces données, avoir affaire au tæniainerme, on comprend qu'il saura qu'une observation, quelque peu attentionnée des excrétions du sujet, lui révèleront bientôt des cucurbitins. S'il croit qu'il est en présence des autres variétés de ver, il n'aura pas cette espérance, et il devra recourir à d'autres investigations dont je parlerai tantôt.

Quoi qu'il en soit, lorsque le médecin est consulté par un malade, et qu'il a lieu de penser qu'il s'agit du tænia inerme, armé, ou bothriocéphale, son premier soin doit être de chercher à avoir des cucurbitins, c'est-à-dire : 1º la preuve que c'est bien à un ver plat intestinal qu'il a affaire; 2º le moyen d'établir le diagnostic différentiel entre les trois sortes de ver plat.

Pour avoir, ainsi, des cucurbitins à sa disposition, un purgatif peut, à la rigueur, provoquer une expulsion de fragments d'helminthe; deux purgatifs, donnés successivement, à quarante-huit heures d'intervalle, en fournissent dans la grande majorité des cas, lorsque, depuis quelque temps le sujet n'a pas eu d'évacuation notable d'anneaux.

2° A quelle variété de tænia a-t-on affaire ?

Supposons d'abord le cas le plus facile. Admettons que le malade a rendu des cucurbitins, et qu'il les présente au médecin, comment reconnaîtra-t-on qu'il s'agit du tænia inerme, du tænia armé, ou du bothriocéphale?

Eh bien, si c'est un tænia inerme, l'aspect des cucurbitins qui, le plus souvent, savons-nous, sont rendus isolés et séparés les uns des autres, sera le suivant, sous le rapport de la forme et du volume, c'est-à-dire de petits rectangles, de deux à trois millimètres, sur six ou huit millimètres, blancs, opaques, ou demi-transparents, si ces cucurbitins ont été conservés dans de l'eau pure.

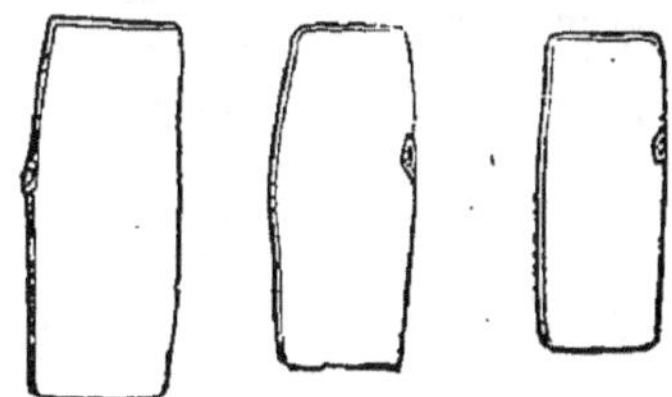

FIG. 40. — Aspect des cucurbitins du tænia inerme, conservés dans de l'eau pure.

Si, au contraire, ces cucurbitins ont été conservés dans de l'alcool, de l'eau-de-vie, ou tel autre liquide alcoolique, ils sont contractés et se présentent sous l'aspect suivant, c'est-à-dire plus petits, plus ratatinés, et d'une couleur blanc opaque plus accentuée.

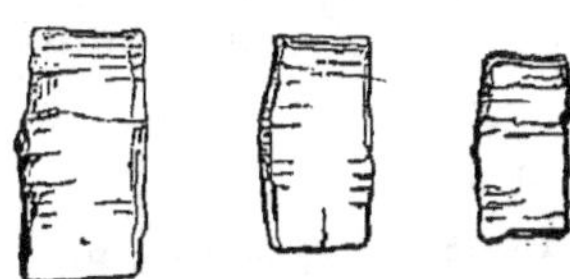

FIG. 41. — Aspect des cucurbitins du tænia inerme, conservés dans un liquide alcoolique.

Si c'est un tænia armé, on sait que les cucurbitins sont expulsés plus rarement à l'état isolé, mais, le plus souvent en fragments, comprenant de quatre à dix ou vingt anneaux, réunis bout à bout, et alors ces cucurbitins ont l'aspect suivant, quand ils sont conservés dans l'alcool.

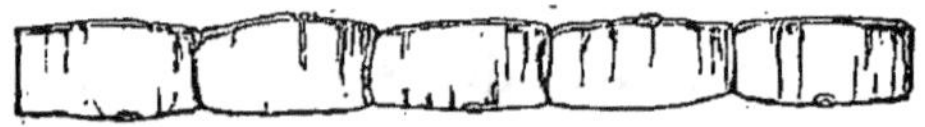

FIG. 42. — Aspect d'un fragment de cinq cucurbitins de tænia armé, conservés dans l'alcool.

Enfin, s'il s'agit du bothriocéphale, l'aspect est assez différent pour frapper, du premier coup, l'observateur; et, en effet, d'une part, ce bothriocéphale est expulsé en fragments assez longs, plus longs que ceux du tænia armé, et, d'autre part surtout, les pores génitaux, qui sont placés sur le côté dans le tænia inerme et le tænia armé, se trouvent au milieu dans les anneaux du bothriocéphale.

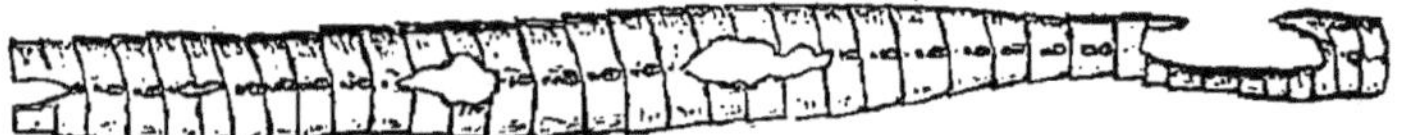

FIG. 43. — Morceau de bothriocéphale. On a figuré, çà et là, des pertes de substances, parce qu'elles se rencontrent plus souvent que chez les tænias inerme ou armé.

Un coup d'œil, jeté sur les figures précédentes, montre qu'il est très facile de différencier, même en y regardant très superficiellement, le bothriocéphale des tænias inerme et armé. Mais, en revanche, la différence entre les cucurbitins de ces tænias armé et inerme est moins facile. On a bien parlé des pores génitaux, qui sont plus régulièrement alternes chez le tænia inerme, moins régulièrement disposés chez le tænia armé; mais, il y a de nombreuses exceptions, de sorte que le caractère est moins certain.

Pour établir la différence d'une manière plus assurée, il faut recourir, alors, à une petite préparation. On place un de ces cucurbitins, conservé, jusque-là, dans l'eau, sur une

plaque de verre; on l'imbibe avec une solution de potasse
caustique, à un pour cent, et en regardant, avec une forte
loupe, ou avec un petit grossissement du microscope, on
voit la disposition de l'utérus, qui permet, très clairement,
de différencier le tænia inerme du tænia armé.

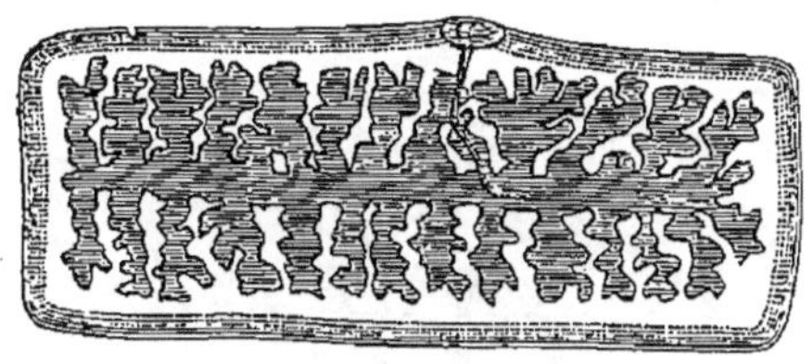

FIG. 44. — Anneau du tænia armé, traité par la potasse caustique,
et vu à un faible grossissement.

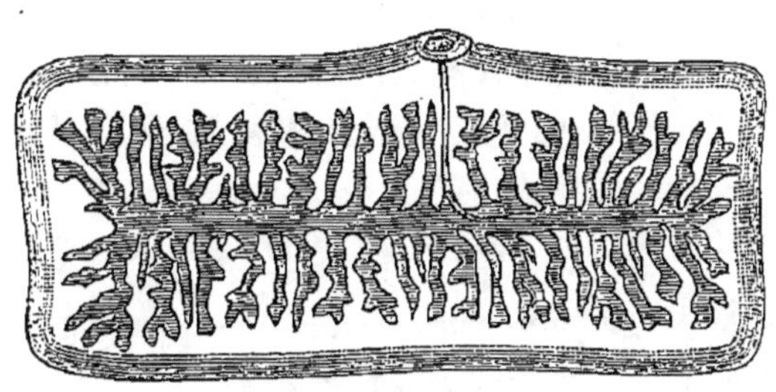

FIG. 45. — Anneau du tænia inerme, traité par la potasse caustique,
et vu à un faible grossissement.

Ces deux figures montrent combien il est facile de distinguer le tænia inerme du tænia armé. En effet, dans ce
tænia inerme, l'utérus porte des diverticules plus graciles,
plus nombreux et plus profondément divisés ou subdivisés
que dans le tænia armé.

Pour éviter toute confusion, je dois revenir encore sur le
compte du bothriocéphale. Nous avons vu, déjà, que du
premier coup d'œil, on a pu différencier les anneaux de ce
bothriocéphale, d'avec ceux des tænias inerme ou armé, en
examinant la place des pores génitaux, placés sur le côté
dans ces derniers, au centre chez le bothriocéphale. Mais,
supposons qu'il reste encore un doute dans l'esprit de

l'observateur, ou bien qué, se méfiant de lui, il veuille avoir deux certitudes pour une; il n'aura qu'à placer un fragment de bothriocéphale sur le porte-objet, en le traitant comme je viens de le dire pour les cucurbitins du tænia inerme ou armé, et il aura l'aspect que présentent les figures suivantes :

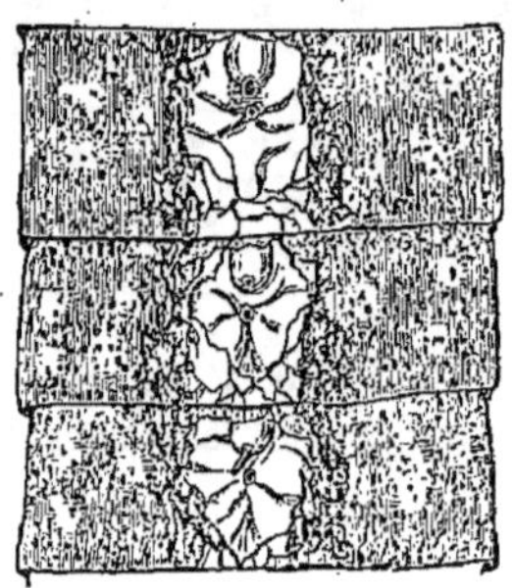

FIG. 46. — Trois anneaux de bothriocéphale, traités par la potasse caustique, et vus à un faible grossissement.

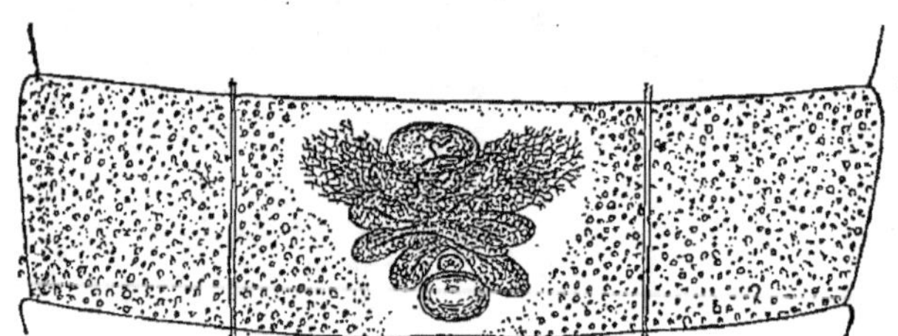

FIG. 47. — Anneau du bothriocéphale large, d'après LEUCKART.

On voit, en regardant ces diverses figures, qu'aucune confusion n'est possible; et la conclusion qui s'impose, c'est que, lorsqu'on a un cucurbitin à sa disposition, on peut, sans difficulté, établir, d'une manière certaine, s'il s'agit d'un tænia armé, d'un tænia inerme, ou, enfin, d'un bothriocéphale.

Mais, faut-il absolument avoir en main un cucurbitin, pour pouvoir établir le diagnostic et savoir, non-seulement à quelle espèce de tænia on a affaire, mais encore si le sujet est réllement atteint de tænia? La réponse à faire est différente, suivant : qu'on envisage le bothriocéphale, qui, précisément, ne s'élimine pas comme les tænias inerme ou armé, par anneaux isolés ou par petites agglomérations de cucurbitins mûrs, c'est-à-dire adultes; ou bien, que l'on vise les tænias, inerme et armé.

Pour le bothriocéphale, l'examen des selles, au microscope, suffit pour renseigner d'une manière précise, car on trouve, dans ces selles, des œufs qui permettent de porter le diagnostic avec assurance.

Pour les tænias inerme ou armé, la question est plus controversée; certains auteurs, avec Davaine, disent que les cucurbitins de ces vers, sortant de l'intestin au moment où ils sont adultes, les œufs sont toujours contenus dans ces cucurbitins, et, par conséquent ne se rencontrent que tout à fait accidentellement et très rarement dans les selles. D'autres auteurs, au contraire, affirment qu'il y a toujours rupture éventuelle de quelque anneau de tænia armé ou inerme dans l'intestin, et que, le plus souvent, on peut, par le fait de cette rupture, rencontrer des œufs dans les selles, absolument comme s'il s'agissait du bothriocéphale.

Je viens de dire que Davaine croyait qu'il est impossible de rencontrer des œufs de tænia armé ou inerme, dans les selles. On en inférera comme moi, que : si pareille autorité en helminthologie, a formulé cette opinion, c'est que l'investigation est assez difficile, et la découverte de ces œufs assez rare. Ceci doit être tenu en mémoire pour les praticiens qui pourraient penser, à priori, que l'examen des selles, à ce point de vue, ne présente pas de sérieuse difficulté.

Toutefois, remarquons que, pour ce qui est de la pratique, les choses se présentent d'une manière favorable pour l'établissement du diagnostic; en effet, pour les tænias inerme et armé, si l'on ne peut pas facilement rencontrer des œufs en examinant les selles, on a, en revanche, des cucurbitins à sa disposition, avec une grande facilité. Pour le bothriocéphale, au contraire, dont les cucurbitins sont difficiles à se procurer, l'examen des selles montre sans difficulté les œufs en assez grand nombre.

Quoi qu'il en soit, voici des figures qui représentent les œufs des tænias inerme, armé et bothriocéphale.

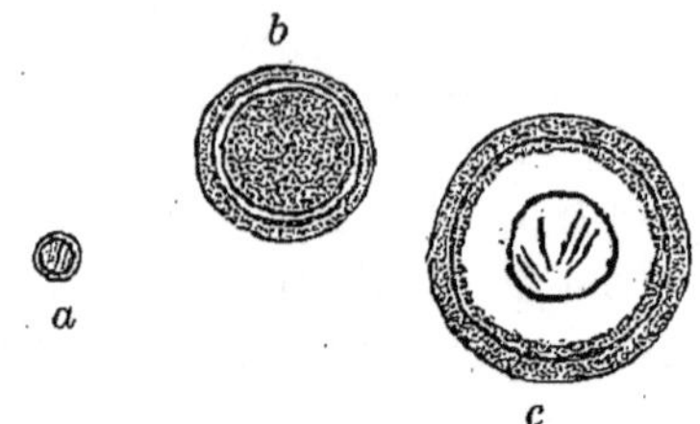

FIG. 48. — Œuf du tænia armé; *a*, grossi soixante-dix fois; *b*, trois cent quarante fois; *c*, même grossissement et traité par une solution de potasse caustique pour rendre apparent l'embryon hexacanthe qu'il renferme.

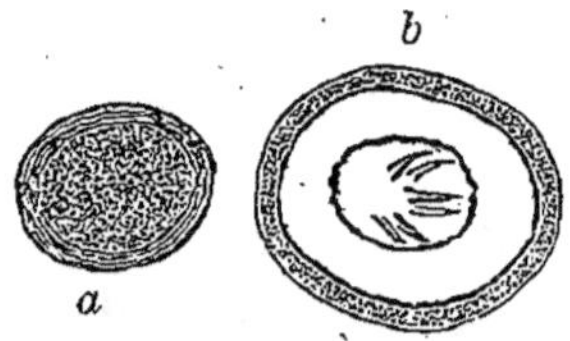

FIG. 49. — Œuf du tænia inerme; *a*, dans la glycérine, grossi trois cent quarante fois; *b*, après traitement par la potasse, on voit l'embryon hexacanthe.

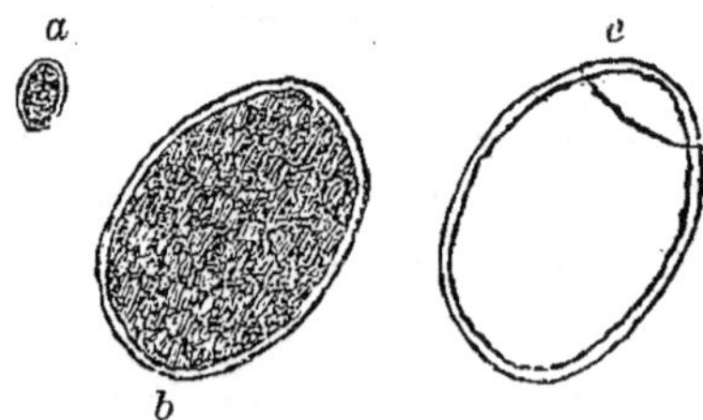

FIG. 50. — Œuf du bothriocéphale large; *a,* grossi soixante-dix fois; *b*, grossi trois cent quarante fois; *c*, traité par l'acide sulfurique concentré, qui fait voir l'opercule.

Dans la figure n⁰ 48, je n'ai pas représenté le grossissement à soixante-dix diamètres, parce qu'il est trop semblable à l'aspect du grossissement, correspondant de la figure n° 48. Il suffit d'indiquer cette particularité pour qu'on sache qu'à un grossissement de soixante-dix diamètres, on peut différencier les tænias, armé ou inerme, du bothriocéphale, mais pas le tænia armé du tænia inerme.

Pour être aussi clair que possible dans cette question du diagnostic, où il ne faut laisser aucune obscurité dans l'esprit, je vais reproduire sous forme de tableau à deux colonnes, les détails du diagnostic différentiel : 1° entre le bothriocéphale et les tænias; 2° entre le tænia inerme et le tænia armé.

Ce sera une redite, en réalité, mais on me la pardonnera, en raison de l'utilité qu'il y a : à bien fixer les idées sur ces points importants.

1° Tableau des différences entre le bothriocéphale et les tænias

BOTHRIOCÉPHALE	TÆNIAS
Les cucurbitins ou anneaux, portent leur pore génital, sur le milieu d'une des faces planes.	Les cucurbitins ou anneaux portent leur pore génital sur un des bords latéraux.
L'œuf, relativement assez gros, est ovale et porte une sorte d'opercule à une de ses extrémités.	L'œuf relativement plus petit est presque sphérique ou sphérique, et ne présente pas de trace d'opercule.
La tête du bothriocéphale est olivaire et porte, sur les côtés, deux ventouses latérales, longitudinales, bien visibles à la loupe.	La tête du tænia est sphérique ou aplatie, en forme de cône tronqué; et porte, sur la calotte ou le plateau terminal, quatre ventouses rondes assez facilement visibles à la loupe.

2° Tableau des différences entre le tænia armé et le tænia inerme

TÆNIA ARMÉ	TÆNIA INERME
Tête. — Elargie dans sa partie moyenne, et restreinte au niveau du cou, hémisphérique, portant à sa partie centrale une couronne de crochets d'inégales longueurs, placés sur deux rangs, d'une façon assez obscure ; quatre ventouses placées autour de la couronne, sur cette tête, qui a, en tout, de cinq à sept dixièmes de millimètre de diamètre.	*Tête.* — Ayant plutôt la forme d'un cône tronqué, dont la petite section répond au cou. Elle a une surface presque plane, sur laquelle se voient quatre ventouses assez saillantes, et occupant les angles du plateau. Cette tête est un peu plus volumineuse : huit à neuf dixièmes de millimètre de diamètre.
Cou. — Assez allongé.	*Cou.* — Plus court que dans le tænia armé.
Cucurbitins. — Moins larges, et surtout, moins longs et moins épais que ceux du tænia inerme ; couleur blanc sale. Ces cucurbitins sont quadrangulaires, d'autant plus allongés qu'ils sont plus éloignés de la tête.	*Cucurbitins.* — Plus larges et plus épais que ceux du tænia armé. Ils arrivent parfois à avoir deux centimètres de long sur un de large. Couleur, blanc plus ou moins jaunâtre quelquefois.
Pores génitaux. — Plus régulièrement alternes que dans le tænia inerme.	*Pores génitaux.* — Plus irrégulièrement alternes que dans le tænia armé.
Issue des cucurbitins. — Assez rare ; les malades ne les évacuent, en général, qu'avec des selles ; leur	*Issue des cucurbitins.* — Plus fréquente ; des cucurbitins isolés se détachent souvent, et sont évacués

sortie spontanée s'observe peu souvent ; l'expulsion se fait par cinq, dix, quinze cucurbitins à la fois. Ces cucurbitins exécutent peu de mouvements après leur sortie.

spontanément, dans l'intervalle des selles, de sorte que le sujet les retrouve dans ses pantalons, ou dans ses draps de lit. Ces cucurbitins exécutent, pendant assez longtemps, des mouvements, après leur sortie, surtout si on les place dans de l'eau tiède.

Longueur du ver. — Moindre que celle du tænia inerme.

Longueur du ver. — Plus grande que celle du tænia armé.

Uterus. — Placé au milieu du cucurbitin, présente sept à douze branches, qui, elles-mêmes sont peu ramifiées et se terminent en fourche.

Uterus. — Placé au même endroit, mais présentant quinze à vingt branches dont les ramifications secondaires sont plus nombreuses, et donnent davantage, à cet uterus, une apparence arborescente.

Œuf. — Arrondi.

Œuf. — Ovale.

D'ailleurs, pour éviter des longueurs, je n'ai qu'à renvoyer à la description des diverses variétés de tænia, que j'ai faite précédemment ; on y trouvera des indications, qui montrent que le diagnostic différentiel, entre les diverses espèces de tænia, est chose relativement facile.

PRONOSTIC

Quoique, comme l'a dit très bien Vallin, dans la *Revue d'hygiène*, 1879, p. 333 : « L'hygiène la plus élémentaire exige qu'on se débarrasse, au plus vite, de cette vermine, comme de toutes les autres », il ne faut pas s'exagérer l'importance du pronostic, dans le cas où un individu est atteint du tænia. La meilleure preuve que j'en puisse donner, c'est que, dans une infinité de cas, le sujet ne s'est aperçu de l'existence de son parasite, que plusieurs années après son développement ; et que, dans un très grand nombre, le ver a pu séjourner des cinq, dix, quinze années dans un intestin, sans produire aucun accident sérieux.

Cependant, on aurait tort, aussi, de considérer la présence du tænia dans l'intestin comme absolument dénuée, sinon de tout danger, au moins de tout inconvénient ; car, ne serait-ce que par suite des phénomènes de dyspepsie, que ces tænias produisent si souvent, il y a, du fait de leur présence, une cause permanente, et assez puissante d'affaiblissement de l'individu, qu'il est toujours sage d'éviter ou de faire disparaître.

Nous avons vu, en étudiant la symptomatologie des tænias, et en passant en revue les divers accidents morbides qu'ils peuvent entraîner, que, très heureusement, la présence du parasite ne compromet pas, d'une manière bien menaçante, non-seulement la vie, mais encore, en général, la santé de l'individu. Néanmoins, ces tænias ont provoqué, parfois, une perturbation assez profonde dans la manière d'être du sujet, pour qu'on ne puisse pas dire que l'on est autorisé à ne pas tenir compte de la présence du tænia dans le corps humain.

Aussi, spécifions, pour bien préciser notre pensée, que tout en ne croyant guère à la possibilité de grands dangers, courus par les individus qui portent un tænia, j'estime que, lorsqu'on est certain de sa présence dans le tube digestif, le mieux est de l'expulser.

Quand on s'occupe du pronostic du tænia, il faut ne pas oublier d'envisager, en quelques mots rapides au moins, la question de la ladrerie chez l'homme; car on sait qu'on a dit qu'elle peut se produire, chez les porteurs du tænia, par le fait d'une véritable auto-infection.

D'après les expériences de Leuckart, on en a déduit, logiquement, que lorsque le ver remonte jusque dans l'estomac, il peut y être attaqué, dans sa substance, par les liquides digestifs, qui, en le digérant, mettent les œufs à l'état de liberté. Or, ces œufs se trouvant alors dans les conditions favorables à l'absorption, on a pensé qu'il pouvait en résulter le développement de cysticerques dans les tissus.

Comme on sait que le ver peut être vomi, et comme on l'a trouvé quelquefois dans l'estomac, on comprend que cette pensée de l'auto-infection est rationnelle; d'autant plus, qu'on a même dit : qu'il n'était pas nécessaire que le tænia remontât jusqu'à l'estomac, car les liquides du duodenum pouvaient le désagréger et mettre les œufs dans les conditions favorables à leur développement.

Sans attaquer la logique de ces raisonnements, on me permettra de ne pas être aussi pessimiste que ceux qui ont redouté beaucoup cette auto-infection. Je me baserai, pour soutenir mon opinion sur ces deux faits dont on appréciera bien vite l'importance :

1º C'est que, pour que l'auto-infection pût avoir lieu, il faudrait, non-seulement que le tænia remontât dans l'estomac, ce qui est, somme toute, assez rare, mais encore qu'il y mourût, et qu'il y séjournât un certain temps après la mort; car, qu'on ne s'y trompe pas, tant que le tænia reste vivant, les liquides stomacaux ont peu d'action sur lui, même, alors qu'il s'agit de cucurbitins détachés, qui sont loin d'être morts, après plusieurs heures et peut-être plusieurs jours de séparation du restant de l'helminthe; de sorte, on le voit, que toutes choses égales d'ailleurs, il y a déjà à penser que si cette auto-infection est possible, il doit être assez rare qu'elle se produise.

2º Pour ce qui est du second argument, il faut partager les tænias en trois catégories : bothriocéphale, tænia inerme, tænia armé. Or, pour le bothriocéphale, il semble certain que l'auto-infection ne peut se produire, parce qu'on n'a jamais trouvé, chez l'homme, un cysticerque qui puisse y être rattaché.

Pour ce qui est du tænia inerme, je dirai qu'il n'est pas encore prouvé, non plus, que son cysticerque puisse vivre dans les tissus de l'organisme humain, comme il vit dans ceux du bœuf, par exemple ; et, de ce fait, il n'y a peut-être pas à craindre la possibilité de l'auto-infection. Cependant, il ne faut pas oublier que le fait présenté par le Dr Gavoy, médecin principal de l'armée, à l'Académie de médecine, dans sa séance du 18 octobre 1887, est de nature à faire réfléchir, car le cysticerque du cerveau, dont il a rapporté l'observation, appuyée d'une microphotographie très claire, pourrait bien provenir du tænia inerme, au lieu d'appartenir au tænia armé.

Quoi qu'il en soit, ce point étant réservé, et cette possibilité étant admise, il en est un autre dont on va apprécier l'importance ; c'est que, sur plus de trois mille individus porteurs du tænia, qu'on a traités dans les hôpitaux de la Marine, de 1860 à 1885, et sur peut-être quinze à vingt mille individus qui avaient été atteints par le parasite, parmi les soldats et les matelots, dans cet intervalle, on n'a pas constaté, une seule fois, un cas d'auto-infection. Il en découle que, si cette auto-infection est possible, elle doit s'observer bien exceptionnellement. Par conséquent, pour le tænia inerme, si cette auto-infection est possible, elle est, assurément, extraordinairement rare.

Reste enfin le tænia armé ; or, ce que nous savons à son sujet et au sujet de la ladrerie chez l'homme, nous montre que cette auto-infection est possible ; mais, ici encore, elle est tellement rare, qu'elle peut être considérée comme une éventualité, dont il faut, à peine, se préoccuper.

Donc, pour ce qui est de cette auto-infection, nous devons dire : que, dans l'état actuel de nos connaissances, tout en admettant sa possibilité, d'une manière plus ferme qu'au temps où nos prédécesseurs, qui n'en avaient jamais entendu parler, n'y songeaient pas, on peut en inférer que les chances qu'ont les porteurs du tænia de la contracter, sont infiniment rares.

En définitive, la conclusion ultime qui s'impose : c'est que, tout en considérant les tænias comme des hôtes peu dangereux pour celui qui les héberge ; tout en pensant que, dans l'immense majorité des cas, ces tænias ne provoquent que des accidents de minime importance ; et, que lorsqu'ils ont été signalés comme cause de phénomènes morbides, assez graves ou quelque peu intenses, on a pu penser qu'il s'agissait de sujets très grandement prédisposés, déjà, par leur constitution, à ces accidents ; en définitive, dis-je, le mieux est de les expulser aussitôt que possible lorsqu'on a affaire à eux.

SEIZIÈME LEÇON

TRAITEMENT

Le traitement est un des points les plus importants dans les études du genre de celle que nous faisons ici, parce que c'est lui qui intéresse le plus directement le médecin et le malade, au point de vue pratique. Or, je dirai tout d'abord que ce traitement des tænias est encore, à l'heure actuelle, encombré d'un si grand nombre de substances, qu'on ne sait, vraiment, à laquelle d'entre elles, on peut s'adresser, quand on n'a pas, déjà, une expérience personnelle.

Dans le cas où je suis placé actuellement, je n'ai pas besoin de faire un bien long historique, touchant le traitement du tænia, aux diverses époques de la médecine. — Ce serait une longueur inutile que j'éviterai. — Nous savons que certains tænifuges très énergiques, le grenadier, par exemple, étaient connus de toute antiquité dans le monde grec et romain. Or, comme ce grenadier est, aujourd'hui encore, l'agent le plus efficace que l'on connaisse pour l'expulsion du tænia, il semblerait, à priori, que le traitement du parasite est déterminé, d'une manière précise, depuis une longue série de siècles. Il n'en est rien cependant.

En réalité, il faut dire : que jusqu'au commencement et, peut-être mieux encore, jusqu'au milieu de ce siècle, le traitement du tænia était aussi obscur que nos connaissances sur la biologie du ver étaient incomplètes. — Sans doute on employait, çà et là, tel ou tel médicament, que nous reconnaissons comme plus ou moins efficace dans le moment actuel; mais combien d'autres, qui ont été oubliés déjà, étaient souvent présentés comme jouissant d'une réputation méritée !

Dans chaque contrée on avait un remède, remède le plus souvent secret et employé par des empiriques, auxquels les praticiens l'empruntaient volontiers. Le succès était si rare, si difficile à obtenir, que nous avons dix exemples, peut-être, de souverains achetant, çà et là, une formule pour la divulguer et en faire ainsi bénéficier les malades que les médecins ne parvenaient pas à guérir le plus souvent. Ajoutons que ces formules, elles-mêmes, n'étaient pas infaillibles. Bien loin de là; pour un succès qu'elles donnaient, dix fois leurs effets thérapeutiques étaient impuissants.

On arriva ainsi jusqu'au commencement de ce siècle; on connaissait, sans doute, l'action de la fougère mâle, de la térébenthine, de la graine de courge, de l'écorce de grenadier, dans certains pays; mais cette connaissance était limitée à quelques localités ou à quelques groupes de population; le traitement du tænia n'existait, à proprement parler, pas encore. J'en donnerai pour preuve qu'en 1840, lorsque Wawruck, de Vienne, publia son remarquable travail basé sur deux cent six observations, la thérapeutique qu'il indiqua comme résultat de sa pratique, pourtant étendue, se réduisait à une série de moyens, plus ou moins secondaires, parmi lesquels nous ne trouvons pas les véritables tænifuges, à la place prééminente qui leur revient de nos jours.

Mais le progrès devait s'effectuer, et s'affirmer dans le courant de ce siècle; en effet, le mémoire de Gomez, les travaux de Breton, et de Mérat donnèrent au grenadier la grande importance qui lui revient, pour l'expulsion du tænia. Et tandis que, d'une part, l'action de la fougère était mieux étudiée, celle de la graine de courge était vulgarisée.

Bientôt le cousso, de son côté, se répandait dans les officines de l'Europe. Puis le kamala fut l'objet d'expériences importantes.

Cent autres agents divers furent annoncés et essayés pour le traitement du tænia; de sorte que la matière médicale, déjà abondamment pourvue, se trouva rapidement chargée d'une infinité de remèdes de valeur thérapeutique très diverse.

Par ailleurs, la découverte du principe actif de certains médicaments végétaux employés, jusqu'à ce siècle, en nature devait réagir bientôt sur la question du traitement du tænia. Les chimistes se mirent à la recherche de l'agent fondamental du cousso, de la fougère. Heckel isola la péporésine de la graine de courge. Tanret la pelletiérine de l'écorce de grenadier. Nous sommes aujourd'hui en plein dans cette période, où on est en quête, plutôt de rechercher le principe actif des substances tænifuges déjà connues, que d'essayer d'enrichir la matière médicale de tænifuges nouveaux.

Ce labeur est utile, c'est en lui que réside réellement le progrès. C'est dans cette voie qu'il faut que les efforts des travailleurs se portent désormais, car, comme je l'ai dit déjà, la matière médicale est encombrée de substances réputées capables d'expulser le tænia. Chercher à en étendre la liste, déjà trop longue, serait chose stérile; le véritable problème consiste, désormais, dans l'appréciation exacte de la valeur des tænifuges que nous possédons.

On ne sera pas étonné d'apprendre que, depuis le siècle dernier déjà, on ait fait des tentatives de classification des tænifuges pour rendre leur étude plus facile.

Cusson (*Thèse de Montpellier*, 1783, *Jour. de méd.*, 1783, t. LX, p. 261) partageait le traitement du tænia en deux méthodes différentes, il y a plus de cent ans : la première qu'il appelait *active*; la seconde désignée sous le nom de *douce*.

La méthode active, consistait dans l'administration des purgatifs énergiques combinés aux vermifuges de même nature.

La méthode douce, avait pour base les huiles vermifuges et légèrement purgatives, jointes aux anthelmintiques et aux purgatifs moyens.

Cette classification était trop imparfaite pour pouvoir être conservée pendant longtemps, aussi fut-elle oubliée presque aussitôt qu'elle eut été proposée.

Mérat, dans l'article *Tænia* du dictionnaire en soixante

volumes, rangeait les moyens de traitement en cinq classes que voici :

1º Celle, où on chasse le ver au moyen d'une eau abondante et froide ;

2º Celle, où on l'asphyxie par des gaz irritants, comme : l'acide carbonique, l'éther en vapeur, etc., etc.

3º Celle, où on le tue, au moyen de substances salées, âcres comme : le sel marin, ou le muriate de baryte et le nitrate de potasse ;

4º Celle, où on asphyxie l'animal par défaut d'air comme lorsqu'on bouche ses organes respiratoires en l'inondant d'huile ;

5º Enfin celle, où on se borne à le chasser du corps, au moyen de purgatifs plus ou moins forts, qui ont peut-être aussi la propriété de le tuer.

Cette classification semblait plus rationnelle, à priori, et parut mieux répondre aux besoins de l'étude des tænifuges. Mais, en y regardant de près, on vit bientôt qu'elle était attaquable dans presque toutes ses parties, de sorte que l'esprit n'en fut pas satisfait.

Dans l'article *Tænia* du dictionnaire en trente volumes, Raige Delorme divisait les substances employées dans le traitement du tænia en sept catégories que voici :

1º Les drastiques : jalap, scammonée, coloquinte, aloès, gomme gutte, etc., etc., qui sont employés quelquefois seuls et quelquefois aussi sont combinés à d'autres médicaments, et agissent alors comme moyen secondaire.

2º Les métaux : mercure, antimoine, fer, cobalt, étain, etc., etc., qui sont employés seuls ou unis à d'autres agents : fougère mâle ou drastiques et constituent les méthodes d'Alston, de Mathieu, d'Hufeland.

3º Les substances âcres, comme : l'huile de Dippel, l'essence de térébenthine, la rûe, la sabine, la cévadille, l'assa fœtida, l'ail, la tanaisie, la fougère, ainsi que le grenadier, qu'on emploie seules, ou mieux unies aux purgatifs et spécialement aux drastiques.

4º Les substances diffusibles, comme : l'alcool, l'éther, les huiles essentielles des labiées, l'élixir de Mynsicht, l'élexir acide de Haller, le sel marin, l'eau de mer et diverses eaux minérales.

5° Les substances huileuses : huile d'olive, de noix, de lin, de ricin.

6° Les acides : suc de citron, de grenade, de verjus.

7° L'eau froide, suivant la méthode de Rosen.

Toute ingénieuse qu'elle soit, cette classification de Raige Delorme n'a pas été conservée dans la pratique du tænia, et lorsque Davaine écrivit son admirable livre sur les entozoaires, il se trouva bien embarrassé quand il fut arrivé au chapitre où il devait traiter des tænifuges. C'est au point que, ne trouvant aucune classification acceptable, et ne jugeant pas à propos de perdre son temps à en faire une, qui réunit les suffrages des médecins, il se borna à suivre purement et simplement l'ordre alphabétique.

Lorsque j'ai entrepris d'étudier les tænias de l'homme, au point de vue clinique, j'ai, à mon tour, dû me préoccuper des moyens de présenter la liste des si nombreux tænifuges que possède la matière médicale, d'une manière qui en rendit l'examen moins aride, en même temps qu'elle permettrait de comparer, de grouper, de rapprocher les divers médicaments d'après certaines affinités, certaines ressemblances, soit d'origine, soit de mode d'administration, soit de mode d'action. Mais, je ne tardai pas à constater qu'il n'était pas encore possible, dans l'état actuel de nos connaissances, à arriver à un résultat satisfaisant.

En effet, nous ignorons encore trop complètement le mode d'action de la plupart, sinon de tous les tænifuges, pour pouvoir nous permettre de théoriser sur leur compte. Aussi, j'avoue qu'après avoir vainement essayé, dix fois, de faire une classification ; après avoir hésité longtemps entre dix classifications différentes, j'ai été un moment sur le point d'imiter Davaine, et de me contenter, comme lui, de l'ordre alphabétique.

Mais je vis à cette manière de faire tant d'inconvénients, sous le rapport de l'aridité de l'exposition, et sous celui des redites, que je n'ai pas pu m'y résoudre. En fin de compte, je pensai, qu'en somme, toute classification quelque imparfaite qu'elle fût, était préférable, dès le moment qu'elle essayait de grouper dans la faible limite du possible, les divers tænifuges dont la matière médicale est remplie à l'heure présente.

La première pensée qui vient à l'esprit, lorsqu'on essaie de classer les médicaments proposés pour l'évacuation du tænia, est de faire deux grandes divisions :

A. — Tænifuges.
B. — Tænicides.

Malheureusement, ce groupement, tout séduisant qu'il soit, est, non-seulement impossible, dans l'état actuel de nos connaissances, mais encore il est irrationnel. Et pour cette raison, que logiquement on comprend, que le tænicide est plus énergique que le simple tænifuge. Or, le grenadier, la courge, le cousso, le kamala, la fougère, qu'on considère comme les agents les plus efficaces, en réalité, expulsent parfois le tænia vivant ; tandis que la poudre d'étain, le fer, le charbon, lorsqu'ils provoquent la sortie de fractions, plus ou moins étendues de ver, l'ont tué depuis plus ou moins longtemps.

Il suffit de faire ce rapprochement, et cette comparaison, pour montrer que cette division en tænifuges et tænicides est impossible aujourd'hui. Dans ces conditions, je me suis arrêté au groupement suivant, dont je suis le premier à reconnaître toutes les imperfections, mais qui, cependant, me paraît pouvoir servir à l'étude des tænifuges, en attendant que nous en possédions un meilleur. Je vais donc le présenter en insistant tout d'abord sur son caractère éphémère, et sans essayer de défendre ses nombreuses imperfections.

CLASSIFICATION DES TÆNIFUGES

1re Catégorie. — *Tænifuges de premier ordre, sous le rapport de l'efficacité :* Grenadier, Fougère mâle, Graine de courge, Cousso, Kamala.

2e Catégorie. — *Tænifuges huileux :* Huiles, animales, minérales, végétales.

3e Catégorie. — *Tænifuges mécaniques :* Zinc, Fer, Étain, Charbon végétal, Purgatifs.

4e Catégorie. — *Tænifuges mécanico-chimiques :* Eau froide, Sulfites alcalins, Sel marin.

5e Catégorie. — *Tænifuges inébriants :* Ether, Alcools, Vins.

6e Catégorie. — *Série des tænifuges d'Abyssinie,* signalés à la suite de l'introduction du cousso dans la thérapeutique : Musenna, Tatzé, Saoria, Ogkert, Bobilda, Habi-tsalim, Habi-tchugo, Tambuc, etc., etc.

7e Catégorie. — *Tænifuges divers :* La longue liste des médicaments qui n'entrent pas, jusqu'ici, dans les catégories précédentes.

Je le répète, cette classification est défectueuse à cent points de vue divers ; elle devra certainement être laissée de côté le jour où nous serons mieux fixés sur le mode d'action des tænifuges. Mais, jusque là, on me permettra de la suivre, parce que, mieux que l'ordre purement alphabétique, elle nous permet de présenter, avec un commencement de groupement, les divers médicaments proposés pour chasser le tænia.

Avant d'aller plus loin, j'ai besoin d'entrer dans quelques détails explicatifs, qui me paraissent avoir leur sérieuse importance. Toutes les fois qu'il est question d'un tænifuge nouveau, on trouve, dans les publications médicales, des affirmations tellement optimistes qu'on est tenté de croire que, désormais, l'expulsion du tænia est la chose la plus facile du monde. Par contre, si on consulte les praticiens ; c'est-à-dire ceux qui sont à même, non-seulement de prescrire les tænifuges, mais encore qui sont en situation favorable pour savoir si le malade a été débarrassé complètement du tænia, ou bien a été obligé de recommencer cette tentative d'expulsion trois mois après, on voit que leurs conclusions sont très pessimistes, au contraire.

Comme, dès le début de mes recherches sur les tænias de l'homme, j'ai été très frappé de ce détail, j'ai porté mon attention de ce côté d'une manière spéciale. Je suis arrivé à avoir une opinion, bien arrêtée, que je crois conforme à la réalité.

Au lieu de croire à l'efficacité tænifuge d'une substance, quand son emploi avait provoqué l'expulsion d'une longue portion de ver, et, même, de la portion rétrécie de ce ver, je ne voulus considérer, comme un succès réel, que les cas, où j'avais vu que l'expulsion de la tête du tænia avait été bien positivement constatée, par l'examen attentionné à la loupe.

Qu'on me permette de rappeler que, grâce aux feuilles de clinique, parfaitement tenues en général, dans les hôpitaux de la Marine, j'ai pu dépouiller plus de trois mille observations détaillées de tænia. Par ailleurs, j'ajouterai que j'ai fait expulser, moi-même, bien près d'un millier, sinon plus, de ces parasites ; de sorte que, sans être taxé de présomption, je puis dire que j'ai quelque habitude des particularités du traitement du tænia. Or, après avoir examiné de près les choses, je suis arrivé à penser : que lorsque la tête du ver est expulsée, on la retrouve, très généralement. Les cas où on ne l'a pas retrouvée, malgré des recherches attentionnées, quand elle est réellement sortie, sont rares, à mon avis, et ne se présentent, peut-être, pas une fois sur vingt, je crois.

Donc, de très bonne heure, j'ai pris le parti de faire rechercher cette tête, avec soin, dans chaque tentative thérapeutique ; et j'ai adopté, invariablement, la coutume de ne porter, comme *succès*, que les cas où cette tête était bien positivement constatée. Si on n'avait trouvé que la portion rétrécie, même la portion filiforme du ver, j'ai, sans aucune hésitation, considéré le cas comme un *insuccès*. Quand on n'avait rencontré que des anneaux volumineux, sans la portion rétrécie, j'ai invariablement considéré le cas comme un *résultat nul*; car, il ne faut pas oublier que le purgatif a joué, dans l'emploi des diverses substances réputées tænifuges, un rôle qu'il ne faut pas mettre sur leur compte.

En procédant ainsi, je suis arrivé à des résultats autrement moins brillants, sur le papier, que ceux qui sont signalés d'ordinaire. Mais j'ai la certitude d'être resté, plus près que d'autres, dans l'exacte appréciation de la réalité. Peut-être un peu au-dessous de cette réalité; cela vaut mieux, à mon avis, que de se laisser aller, comme on le constate trop souvent dans les diverses publications, à un optimisme inexact.

DIX-SEPTIÈME LEÇON

PREMIÈRE CATÉGORIE

TÆNIFUGES DE PREMIER ORDRE

Comme son nom l'indique, cette catégorie comprend les agents les plus énergiques d'expulsion du tænia, que possède la matière médicale de nos jours. Elle comprend : 1º le grenadier; 2º la graine de courge; 3º le cousso; 4º la fougère; 5º le kamala. Nous allons étudier successivement, en détail, ces diverses substances.

GRENADIER

Le grenadier : *Punica granatum*, de la famille des granatées, voisine des myrtacées, est, sans contredit, le tænifuge le plus employé, et le plus en renom aujourd'hui; depuis, surtout, que son principe actif ayant été isolé, son administration peut se faire dans les conditions les plus favorables pour le succès.

L'action tænifuge du grenadier semble avoir été connue depuis la plus haute antiquité, car nous trouvons déjà, dans Caton le Censeur (*de re rustica*, ch. CXXVI), qui vivait deux cent trente ans avant J.-C., l'indication : que la macération de son fruit, dans du vin, est un bon moyen pour chasser les vers.

Pline le naturaliste, qui vivait quatre-vingts ans avant notre ère, en connaissait aussi l'utilité, puisque, dans son livre si remarquable (*Lib.* XXIII, § 60, t. VIII, p. 101, de la grande traduction in-4º), il s'exprimait ainsi au sujet du grenadier : « Une grenade concassée, et cuite dans trois « némines de vin, jusqu'à diminution des deux tiers, est un « fort bon remède pour apaiser les tranchées, et pour tuer « toutes sortes de vers, qui s'engendrent dans les boyaux. » Plus loin, p. 105, il ajoutait : « Pour ce qui est de la racine « du grenadier, le suc que l'on tire de sa décoction fait « mourir les vers appelés tænias, étant pris au poids d'un « *victoriat.* »

Dioscoride, qui fut le médecin d'Antoine et de Cléopâtre, c'est-à-dire qui vivait peu d'années avant J.-C. ; Celse, qui naquit sous le règne de Tibère, tout à fait au début de notre ère, ont parlé de son action tænifuge, dont nous nous occupons ici. Puis, Marcellus-Empiricus, au IVe siècle (chap. XXVIII, p. 199), et Rhazès, au VIIe siècle, s'en occupèrent à leur tour.

Mais, après avoir eu sa réputation aussi solidement établie, le grenadier tomba dans l'oubli, pour ne rentrer dans la science qu'au commencement du XIXe siècle; car, si Leclerc et Andry en dirent quelques mots, ce n'est que les travaux de Buchanan, de Breton, de Gomez, de Mérat, etc., etc., qui ont appelé de nouveau l'attention sur son compte.

Il faut dire que le grenadier n'avait cependant pas disparu de la pratique empirique, pendant ce long espace, qui sépare l'époque contemporaine de l'antiquité. C'est ainsi que, dans l'Inde, il était resté dans les formules du vulgaire. C'est de là qu'est sortie, en 1807, la pratique de Buchanan (*Edimb. med. surg. journ.*, t. III, p. 22).

Breton essaya le grenadier en Angleterre, peu d'années après; Gomez, qui avait déjà fait de remarquables travaux sur l'ipécacuanha et la cinchonine, fit, en 1822, un mémoire que Mérat a traduit (*Journ. complém.*, 1823, t. XVI, p. 24), et qui a définitivement donné au grenadier le droit de domicile dans la thérapeutique.

On se trouva bientôt si bien de l'action du grenadier, que les chimistes se mirent à chercher son principe actif, comme ils avaient cherché celui de nombre d'autres médicaments. Righini, de Florence, crut l'avoir trouvé, dans un composé assez complexe, qu'il tira de l'écorce de grenadier, et qu'il appela la *punicine*. D'autres signalèrent, comme principe réel de ce grenadier, un autre produit, qui fut nommé la *granatine;* mais, en somme, ni la punicine ni la granatine ne méritaient le titre que leur prêtaient leurs inventeurs. Aussi, malgré des travaux très louables, le principe actif du grenadier était encore à trouver en 1878, au moment où je fus chargé de la direction du grand hôpital de Saint-Mandrier, où il y a tant de tænias à expulser chaque année.

Voulant me faire une opinion basée sur les faits, touchant l'action des divers tænifuges employés ordinairement, et en particulier du grenadier, j'entrepris une série d'expériences; et, après avoir étudié, notamment, toutes les parties du végétal, je songeai aux moyens d'en isoler le principe actif. Je me mis donc à l'œuvre, avec mon excellent ami, le Dr Porte, pharmacien de la Marine; mais, nous fûmes devancés dans nos recherches, et, pendant que nous étions encore dans la période des tâtonnements, nous apprîmes que M. Tanret venait de présenter à l'Académie des Sciences, un mémoire déterminant les caractères et la composition de la pelletiérine, qui est au grenadier ce que le quinine est au quinquina. En d'autres termes, qui était le principe actif que nous cherchions.

Je me mis en relation avec M. Tanret, et bientôt, pendant qu'il complétait sa découverte au point de vue clinique, tandis que, de son côté, mon savant ami, M. Dujardin-Beaumetz, faisait des recherches sur l'action physiologique de la pelletiérine; je m'occupai de son efficacité contre le tænia. Je pouvais opérer sur des séries nombreuses de faits, et, par conséquent, obtenir des résultats spécialement probants. Ces diverses études ont été publiées dans le *Bulletin général de thérapeutique* de 1878 à 1886.

Dans les feuilles cliniques des hôpitaux de la Marine, et dans les observations personnelles qui servent de base à mon étude sur le tænia, j'ai recueilli deux mille six faits de l'emploi du grenadier contre le tænia; huit cent trente-deux se rapportent au végétal en nature, écorce, feuilles, fleurs et fruits; onze cent soixante-quatorze à la pelletiérine.

On voit donc, que c'est avec des chiffres, vraiment considérables, que j'entreprends de m'occuper ici de ce médicament.

Le grenadier a été employé de plusieurs manières différentes, de sorte que, pour étudier son action avec fruit, il faut partager le travail en paragraphes bien distincts. C'est ainsi que nous parlerons séparément :

A. — Du grenadier proprement dit ;

B. — De son principe actif.

Pour ce qui touche au grenadier proprement dit, nous verrons l'action des diverses parties du végétal, l'efficacité comparative du végétal, frais ou sec, jeune ou vieux, vigoureux ou malade.

Pour ce qui est du principe actif, nous chercherons les divers détails de son administration qui peuvent intéresser le médecin.

ACTION DU GRENADIER EN NATURE. — Lorsque le grenadier pénétra dans la pratique, dans le courant de ce siècle, on ne tarda pas à constater que, dans certaines circonstances, il réussissait très bien, tandis que dans d'autres il échouait. On attribua ces résultats variables à maintes causes, ce qui fit modifier les formules de son administration de diverses manières. Pendant longtemps, on resta dans une période de tâtonnements stériles, en réalité, car, à chaque instant, on voyait, d'une manière qui semblait presque tenir du caprice, le succès ou l'insuccès se produire, malgré toutes les précautions qu'on prenait pour réussir.

Aussi, nombre d'auteurs s'occupèrent-ils de la question du choix de cette écorce. Bourgeois, Desnoyer, etc., etc., préconisèrent l'écorce de racine. Trousseau et Pidoux dirent que non-seulement il fallait employer l'écorce de racine, mais encore l'employer fraîche. Davaine pensait que l'écorce de racine est plus efficace que l'écorce de tige. Gubler, Laboulbène, Marty, au contraire, ont dit que l'écorce des tiges et des grosses branches est la meilleure.

Des expériences faites par M. Marty, du service de santé de l'armée, en Algérie ; par M. Tanret et par moi, à Saint-Mandrier, il est ressorti l'explication très simple de beaucoup de ces bizarreries apparentes.

Ainsi, par exemple, M. Marty a démontré que l'écorce de la tige du grenadier a une action tænifuge aussi efficace que l'écorce de racine (*Bull. de thér.*, 1872). A la suite de ce travail, je fis, de mon côté, maintes recherches et j'arrivai aux conclusions suivantes :

1° L'écorce de grenadier fraîche est, toutes choses égales d'ailleurs, plus active que la sèche;

2° L'écorce de tige, depuis le tronc jusqu'aux branches de seconde année, est également bonne pour l'expulsion du tænia, quand on la prend sur des arbres vigoureux, et qui ne sont pas très vieux;

3° Dans les vieux grenadiers, l'écorce du tronc est souvent un peu moins efficace que celle des branches de troisième ou de deuxième année;

4° L'écorce provenant d'un arbre vigoureux, est notablement plus active que celle qui provient d'un arbre maladif ou trop vieux;

5° L'écorce des branches de l'année n'a qu'une action très faible, souvent nulle, pour l'expulsion du tænia;

6° Les feuilles, les fleurs et l'écorce du fruit n'ont pas d'efficacité tænifuge bien marquée.

Or, je dirai, en passant, que M. Tanret, examinant, de son côté, la richesse en pelletiérine de diverses écorces et de diverses parties du végétal, est arrivé à des résultats tout à fait corroboratifs des miens; ce qui a montré, deux fois pour une, que c'est bien cette pelletiérine qui est l'agent tænifuge du grenadier.

Les résultats dont je viens de parler sont de nature à expliquer des particularités qui paraissaient incompréhensibles avant : l'écorce fraîche, quand elle était prise sur un arbre jeune et vigoureux, agissait efficacement, tandis qu'au contraire elle échouait lorsqu'elle provenait d'un arbre vieux ou maladif. Or, comme souvent, en récoltant cette écorce, on n'avait pas tenu compte de ce détail, il s'en suivait qu'on avait pu accuser le grenadier d'avoir une action irrégulière ou capricieuse.

Aujourd'hui, que ces détails sont connus, on se demande comment il a pu se faire que les observations, que l'on trouve dans toutes les collections des journaux de médecine contemporains, n'aient pas mis plus tôt sur la voie de cette explication si simple. En effet, on rencontre çà et là des faits de ce genre : un médecin donne sans obtenir un bon résultat de l'écorce de grenadier à la dose de soixante grammes; puis, la donnant à quatre-vingt-dix grammes, il réussit. Un autre médecin, de son côté, réussit parfaitement avec quarante-cinq grammes d'écorce seulement.

Je connais une de ces observations, dans laquelle : après avoir essayé deux fois infructueusement avec soixante et quatre-vingt-dix grammes d'écorce de grenadier, le médecin en prescrivit cent quatre-vingts grammes et obtint alors une expulsion qu'il avait vainement cherchée à des doses moindres. Dans mes expériences je suis arrivé à des résultats semblables en employant des écorces anciennes ou avariées.

En présence de ces faits, on se demandera pourquoi on n'était pas arrivé à conseiller de très fortes doses, au lieu de s'en tenir aux quarante-cinq, soixante, quatre-vingt-dix grammes d'écorce de grenadier, qui constituent les doses habituelles. La raison en est facile à donner : les phénomènes réactionnels sont déjà intenses à la dose de cinquante grammes, lorsque l'écorce est de très bonne qualité; et on comprend qu'en donnant ainsi cent cinquante ou deux cents grammes de pareille substance, on aurait pu avoir des accidents sérieux.

Après avoir consigné ces divers détails préalables au sujet de l'écorce de grenadier, nous devons étudier les diverses formules qui ont été proposées, afin de déterminer celles qui méritent mieux que les autres d'être conservées dans la pratique; c'est ainsi que nous parlerons successivement d'abord de l'action des feuilles, des fleurs et des fruits du grenadier, puis je m'occuperai des diverses préparations dont cette écorce a été l'objet.

FEUILLES. — J'ai essayé quatre fois les feuilles de grenadier contre le tænia, et comme ces feuilles sont naturellement beaucoup plus aqueuses que l'écorce, j'ai fait faire l'apozème, successivement avec : deux, trois et même quatre cents grammes d'elles. Je n'ai obtenu absolument aucun résultat utile et les sujets n'ont éprouvé aucun phénomène rationnel, si ce n'est celui de l'agression de l'estomac par le tannin de la préparation. J'ai dit précédemment que de son côté M. Tanret, opérant chimiquement sur les feuilles, a trouvé que la pelletiérine y est dans des proportions infiniment plus faibles que dans l'écorce, si même elle ne fait pas entièrement défaut, le plus souvent.

FLEURS. — J'ai essayé quatre fois, aussi, les fleurs de grenadier contre le tænia, en faisant avec elles un apozème semblable à celui qu'on obtient avec l'écorce. Je n'ai obtenu aucun résultat efficace. M. Tanret m'ayant dit qu'il n'avait pas trouvé de pelletiérine en quantité appréciable dans les fleurs, je n'ai pas cru devoir prolonger mes recherches de ce côté.

ECORCE DU FRUIT. — L'écorce du fruit de grenadier a une âpreté si désagréable, qu'on pouvait penser, de prime abord, qu'elle contient le principe tænifuge; aussi l'ai-je essayée dans le cours de mes recherches. Trois tentatives d'expulsion avec un apozème contenant cent, deux cents et même trois cents grammes de cette écorce, n'ont produit absolument aucun effet utile. Je dois ajouter que M. Tanret, dans ses recherches chimiques, est arrivé à des résultats concordants à ceux de la clinique.

ECORCE DE L'ARBRE. — M'occupant maintenant de l'écorce de grenadier au point de vue des préparations dont elle a été l'objet, je dirai d'abord que j'ai recueilli dans les hôpitaux de la marine huit cent trente-deux faits de son administration qui se décomposent de la manière suivante :

<pre>
Succès 247
Insuccès 585
                                      ———
        TOTAL. 832
</pre>

soit le 30 p. % de succès.

Je me borne pour le moment à donner ces chiffres sans commentaires; nous aurons plus tard à revenir sur leur compte.

Occupons-nous maintenant des diverses préparations de l'écorce de grenadier qui sont :

A. — L'apozème ordinaire fait avec l'écorce entière, concassée ou pulvérisée ;

B. — Une modification proposée pour l'ingestion de cet apozème ;

C. — L'ingestion de la poudre elle-même ;

D. — L'emploi de l'extrait alcoolique de grenadier.

A. Apozème [ordinaire. — Voici la manière dont cet apozème doit être fait, d'après les indications que nous trouvons dans la traduction que fit Mérat du travail de Gomez (*Journ. compl.* 1823, t. xvi, p. 25) : « Dans l'Inde on fait bouillir deux onces de racine fraîche de grenadier dans une livre et demie d'eau, jusqu'à réduction de moitié, et on fait prendre ce *décoctum* par fractions de deux onces, de demi-heure en demi-heure ; c'est de cette manière que M. Breton l'a employé. M. Gomez se contente de faire réduire le liquide à une livre. »

M. Marty (*Bull. de thér.*, t. xciv, p. 203) donne la formule suivante : prendre de l'écorce de tige ou de grosses branches, en réduire soixante grammes en petits morceaux, verser dessus sept cent cinquante grammes d'eau chaude ; faire bouillir ; laisser macérer vingt-quatre heures, puis évaporer à cinq cents grammes.

Comme on n'a pas toujours sous la main de l'écorce fraîche, il a fallu parfois se contenter de l'écorce sèche, et alors on a conseillé de mettre cette écorce dans la quantité d'eau froide voulue, et de l'y laisser macérer pendant douze heures. D'autres ont pensé qu'il était utile, en outre, de laisser le décoctum reposer, sans en enlever les morceaux de racine, pendant douze ou vingt-quatre heures, trois jours même, après l'ébullition, parce qu'ils ont pensé que l'espèce de fermentation qui se produit alors est favorable pour l'efficacité du médicament.

La dose étant de soixante grammes pour la racine fraîche, plusieurs médecins ont proposé de fixer à quatre-vingt-dix grammes, la dose de racine sèche ; quelques-uns ont même conseillé de la porter à cent vingt-cinq grammes.

Le codex indique qu'il faut recommencer trois fois au besoin dans l'espace de neuf jours, l'ingestion de cet apozème de grenadier suivi d'un purgatif drastique pour chasser avec certitude le tænia; mais je ferai observer que cette ingestion est tellement désagréable que, vraiment, il faudrait, aujourd'hui, ne pas avoir d'autres moyens sous la main pour se résoudre à l'employer de nouveau, lorsque la première tentative a été infructueuse.

Divers auteurs ont songé à diminuer le volume d'eau, dans l'apozème de grenadier. M. Marty (*Bull. de thér.* t. xciv) a fourni des observations tendant à montrer qu'on peut, sans inconvénient, réduire la quantité de liquide de l'apozème jusqu'à deux cent cinquante grammes.

J'ai eu, de mon côté, la même pensée de rechercher si la plus ou moins grande quantité d'eau dans l'apozème pouvait avoir un effet quelconque sur l'expulsion du ver, et j'ai fait décocter soixante grammes d'écorce de grenadier, dans quatre cents grammes à réduire à deux cent cinquante grammes, au lieu de cinq cents grammes ou de trois cent cinquante grammes comme l'indique Mérat. Or, alors, contrairement aux résultats obtenus par M. Marty, je n'ai eu que six pour cent de succès, tandis qu'avec la même écorce bouillie dans sept cent cinquante grammes à réduire à cinq cents grammes, j'obtenais le treize pour cent. Ce résultat m'a fait conclure que la quantité d'eau est un élément de quelque importance dans la question.

Peut-être que lorsqu'on agit avec des écorces exceptionnellement bonnes, comme celles que M. Marty a récoltées lui-même, en Algérie, l'action tænifuge est-elle assez puissante pour que la diminution de la quantité de liquide ne rende pas les insuccès plus fréquents; mais, dans les conditions ordinaires de la pratique d'Europe, je crois qu'il faut s'en tenir à la quantité de cinq cents grammes de liquide, indiquée par Mérat.

D'après ce que jai dit précédemment touchant mes expériences de Saint-Mandrier, on comprend que la dose d'écorce de grenadier est en relation intime avec la qualité du médicament. Cette écorce est-elle fraîche ou récente, provient-elle d'un végétal vigoureux, la dose minimum est suffisante.

Dans le cas contraire, on comprend qu'elle doit être plus élevée et même, qu'on ne doit pas espérer le moindre succès si le principe actif y fait défaut.

Pour les enfants, les doses sont naturellement moindres. Mérat avait conseillé d'en donner huit grammes à la première enfance, c'est-à-dire de quatre à huit ans; quinze grammes de huit à douze ans; mais Breton a donné deux fois, avec succès, une dose de cinq grammes en cinq fois d'heure en heure, à des enfants de neuf à dix ans.

Mérat conseillait de ne pas purger les malades avant de leur donner l'apozème de grenadier, et il était opposé à toute espèce de préparation du sujet. Le conseil n'est pas mauvais, car la purgation de la veille ne peut que disposer davantage le ver à rester fixé d'une manière plus solide contre la paroi de l'intestin.

L'apozème de grenadier est difficile à ingérer; il a un goût détestable et se présente sous forme d'un liquide louche, qui inspire assez souvent de la répulsion; il y a de ce fait une première difficulté pour son administration.

D'autre part, il n'est pas rare de voir des nausées survenir et même des vomissements à la suite de l'ingestion de l'apozème. C'est, on le comprend, une chose qui compromet beaucoup le résultat, car il s'en suit que la dose réellement introduite dans le tube digestif, en est amoindrie dans des proportions variables, suivant l'abondance des vomissements.

Dans son excellent travail, que j'ai eu, et aurai encore si souvent l'occasion de citer, M. Marty donne des conseils très utiles pour l'administration de l'apozème de grenadier: c'est ainsi, par exemple, qu'après avoir recommandé de réduire l'écorce en petits morceaux, avant de la jeter dans cinq cents grammes d'eau chaude; après avoir spécifié qu'il faut laisser macérer cette écorce, après décoction, pendant vingt-quatre heures avant d'employer l'apozème; il signale l'utilité de l'administration de cet apozème, froid, et même, il conseille d'y ajouter de la glace, pour en abaisser la température. M. Marty conseille, en outre, de donner un liquide très sapide, avant et après l'ingestion de l'apozème, pour diminuer la répulsion et prévenir, dans une certaine limite, le vomissement. Ce liquide sapide pourrait très bien être constitué par deux grammes d'alcool de menthe, dans trente grammes d'eau sucrée.

Quand l'apozème est ingéré sans accident, il produit : tantôt des phénomènes purement locaux, sans retentissement général, tantôt des phénomènes réactionnels, plus ou moins complexes. Les phénomènes locaux sont des pesanteurs d'estomac, des borborygmes, des coliques et un peu de diarrhée. Les phénomènes généraux sont le malaise, l'état nauséeux, des vertiges et même des syncopes. Nous verrons, en parlant de la pelletiérine, que ce sont les mêmes phénomènes ; la chose est d'autant plus facilement compréhensible qu'il s'agit en somme du même principe actif.

B. Modification relative a l'ingestion de l'apozème. — L'apozème ordinaire de grenadier est si difficile à ingérer qu'un médecin allemand a imaginé de proposer la modification suivante : (Deust *Arch. fur. klin.*, 1878, p. 232, *Gaz. hebd.*, 1878, p. 610). Introduction d'un seul coup dans l'estomac, à l'aide de la sonde œsophagienne, de deux à quatre cents grammes d'une décoction très concentrée de grenadier, au moment où le malade est à jeun depuis dix-huit heures, afin d'entourer brusquement le ver par le liquide toxique, qui doit ainsi agir plus vite et plus sûrement contre lui.

Sans doute, cette pratique se présente théoriquement à l'esprit comme rationnelle, elle a l'avantage de supprimer les difficultés provenant du goût détestable de l'apozème. Mais, en y réfléchissant, on voit qu'il y aurait un très minime intérêt à l'adopter, si même il n'y avait pas des inconvénients sérieux. D'une part l'introduction de la sonde œsophagienne n'est pas sans être désagréable ; d'autre part, cette manière d'introduire l'apozème dans l'estomac, ne garantit pas contre les chances de vomissements, — au contraire. En troisime lieu, nous avons vu qu'en diminuant la quantité d'eau de l'apozème, on diminue son efficacité. Toutes ces raisons font que la modification restera à l'état de lettre morte.

C. INGESTION DE LA POUDRE DE GRENADIER EN NATURE. — Les insuccès de l'apozème ordinaire ont fait penser à quelques médecins, qu'en faisant prendre aux malades la poudre de grenadier en nature, on obtiendrait de bons résultats, d'une manière plus facile ; mais, ici encore, cette vue de l'esprit n'a pas été sanctionnée par les résultats de la pratique.

L'ingestion de la poudre en nature, étant peut-être aussi désagréable, sinon plus que celle de l'apozème, on a proposé de faire des bols, qu'on entoure de pain azyme. Malgré cette précaution, le médicament a un volume qui est une première difficulté contre son adoption.

On est porté, par ailleurs, à penser que l'action de la poudre en nature doit être, à priori, moins efficace que celle de l'apozème, car le principe actif de cette poudre ne peut être mis, qu'assez lentement, en liberté dans l'intestin, et, pendant ce temps-là, les mouvements péristaltiques de cet intestin peuvent bien la faire cheminer assez pour qu'elle ait dépassé le ver.

Il y a bien à tenir compte de l'action mécanique de cette poudre, sur le corps du tænia, mais, cette action ne peut servir qu'à l'expulsion des anneaux mûrs, de sorte que la tête et le cou restant inattaqués, c'est à un traitement palliatif seulement qu'on aboutit, Et alors, le résultat est de trop minime importance pour contrebalancer la difficulté de l'ingestion et la fatigue produite par la médication.

Pour ma part, j'ai administré six fois la poudre de grenanadier en nature, à la dose de soixante grammes, en la faisant ingérer sous forme d'opiat. J'ai constaté, dans ces essais : que, d'une part, cette ingestion a été fort désagréable, car le volume de deux onces de poudre ne manque pas que d'être considérable ; d'autre part, l'estomac a moins bien accepté cette forme que celle d'un médicament liquide. Les sujets ont accusé une pesanteur, parfois une véritable douleur d'estomac, fort pénible, et même, il est survenu des vomissements d'autant plus fâcheux, qu'en empêchant la poudre d'arriver jusque dans l'intestin, et, par conséquent, d'agir sur le ver, ils constituaient un malaise tout à fait inutile pour le malade.

D. Ingestion de l'écorce de grenadier, sous forme d'extrait. — La difficulté de faire ingérer l'écorce de grenadier sous forme d'apozème, ou sous forme de poudre, est telle, que les médecins ont dû s'occuper des moyens d'administrer le médicament d'une autre manière. L'idée de séparer le principe actif se présentait naturellement à l'esprit. Seulement, comme on n'avait pas encore pu isoler ce principe actif, on songea à faire un extrait de grenadier qui, débarrassant le sujet de l'obligation d'ingérer la partie de la poudre inerte, servant de véhicule, devait rendre la médication plus facile à employer. Les méthodes de Dublanc, de Deslandes, de De Vry ont été inspirées par cette pensée.

Méthode de Dublanc. — Dublanc (*Bull. de thér.*, t. VI, p. 376) a eu l'idée de substituer un extrait sec de grenadier à l'apozème ordinaire, en recourant à la méthode de déplacement ; il est arrivé à trouver expérimentalement que douze grammes, quarante-cinq centigrammes, de cet extrait, représentaient la valeur de soixante grammes d'écorce, dose nécessaire, d'après lui, pour expulser le tænia chez l'adulte. Ajoutons que, pour la commodité de l'administration, il fit, avec cet extrait, un sirop contenant cinquante pour cent de principe actif, de sorte que : vingt-six grammes de ce sirop étaient, d'après lui, la dose à employer.

Méthode de Deslandes. — La méthode de Deslandes est très analogue, car elle consiste à faire prendre, en trois ou quatre fois, de demi-heure en demi-heure, dans du pain azyme, l'extrait acqueux ou alcoolique, obtenu avec deux onces de poudre d'écorce de grenadier ; la seule différence entre les deux méthodes, consiste dans le mode de préparation de l'extrait.

Méthode de De Vry. — De Vry indiqua la méthode suivante, qui lui avait donné, disait-il, des succès dans les Indes Néerlandaises : Prendre les écorces de la racine et les faire sécher, les faire macérer à l'eau froide, jusqu'à épuisement, et retirer du solutum un extrait sec, rendu pulvérulent, à conserver dans un bocal bien bouché. Dose, quatre grammes, en huit paquets, à prendre à jeun, de quart d'heure en quart d'heure. Ajouter, au dernier paquet, dix centigrammes de calomel. D'après De Vry, le tænia ne tarde pas à faire hernie à la marge de l'anus. Il sort vivant, mais il est nécessaire que le malade, ou un infirmier, le saisisse pour l'extraire entièrement.

Quelle conclusion formuler touchant l'extrait de grenadier? Je dirai, d'abord, que j'ai fait préparer cet extrait dans les meilleures conditions possibles, d'après les trois procédés ci-dessus indiqués, et que je l'ai donné aux doses de dix à vingt grammes, représentant de cinquante à cent grammes de poudre. Or, dans douze essais, je n'ai obtenu que des résultats nuls ou insuffisants; en d'autres termes, je n'ai pas vu sortir la tête du ver une seule fois. J'ai bien vu évacuer ainsi des longueurs plus ou moins grandes du corps du parasite. Mais, on ne saurait prétendre, un seul instant, que les sujets avaient été guéris par cette ingestion, car, trois mois après, il fallut recommencer.

D'ailleurs, j'ajouterai que ce que dit De Vry, en préconisant sa méthode par l'extrait de grenadier, prouve, d'une manière péremptoire, qu'elle est mauvaise; en effet, il dit que le ver apparaît à l'anus, et qu'il faut que l'infirmier le saisisse pour le faire sortir; or, il faut se souvenir, quand on parle des tænifuges, que lorsque le ver ne sort pas en bloc, pelotonné et spontanément dans une selle, lorsqu'il reste quelque temps pendant à l'anus, il y a de très grandes chances pour que la tête ne soit pas expulsée. Je ne connais pas un seul fait, bien avéré, où on ait pu faire sortir cette tête en tirant sur les anneaux, lorsqu'ils font procidence à l'anus.

Donc, à mon avis, la méthode par l'extrait de grenadier, quel que soit le procédé employé jusqu'ici, est incertaine, et, par conséquent, doit être abandonnée. Je ferai remarquer que c'est aussi la conclusion à laquelle est arrivé M. Marty, pour l'extrait éthéré (*Bull. de thér.*, t. XCIV, p. 297).

DIX-HUITIÈME LEÇON

CONTINUATION DU TRAITEMENT

PRINCIPE ACTIF DU GRENADIER

J'ai dit, précédemment, que Righini, chimiste italien, avait cherché ce principe actif, et croyait l'avoir trouvé dans une substance qu'il appella la punicine. Voulant me faire une opinion sur le compte de cette substance, je priai mon ami, le Docteur Porte, d'en préparer ; ce qu'il fit en se mettant dans les conditions indiquées par Righini, et en employant une écorce qui, à la dose de soixante à quatre-vingts grammes, nous avait déjà donné, sous forme d'apozème, plusieurs succès.

J'ai essayé trois fois cette punicine, en voici le détail :

Premier essai. — Un jeune médecin de la marine, qui prit, le 28 novembre 1878, à Saint-Mandrier, un gramme de cette substance, sous forme de bols, représentant la quantité contenue dans cinquante grammes d'écorce environ, n'éprouva absolument aucun phénomène appréciable ; il n'eut pas de selles de la journée ; et tant le lendemain que le surlendemain, il n'expulsa pas une quantité appréciable d'anneaux du parasite.

Le 30 novembre, il prit deux grammes de punicine, en bols, et, deux heures après, ingurgita cinquante grammes d'huile de ricin et une goutte d'huile de croton ; il eut plusieurs selles qui ne contenaient pas plus de cucurbitins que de coutume.

Deuxième essai. — Le 4 décembre, nous donnâmes à un soldat d'infanterie de marine, porteur d'un tænia contracté à Toulon, trois grammes cinquante de punicine, représentant la quantité contenue dans environ cent cinquante grammes d'écorce de tige; il n'y eut aucune expulsion appréciable du ver, malgré l'emploi de l'huile de ricin, donné deux heures après le tænifuge. Ce militaire avait, cependant, bien positivement le tænia; car, quinze jours après, il le rendit sous l'influence de l'apozème ordinaire.

Troisième essai. — Le troisième fait est semblable au second, de sorte que je n'ai pas besoin de le rapporter en détail.

Quelle conclusion tirer de ces trois faits? Je crois qu'on est autorisé à dire que la punicine n'est pas le principe actif du grenadier, et que c'est une préparation qui ne produit pas l'expulsion d'une manière suffisamment assurée pour être conservée dans la pratique.

PELLETIÉRINE

J'ai dit, déjà, que pendant que je faisais mes expériences dans l'hôpital Saint-Mandrier, il me vint à l'idée, en présence des succès variables que j'obtenais, suivant que j'employais l'écorce de grenadier, provenant de telle ou de telle partie du végétal, ou bien d'un arbre sain ou d'un arbre malade, il me vint l'idée, dis-je, de rechercher : s'il ne serait pas possible d'isoler le principe tænifuge du médicament, de manière à pouvoir agir avec certitude, au lieu d'être exposé à échouer du fait de la mauvaise qualité du grenadier employé.

Je fis part de mon désir à mon excellent ami, M. Porte, pharmacien de l'hôpital, qui se mit sans retard en mesure de faire cette recherche. Nous étions déjà assez avancés dans nos expérimentations pratiques, mais sans avoir pu encore déterminer la nature de l'agent actif de l'écorce de grenadier; lorsque j'appris, par les comptes rendus de l'Académie des sciences, que M. Tanret venait de l'isoler. Je me mis sans retard en relations avec ce chimiste distingué; et, comme j'étais en bien meilleure situation pour faire les expériences cliniques que les recherches chimiques, je renonçai aussitôt à chercher un corps déjà trouvé; m'occupant, au contraire, d'en déterminer sa portion réellement active.

M. Tanret a retiré, on le sait (*Comptes rendus de l'Académie des sciences*, 1878-79-80), quatre alcaloïdes du grenadier : 1° la pelletiérine ; 2° l'isopelletiérine ; 3° la méthylpelletiérine ; 4° la pseudo-pelletiérine. Il s'agissait de savoir si chacun de ces alcaloïdes possédait ou non, au même degré, le pouvoir tænifuge.

PELLETIÉRINE. — C'est un alcaloïde liquide et volatil, soluble dans l'eau ; bouillant à cent quatre-vingt-quinze degrés ; lévogyre ; ayant pour formule $C^{16} H^{15} AzO^2$. Lorsque j'étudiai les divers alcalis du grenadier, sous le rapport de leur action tænifuge, je trouvai (*Bull. de thér.*, t. XCVII, p. 337, 1879) que, donnée sous forme de tannate, cette pelletiérine m'avait fourni dix-sept succès incontestables, deux insuccès et trois cas douteux sur vingt-deux essais, soit le soixante-dix-sept pour cent de succès. Elle doit donc être considérée comme possédant au plus haut degré cette action tænifuge.

ISOPELLETIÉRINE. — Même composition et mêmes propriétés que la pelletiérine, excepté qu'elle n'a pas de pouvoir rotatoire sur la lumière. Lors des expériences précitées, il résulta que, sur neuf essais tentés avec le tannate, j'obtins l'expulsion du ver sept fois, soit la même proportion de succès ; et que, quoique un peu moins active, peut-être, que la pelletiérine, elle est cependant encore assez puissamment tænifuge.

MÉTHYLPELLETIÉRINE. — Alcaloïde volatil, liquide bouillant à deux cent cinq degrés dextrogyre ; sa formule est $C^{18} H^{17} AzO^2$. De mes expériences précitées de Saint-Mandrier, il résulte que cet alcaloïde ne possède aucune efficacité contre le tænia.

PSEUDO-PELLETIÉRINE. — Alcali cristallisé, volatil, fondant à 46° et bouillant à 246°. Les cristaux de cet alcali hydraté ont pour composition chimique $C^{18} H^{15} AzO^2,4HO$. Cet alcali n'a aucune action tænicide, d'après ce que je constatai à Saint-Mandrier.

La pelletiérine se donne dans la thérapeutique, sous forme de sel, et la nature de ce sel n'est pas indifférente pour son action tænifuge. En effet, on sait, d'après les re-

cherches de M. Dujardin-Beaumetz, de M. Laboulbène et
les miennes, que le sulfate est relativement peu efficace.
M. Tanret est arrivé à donner, à la substance, son maximum
d'action, en ajoutant à ce sulfate de pelletiérine un peu de
solution de tannin qui, en retardant son absorption, lui
permet d'agir plus efficacement contre le parasite. Cette
préparation, qu'on appelle assez improprement le tannate
de pelletiérine, n'est, en réalité, qu'un sulfate tanniné,
qu'on me passe le mot tout baroque qu'il puisse être au
point de vue chimique, mais il est nécessaire de le spécifier, car le véritable tannate de pelletiérine est inerte ; et
d'autre part, si on le donne en poudre, il a une saveur tellement désagréable à l'état de solution, que son administration serait extrêmement pénible aux malades.

Donc, pour me résumer au sujet des alcaloïdes du grenadier, je dirai : que c'est la pelletiérine et l'isopelletiérine,
sous forme de sulfate additionné de tannin, qu'il faut
employer contre le tænia. Quant à la dose, nous sommes
arrivés, M. Dujardin-Beaumetz et moi, à la fixer à trente
centigrammes pour un adulte, après avoir essayé d'en donner jusqu'à soixante-dix centigrammes. Mais, je dois dire
qu'à cette dose élevée, elle occasionnait, surtout chez les
sujets nerveux, des phénomènes de vertiges, nausées,
etc., etc., assez gênants pour qu'il ait été nécessaire de
modifier la posologie.

J'ai employé la pelletiérine un grand nombre de fois, et,
en réunissant les faits qui me sont personnels aux observations que j'ai recueillies dans les feuilles cliniques des
hôpitaux de la Marine, j'arrive au chiffré considérable de
mille trois cent trente-deux faits, se décomposant ainsi :

> Succès 717
> Insuccès 615
>   TOTAL 1.332

soit le 54 p. % de succès.

Donc, nous avons déjà cette indication brute et générale
que cette pelletiérine a fourni le cinquante-quatre pour cent
environ de succès, en comptant les cas où, dans la période

d'essais, nous avons employé, parfois, des formes de médicaments qui devaient être insuffisantes.

Ce chiffre ne doit être retenu en mémoire, que pour être comparé à ceux que je fournirai pour les autres tænifuges, car il ne saurait donner une idée précise de l'efficacité réelle du médicament, mais seulement une opinion sur le rang relatif que cette pelletiérine tient dans la liste des tænifuges.

Pour ce qui est de l'efficacité absolue, c'est-à-dire : du pourcentage de succès qu'on peut espérer lorsqu'on a recours à la pelletiérine, je fournirai les chiffres de ma pratique, à partir du jour où, ayant expérimenté séparément les quatre alcaloïdes du grenadier, je m'en suis tenu à la combinaison de deux alcaloïdes réellement tænifuges, et présentés sous forme de tannate de pelletiérine, à la dose de trente centigrammes, comme dose normale.

Or, voici ces chiffres :

Succès	232
Insuccès	126
Total.	358

soit le 65 p. % de succès.

On trouvera cette proportion faible, et, je dois ajouter qu'elle me paraît devoir être portée aux environs de quatre-vingt pour cent en réalité ; comme je l'ai fait remarquer plus d'une fois, j'ai accepté aveuglément, comme *insuccès*, tout cas dans lequel je n'avais pas trouvé la mention bien spécifiée, de la constatation précise de la tête.

Pour appuyer mon opinion, je dirai que, de juillet à novembre 1887, ayant des infirmiers bien au courant de la manière de faire pour réussir dans l'expulsion du tænia, j'ai eu, dans une série de cinquante-deux cas, quarante-un succès et onze insuccès, soit le soixante-dix-huit, huit dixièmes, pour cent de succès ; ce qui est bien près, on le voit, du quatre-vingt pour cent.

Mais, comme il vaut mieux rester en dessous de la réalité que de porter des conclusions trop optimistes, je m'en tiens à ce chiffre de soixante-cinq pour cent de succès.

D'ailleurs, comme il ne faut voir, dans les statistiques, que les indications relatives, et non les indications absolues, on constatera, plus loin, quand je donnerai le tableau de l'efficacité que je crois pouvoir attribuer aux divers tænifuges : que la pelletiérine doit être mise au premier, ou tout au moins, peut-être, à un rang *ex-æquo*, avec le meilleur des autres agents d'expulsion du tænia, dans l'échelle du succès : sans préjudice des autres conditions, que je spécifierai en détail, et qui sont, comme on le verra, de nature à peser sur l'esprit du médecin, quand il est appelé à faire un choix entre les divers tænifuges que possède la matière médicale.

La pelletiérine est un médicament énergique ; non-seulement elle agit sur le tænia, mais elle a aussi une action puissante sur l'organisme humain, et donne lieu à des phénomènes réactionnels, qui, pour ne pas être constants aux doses où elle est employée comme tænifuge, ne doivent pas être négligés ; car, d'une part, ils peuvent constituer un obstacle à l'élimination que l'on cherche du ver ; de l'autre, ils peuvent préoccuper assez le médecin pour l'empêcher de prescrire cette pelletiérine dans un certain nombre de cas.

Je n'ai pas à étudier ici, à fond et en détail, les phénomènes réactionnels que provoque l'ingestion de la pelletiérine. Mon savant ami, M. Dujardin-Beaumetz, dans le *Bulletin de thérapeutique*, dans sa *Clinique thérapeutique* et dans son *Dictionnaire de thérapeutique*, a étudié la question avec une autorité qui me dispense d'ajouter quelque chose à ses descriptions.

Je me bornerai donc à dire que, chez la moitié peut-être des malades adultes, l'ingestion de la pelletiérine ne provoque pas de phénomènes réactionnels, à la dose de trente centigrammes. Chez un dixième, peut-être, ces phénomènes sont assez intenses ; et c'est à peine si, trois ou quatre fois sur cent, ils constituent un ensemble qui, sans être inquiétant le moins du monde, montre cependant qu'on a employé un médicament énergique. Pour ma part, je dois ajouter que je n'ai jamais constaté à la dose de quarante et même cinquante centigrammes, rien qui pût être considéré comme des accidents de quelque importance.

Quoi qu'il en soit, voici les phénomènes réactionnels observés lorsqu'ils se produisent : abaissement du rythme du pouls, pâleur de la face, céphalalgie, vertiges, sensation d'un brouillard devant les yeux, pesanteur des paupières. Quelques rares fois, hallucinations de la vision, qui font paraître certains objets rouges ou noirs, ou bien encore qui montrent des couleurs diverses sur le fond blanc des murs ou du plafond de la salle ; crampes dans les mollets et les avant-bras ; sensation de fourmillement dans les doigts et les orteils, nausées ; quelquefois vomissements.

Au bout d'un quart d'heure, d'une demi-heure au plus, tous ces phénomènes ont disparu, et il ne reste qu'un sentiment de fatigue, de courbature, qu'une céphalalgie, qui est dissipée deux heures après, au plus tard, dans les conditions ordinaires.

Des vomissements sont observés parfois après l'ingestion de la pelletiérine. Or, on comprend, sans peine, qu'ils ont maint inconvénient, dont le moindre est le rejet de la substance active, avant qu'elle ait agi sur le ver et, par conséquent, la chance très puissante d'un échec. C'est pour éviter ces vomissements que je recommande de prendre la dose de pelletiérine en deux fois et de rester couché, en gardant les yeux fermés pendant que le médicament agit.

J'ai vu, quelquefois, ces vomissements constituer un obstacle très sérieux à la médication. Chez une femme, entre autres, il m'a fallu faire cinq tentatives infructueuses pour obtenir, la sixième fois, l'expulsion du ver, par le fait du hasard ; car, je n'arrivai pas à faire tolérer la pelletiérine, même en fractionnant les doses, de manière à ce qu'il s'écoulât trois heures, du début à la fin de l'ingestion.

Un phénomène très remarquable, dû à l'action de la pelletiérine, c'est la parésie intestinale, qui semble en être la conséquence. Cette parésie des fibres musculaires intestinales est parfois un obstacle à l'expulsion du ver, et elle entraîne l'obligation absolue de ne pas recommencer une tentative d'expulsion du ver avant cinq ou huit jours, quand on a échoué la première fois ; car, on irait certainement au devant d'un échec. Dans mes premières expériences, il m'est arrivé, en donnant trois fois, coup sur coup, de la pelletiérine, de provoquer une parésie intestinale telle, que les purgatifs, les plus énergiques, furent incapables de la vaincre pendant cinq jours.

Il me paraît utile, maintenant, de dire comment j'ai procédé, dans l'emploi de la pelletiérine, pour l'expulsion du tænia de manière à bien fixer les idées du lecteur sur le *modus faciendi* de cette expulsion. Cette question du *modus faciendi* de l'expulsion est si importante, que j'aurai d'ailleurs à y revenir plus loin, d'une façon très détaillée, quand j'aurai achevé de citer tous les tænifuges employés jusqu'ici.

Le sujet, qui se dit porteur de tænia, arrivant à l'hôpital, est mis en observation dans mon service avec la nourriture ordinaire jusqu'à ce qu'il ait montré des cucurbitins.

La présence de ces cucurbitins ayant été constatée, je prescris, pour le jour qui précéde la tentative d'expulsion ou au moins pour le repas du soir de ce jour, le régime lacté. Trois litres de lait et trois cents grammes de pain pour les deux repas.

Le lendemain matin, à six heures, on administre au sujet, qui doit rester couché pendant la médication tænifuge, une infusion de dix grammes de feuilles de séné dans cent grammes d'eau, édulcorée avec trente grammes de sirop d'écorces d'oranges amères.

A six heures et demie, il ingère la moitié de la dose de pelletiérine, étendue de deux fois son poids d'eau, afin qu'il ne reste pas trop de substance active sur les parois du verre; et aussi, pour qu'il y ait plus de chance d'obtenir le passage immédiat de la pelletiérine dans l'intestin.

A sept heures, on ingère la seconde moitié de la dose de pelletiérine; et de plus, la bouteille qui contient le médicament est rincée avec vingt grammes d'eau que le malade boit aussitôt.

A sept heures et demie ou à huit heures, si à sept heures et demie il y avait des nausées, on fait prendre au sujet un purgatif, qui est : ou bien de l'huile de ricin emulsionnée (huile de ricin, trente grammes; alcool de menthe, dix grammes; eau, trente grammes); ou bien de l'eau-de-vie allemande (dix à vingt grammes).

Depuis le début de la médication, le sujet est resté couché, ai-je dit, tenant les yeux fermés pour éviter les nausées et les vomissements.

Si une heure après l'ingestion du purgatif, il ne s'est pas encore produit d'envie d'aller à la selle, on donne un grand lavement émollient ; et, mieux encore, un lavement purgatif (quinze grammes de feuilles de séné, trente grammes de sulfate de soude, trois cents grammes d'eau). Si ce lavement ne provoque pas la débâcle purgative, on donne : de quart d'heure en quart d'heure, un grand lavement émollient.

N'oublions pas de dire qu'il faut, en même temps, recommander au sujet de retenir, autant qu'il pourra, le moment d'aller à la selle. On comprend qu'en donnant ainsi des purgatifs avec insistance, et en recommandant au patient de retarder les selles autant qu'il peut, j'ai pour but d'arriver à ce résultat : que la première débâcle fécale sera abondante, ce qui augmentera les chances d'expulsion, en bloc, du ver pelotonné sur lui-même.

Si, trois heures après l'ingestion du purgatif, et malgré les lavements purgatifs ou émollients, il n'y avait pas eu de purgation bien marquée, il faudrait donner un second purgatif, qui serait de l'eau-de-vie allemande, si on avait donné déjà de l'huile de ricin ; de l'huile de ricin émulsionnée, si, au contraire, on avait donné déjà de l'eau-de-vie allemande.

On comprend sans peine la théorie de la tentative d'expulsion, dont je viens de donner les détails :

1º Emploi du séné, qui purge, en excitant la contractilité de l'intestin. Ce séné est donné une demi-heure avant la pelletiérine, pour qu'il ait le temps de commencer à exciter cette contractilité ;

2º Emploi de la pelletiérine en deux doses, pour éviter les chances de nausées ou de vomissements, qui pourraient compromettre l'opération ; lavage du flacon qui a contenu la pelletiérine, pour que tout le médicament soit bien absorbé ;

3º Maintien du malade dans la position couchée, et les yeux fermés, pour diminuer les chances de nausées et de vomissements ;

4º Emploi d'un purgatif huileux ou drastique, pour pousser le ver, engourdi par la pelletiérine, vers l'anus ;

5° Recommandation au sujet de retarder, autant qu'il pourra, le moment d'aller à la selle, en même temps que l'on donne des purgatifs et des lavements, de manière à ce que la première selle soit abondante, et qu'il y ait plus de chances d'expulsion du ver en bloc;

6° Il faut ajouter à cela, ce que nous dirons plus tard, en nous occupant, d'une manière générale, de l'expulsion du tænia, à savoir : que le sujet doit venir à la selle dans un vase à demi plein d'eau tiède; et que, sous aucun prétexte, il ne faut tirer sur le ver, lorsqu'il reste pendu à l'anus, mais, au contraire, chercher à obtenir son expulsion par l'emploi de lavements émollients, purgatifs, ou même constitués par de la décoction de grenadier.

Comme je l'ai dit il y a un instant : lorsque j'aurai achevé de parler des divers tænifuges, nous aurons à revenir sur le *modus faciendi* de l'expulsion du tænia. Je compléterai alors ce que je viens de dire sur ce sujet, à propos de la pelletiérine; de sorte que, pour éviter des longueurs, je puis ne pas insister davantage sur maint détail en ce moment. Néanmoins, j'ai besoin d'étudier encore deux points importants, touchant l'emploi de cette pelletiérine :

A. À savoir : si on peut la donner aux femmes enceintes.

B. Si on peut expulser le tænia des très jeunes enfants avec son secours.

On s'est demandé si la pelletiérine pouvait être employée chez les femmes enceintes, à cause des phénomènes nerveux et des vomissements qu'elle provoque parfois. Jusqu'ici, dois-je dire, on n'a pas signalé d'accidents, de sorte que c'est par simple présomption qu'on peut conclure. Or, logiquement, on doit répondre que d'abord, si une femme enceinte est atteinte du tænia, le plus sage est d'attendre la parturition, si elle n'éprouve que des phénomènes insignifiants du fait de la présence du ver. Si, au contraire, il était indiqué par l'acuité de ces phénomènes, d'agir, il faudrait employer la pelletiérine, à doses fractionnées, et ingérées moins vite que dans la méthode ordinaire : quatre prises au lieu de deux, à une demi-heure d'intervalle, de manière à diminuer les chances de nausées et de vomissements.

Quand on parle de l'emploi de la pelletiérine contre le

tænia, et qu'on a signalé les phénomènes réactionnels que provoque le médicament sur les malades, dans quelques cas, la question de savoir : si on peut donner la pelletiérine aux enfants se pose aussitôt; car, d'une part, on sait que depuis l'introduction de l'usage de la viande crue contre la diarrhée du sevrage, et dans diverses maladies de l'enfance, le tænia peut être observé chez des enfants de un, deux ou trois ans; et d'autre part, il est naturel de craindre, qu'à un âge aussi tendre, les phénomènes réactionnels occasionnés par le médicament, ne constituent un danger réel pour ces petits êtres.

Or, mieux que toute théorisation, la pratique devait venir éclairer la question. Malheureusement ici, mon expérience personnelle me sert moins que dans les autres cas; en ma qualité de médecin militaire, c'est surtout sur des hommes adultes que j'ai eu l'occasion d'employer la pelletiérine.

Néanmoins, tant sur de jeunes mousses de douze à seize ans, que sur des enfants de marins, de six à douze ans, j'ai eu assez souvent l'occasion d'employer la pelletiérine, pour avoir une opinion faite touchant les doses que l'on peut donner à partir de l'âge de six ans.

Au-dessous de cet âge, les renseignements sont encore très rares, et très incomplets. Cependant le Dr Betancès (*Bull. de thér.*, t. xcix, p. 463) a déjà cité le cas d'une petite fille de cinq ans et demi, qui expulsa son tænia avec six centigrammes de pelletiérine, sans éprouver le moindre accident. M. le Dr Meplain (*Bull. de thér.*, t. cxi, p. 35) a rapporté, de son côté, l'observation d'une expulsion de tænia chez un enfant de trente-deux mois, sous l'influence d'une même dose de six centigrammes de pelletiérine.

M. Decroizilles (*Manuel de pathologie et de clinique infantile*, 1884, p. 229) dit avoir donné, de son côté, la pelletiérine à des doses variant de dix à trente centigrammes, suivant l'âge des enfants.

En me basant sur ces diverses indications, mais en faisant, néanmoins, la réserve expresse : qu'en ceci, je n'ai pas encore d'expérience personnelle pour les enfants au-dessous de six ans; et par conséquent, en spécifiant : que le praticien devra redoubler de prudence et de circonspection, dans les cas de ce genre, je dirai : que je pense que, malgré son action sur le système nerveux, la pelletiérine peut être employée chez les enfants, même en très bas-âge.

Assurément, le mieux serait, à mon avis, si des accidents pathologiques dépendant de la présence du tænia dans l'intestin de l'enfant, n'existent pas, ou bien sont minimes; le mieux, dis-je, serait d'attendre l'âge de six ans pour employer la pelletiérine. Mais, néanmoins, les faits connus jusqu'ici permettent de donner le tænifuge dès l'âge de deux ans et demi, peut-être deux ans, et même dix-huit mois, si le tænia provoque chez l'enfant des accidents qui commandent impérieusement son expulsion.

Ces réserves étant faites, je dirai que je crois, d'après ce que je sais des effets du médicament, qu'on peut réussir à expulser le tænia, sans faire courir des dangers aux petits malades, en employant certaines précautions.

Pour bien fixer les idées, car il ne faut pas qu'il y ait la moindre obscurité, ici je suppose qu'on a entre les mains la pelletiérine sous la forme que M. Tanret a donnée à son médicament, c'est-à-dire que les trente centigrammes de tannate de pelletiérine sont dans un flacon contenant vingt grammes d'un liquide sucré. Eh bien! je suis d'avis qu'après avoir nourri l'enfant avec du lait, la veille au soir, on lui donne cette pelletiérine le lendemain matin à jeun, en se conformant bien exactement aux prescriptions suivantes :

Le liquide du flacon de pelletiérine Tanret sera versé dans un verre à boire ordinaire, on y ajoutera une quantité égale d'eau pure; or, comme dans le liquide de M. Tanret la cuillerée à café représente six centigrammes de tannate de pelletiérine, il en résultera que la cuillerée à café de cette dilution représentera exactement trois centigrammes de tænifuge.

Supposons qu'on ait affaire à un enfant de deux ans d'âge, on commencera par lui donner une cuillerée de cette dilution. L'enfant sera maintenu couché, on le surveillera de manière à voir s'il ne présente aucun phénomène réactionnel. Si ces phénomènes font défaut, on donnera, une demi-heure après, une nouvelle cuillerée à café de dilution, et on pourra pousser ainsi, au besoin, jusqu'à quatre cuillerées

dans l'espace de deux heures, soit douze centigrammes
de pelletiérine. Par excès de prudence, on pourra s'arrêter
à trois cuillerées, soit neuf centigrammes de pelletiérine
ingérés en une heure et demie de temps.

Une demi-heure après l'ingestion de la troisième cuillerée, on donnera un purgatif : soit un verre à Bordeaux,
d'eau de sedlitz ou d'eau d'Unyadi-janos, soit, mieux
encore, cinq à dix grammes d'huile de ricin émulsionnée,
et lorsqu'on pensera que l'enfant est sur le point de venir
à la selle, on lui donnera un lavement salin pour aider à
l'expulsion.

Le pis qui puisse arriver dans ce cas, c'est que la dose de
pelletiérine ingérée soit insuffisante pour évacuer le tænia.
Or, le mal n'est pas bien grand, car huit jours après, on
pourra recommencer; et comme on aura par expérience
constaté l'immunité de l'enfant vis-à-vis de la pelletiérine,
on pourra augmenter la dose de tænifuge en conséquence;
en faire ingérer cette fois quinze, dix-huit ou vingt centigrammes, au besoin, si la première ingestion de neuf ou de
douze centigrammes n'a provoqué aucun phénomène réactionnel.

Dans le cas où : soit, dans la première tentative, soit dans
la seconde, l'enfant présenterait quelques troubles nerveux
qu'on pourrait rapporter à l'action de la pelletiérine, on a
conseillé de donner dans du café, un liquide alcoolique assez
sucré pour être accepté facilement par le petit malade. En
outre on lui fera des frictions excitantes, on appliquera des
sinapismes, des linges chauds, etc., etc.; en un mot, on
pratiquera une médication active des symptômes qui, d'ailleurs, diminuent et disparaissent bientôt d'eux-mêmes,
lorsqu'on n'a pas employé des doses trop massives de
pelletiérine.

Comme j'aurai, plus loin, à jeter un coup d'œil comparatif
sur la valeur des divers tænifuges, je puis ne pas tirer
actuellement de conclusion de ce que je viens de dire
touchant l'action du grenadier, soit en nature, soit sous
forme de pelletiérine, contre les tænias.

DIX-NEUVIÈME LEÇON

CONTINUATION DU TRAITEMENT

FOUGÈRE MALE

L'action de la fougère mâle sur le tænia a été connue de toute antiquité ; car, Pline, Dioscoride, Galien, etc., etc., en ont parlé. Cependant cette fougère n'est entrée dans la pratique courante qu'à la fin du dix-septième siècle, lorsque Louis XIV acheta le fameux secret de la veuve Nouffer, pour la somme considérable de dix-huit mille livres.

La fougère mâle : *Aspidium polipodium,* ou *nefrodium filix-mas,* est, on le sait, une plante cryptogame qui se rencontre dans un grand nombre de pays des zônes : froide, tempérée et chaude. Elle paraît posséder une puissance tænifuge très grande dans certaines localités, tandis qu'elle est considérée comme peu efficace dans d'autres ; ce qui est, à priori, une indication capable de faire penser : que cette action est variable suivant certaines conditions de climat, de nature du sol, etc.

La fougère mâle n'est pas la seule plante de cette famille qui ait une action sur le tænia ; on a signalé les propriétés de plusieurs variétés de fougères : le Panna, par exemple. Mais dans nos climats, c'est cette fougère mâle qui paraît mériter la préférence, de sorte que c'est elle qui est à peu près uniquement employée.

C'est le rhizôme, ou tige souterraine de la fougère, qui contient le principe tænifuge, en quantités beaucoup plus considérables que les parties aériennes du végétal ; aussi, est-ce ce rhizôme qui est mis à contribution. N'oublions pas de dire qu'il faut, même, qu'il soit récolté dans certaines conditions déterminées pour donner de bons résultats.

La fougère mâle a été donnée contre le tænia de diverses manières, tantôt seule, tantôt additionnée d'autres médicaments plus ou moins énergiques. Nous allons parler successivement de son emploi isolé et de sa combinaison avec d'autres substances.

Employée seule, la fougère a été donnée : 1º sous forme d'apozème, fait avec le rhizôme, coupé à morceaux ou réduit en poudre; 2º sous forme de poudre; 3º sous forme d'huile éthérée; 4º sous forme d'extrait éthéré.

Apozème. — L'apozème se fait comme celui de grenadier, soit avec le rhizôme coupé à morceaux, soit avec le rhizôme réduit en poudre. La dose varie de huit, douze, vingt et même quarante grammes de fougère dans cinq cents grammes d'eau. En réalité, cet apozème est un médicament peu efficace; aussi, est-on arrivé à ne plus le prescrire que comme moyen complémentaire de traitement; et comme, par ailleurs, il est loin d'être agréable à ingérer, on comprend que sa conservation, dans la thérapeutique, devient, de jour en jour, plus improbable.

Poudre. — La poudre de fougère se fait en triturant ou râpant des rhizômes, débarrassés au préalable de toutes les parties inertes ou peu actives, et suffisamment desséchées pour que l'opération puisse être accomplie facilement. Cette poudre a été employée à des doses variables de deux à quarante grammes.

L'odeur et la saveur de la poudre de fougère mâle sont assez désagréables pour exciter la répugnance de beaucoup de malades. Beaucoup, aussi, après avoir surmonté cette répugnance, vomissent le médicament quand ils l'ont ingéré; d'autres éprouvent des coliques plus ou moins vives, un état de malaise très accentué, des spasmes même.

L'efficacité de la poudre de fougère est minime, même dans les pays où cette fougère est considérée comme bien efficace; aussi, cette poudre sert, comme l'apozème, de moyen complémentaire ou accessoire, le plus souvent, et, à ce titre, mérite d'être laissée au second plan.

Huile éthérée. — L'huile éthérée se fait en traitant les rhizômes de fougère, dont on a enlevé toutes les parties inertes, par l'éther, dans un appareil à déplacement. Elle se

16

donne aux doses de quatre à douze et même seize grammes.

EXTRAIT ÉTHÉRÉ. — L'extrait éthéré n'est, en somme, que l'huile éthérée concentrée par l'évaporation, dans une étuve à chaleur très modérée ; elle représente la même action que l'huile, sous un volume moitié moindre, à peu près. Elle se donne aux doses de : deux, quatre, jusqu'à douze grammes.

Quand on étudie l'action de la fougère contre le tænia, on ne tarde pas à constater que malgré la réputation dont elle jouit, dans divers pays, son efficacité est moindre que ce qu'on peut le penser, de prime abord. On constate, même, qu'elle donne souvent bien des mécomptes quand on l'emploie contre le tænia.

Mettant à profit mon séjour dans diverses localités de la France, pour étudier l'action de la fougère, je suis arrivé à penser que la plante a une action variable suivant les pays. Ainsi, très active dans les Vosges, elle l'est moins dans le Jura et dans les Alpes ; peu active dans les Cévennes et le Puy-de-Dôme ; moins efficace encore en Bretagne, elle est presque nulle en Normandie. Cette observation est de nature à expliquer la variété des opinions qui ont été basées sur les résultats obtenus, çà et là, par les médecins qui l'ont employée.

D'ailleurs, il ne faut pas oublier qu'à Strasbourg même, c'est-à-dire dans le pays où la fougère paraît avoir le plus d'action, Hirtz, Feltz, Coze, etc., etc., ont constaté que souvent elle était impuissante à faire expulser la tête du ver. C'est à cette impuissance, assurément, qu'il faut attribuer l'habitude prise par maints médecins : d'associer la fougère à d'autres agents, pour obtenir la guérison d'une manière moins incertaine.

Peschier, de Genève, qui s'est tant occupé de la fougère, avait été tellement frappé de l'inconstance de son action, qu'il avait cru nécessaire d'en rechercher les raisons, et il disait : « Parmi les causes qui expliquent l'inconstance et la nullité des effets de la fougère mâle, surtout dans les contrées où elle n'est pas indigène, se présentent principalement les suivantes :

« A. — Les rapports qu'ont, avec cette espèce d'aspidium,

le pteris aquilina, l'athyrium felis femina, l'aspidium orcoptéris, le cristatum, l'ambatum, qui sont rangés parmi les polypodes de Linné, et auxquels la propriété de détruire le tænia n'a pas été reconnue.

« *B*. — Le défaut de connaissance de ce fait, chez la plupart des pharmaciens et surtout des droguistes.

« *C*. — Le point de maturité des principes immédiats réunis dans les bourgeons, lequel est atteint, en fin juin, doit cesser d'être le même en automne.

« *D*. — La détérioration, en deux ou trois ans, du principe gras des bourgeons recueillis en temps convenable, desséchés et conservés, même avec soin, à la suite de laquelle ils ne contiennent plus que le tannin, l'acide gallique, acétique et l'amidon auxquels la propriété de détruire le tænia ne peut être accordée, et sont arrivés à l'état où on les trouve habituellement, dans le commerce, surtout dans le Nord de l'Allemagne.

« Recueillie dans les mois d'été, la souche de la fougère mâle offre des bourgeons qui ont acquis leur maturité, dont la cassure est franche, la couleur vert pistache clair et l'odeur nauséabonde. Privés des squammes fixées à leur base et de leur extrémité supérieure, brune et inerte, les bourgeons desséchés, convenablement digérés à froid dans l'éther sulfurique, le colorent en ver jaunâtre; le liquide exprimé, filtré et concentré, fournit un produit d'un vert obscur composé d'un principe huileux, d'une petite quantité de résidu, de chlorophylle, soit du principe vert des végétaux; plus des acides acétique et gallique dont on volatilise l'acide acétique par une chaleur douce.

« Le produit ainsi obtenu a une saveur âcre, et l'odeur vireuse des bourgeons. Donné à la dose de huit à dix gouttes, sous forme de pilules, en deux fois, à demi-heure d'intervalle, en se couchant, le malade ne prenant pas de nourriture depuis son dîner, et accompagné le matin à jeun d'un purgatif doux, détruit absolument le tænia vulgaire sans occasionner aucun dégât ni aucune irritation. Or, quand on sait que pour obtenir un effet semblable avec la poudre de fougère, le malade est obligé d'en prendre la proportion de trois drachmes (1 gr. 78 $\times$ 3 = 5 gr. 34) en bol ou en potion ; que ce médicament a une saveur et une odeur repoussante, que beaucoup de personnes le rejettent en même temps, qu'il occasionne quelquefois des spasmes violents, on peut se féliciter, j'espère, d'avoir reconnu et isolé le principe dans lequel réside la propriété anthelmintique, et surtout de savoir que, pris de la manière indiquée, quoique dans un état d'isolement, il ne fait éprouver aucun malaise.

« Il est bon d'observer qu'administré sous forme d'émulsion, il n'a pas d'action sur le tænia, quoique sa saveur ne fût pas trop marquée, ce qui paraît indiquer que peu de chose et surtout un corps gras en atténue la propriété. » (PESCHIER, *loc. cit.*)

En somme, que Peschier ait eu raison ou non dans ses conclusions, il en résulte au moins ce fait constant : que la fougère échoue fréquemment dans le traitement du tænia, quelle que soit la cause à laquelle on puisse attribuer ses insuccès.

La fougère a constitué le fond d'une grande quantité de formules vantées contre le tænia ; les raisons que nous venons de donner, ont fait que ces formules ont varié de maintes et maintes manières. Nous allons en citer les principales que j'emprunte à diverses publications médicales, notamment à nos anciens dictionnaires en soixante et en trente volumes.

Méthode de Nouffer. — La veille du traitement, panade avec soixante grammes de pain, quatre-vingt-dix grammes de beurre, un peu de sel et neuf cents grammes d'eau ; un quart d'heure après, un gobelet de vin blanc avec un biscuit. Si le malade est constipé, lavement au sel marin ou avec soixante grammes d'huile d'olive avant de se coucher. Le lendemain matin, douze grammes de poudre de fougère mâle, dans deux cents grammes de décoction de fougère. Si le médicament est vomi, en prendre une seconde dose semblable. Deux heures après : panacée mercurielle, scammonée aa, 0,30 ; gomme gutte, 0,35, confection d'hyacinthe, q.s, pour un bol ; boire par dessus une ou deux tasses de thé léger, promener dans la chambre, et reprendre du thé après chaque selle, jusqu'à ce que le ver soit expulsé. Si une partie des médicaments est vomie, ou bien si l'expulsion du ver ne se produit pas, ce qui est fréquent, on prend huit heures après : sulfate de magnésie, de huit à trente grammes. Si le ver reste pendu à l'anus, on prend du sulfate de magnésie ; si la médication est impuissante le premier jour, on recommence le lendemain.

Au dire de l'auteur, le remède agit mieux contre le bothriocéphale que contre le tænia. Il réussit mieux dans les temps frais que pendant les chaleurs. Ce remède de Madame Nouffer qui a été longtemps secret, fut acheté, on le sait, en 1676 par le gouvernement français, au prix de dix-huit mille francs.

Méthode d'Odier. — Cette méthode ne diffère de celle de Nouffer, qu'en ce qu'au lieu du bol purgatif, on fait prendre trois onces d'huile de ricin par cuillerées, de demi-heure en en demi-heure, dans un peu de bouillon. Il est à remarquer qu'avant la publication du remède de Nouffer, Odier avait employé avec quelque succès l'huile de ricin contre le bothriocéphale, mais n'avait pas réussi de même dans le cas de tænia armé.

Méthode de Peschier. — Le médecin de Genève a substitué, avec avantage, l'huile grasse ou oléo-résine, extraite de la racine de fougère mâle, à l'aide de l'éther à la poudre, si désagréable à prendre à cause de la quantité nécessaire et de la saveur. Cette huile est donnée à la dose de dix-huit à vingt gouttes, soir et matin, dans de l'huile de ricin, ou en pilules ; une goutte pour chaque prise, ou dans un électnaire approprié. Deux heures après la seconde dose, on fait prendre deux onces d'huile de ricin. Ce remède, qui ne cause ni coliques, ni douleurs d'estomac, provoque ordinairement, avec promptitude, l'expulsion du ver, suivant Peschier, qui rapporte cent cinquante guérisons obtenues, tant en Suisse qu'en d'autres contrées de l'Europe. Rarement, dit-il, on est obligé de revenir à une seconde administration du médicament. Nous savons qu'il n'en est pas malheureusement toujours ainsi.

Méthode d'Ebers. — Ebers, de Breslau, a préconisé aussi, comme un excellent remède agissant doucement, l'extrait résineux de fougère mâle, préparé par la distillation de la teinture alcoolique, qui, plus que la teinture éthérée, se charge d'éléments inertes. Ce médecin a rapporté un certain nombre de cas de guérison (*Revue méd.* 1828, t. III, p. 237, et *Gazette de santé*, 1828, p. 209). Mais, dans tous ces modes de traitement, on n'a point exposé le résultat comparatif de tous les malades traités. (*Dict. en 60 vol.*)

Méthode de Lagène. — Le soir, avant de se coucher, on prend un lavement à la décoction de fougère mâle. Le lendemain matin : poudre récente de valériane, quatre grammes ; coquille d'œuf calcinée, un gramme. Rester couché et suer. On fait cela pendant trois jours, puis, le quatrième, on prend : mercure doux, cinquante centigrammes ; panacée mercurielle, vingt centigrammes ; diagrède sulfuré, soixante centigrammes ; sirop de fleur de pêcher, q. s. Deux heures après, on boit une infusion de quinze grammes de séné, dans un litre d'eau, avec quarante centigrammes de sel de tartre. Une heure plus tard, un bouillon gras. La tisane purgative est continuée ou suspendue, suivant qu'il est besoin. Le soir, nouveau lavement de fougère. Ainsi de suite, pendant plusieurs jours, s'il le faut, jusqu'à l'expulsion du ver.

Méthode de Renaud. — Prendre un lavement d'eau chargée de savon. Pendant cinq jours, à compter du lendemain, prendre quatre grammes de racine de fougère mâle dans de l'eau de pourpier ; peu de temps après, un bol de mercure doux, jalap, rhubarbe, aa, trente centigrammes dans du miel. Prendre, pendant toute la médication, de la décoction de fougère mâle pour boisson.

Méthode de Herrendchwands. — On donne, pendant deux jours consécutifs, le matin et le soir, quatre grammes de poudre de fougère mâle, soit en bol, soit dans une infusion. Le troisième jour, on prend : gomme gutte, soixante centigrammes ; sel d'absinthe, quinze centigrammes ; savon de starkey, dix centigrammes. Trois heures après, on ingère trente grammes d'huile de ricin d'Amérique. Une seconde dose de cette huile à une heure de là. Une troisième, deux heures après, si le ver n'est pas sorti. Le soir, lavement au lait et à l'huile de ricin, si besoin est. De l'avis de l'auteur, le bothriocéphale est plus facilement chassé que le tænia par cette formule. Quelquefois, Herrendchwands ajoutait au purgatif, à la gomme gutte, de la gratiole, de la scammonée et du mercure doux.

Méthode de Grahl. — La veille : soupe, avec cent vingt grammes de pain blanc et autant de beurre dans un demi-litre d'eau. Le lendemain matin, on prend : poudre de racine de jalap, gomme gutte, mercure doux aa, trente-cinq centigrammes. Une heure après, on prend douze grammes de poudre de racine de fougère mâle, dans quatre-vingt-dix grammes d'infusion de tilleul.

Méthode de Dubois. — La veille au soir : une panade. Le lendemain matin, une tasse de bouillon aux herbes dans laquelle on met quinze grammes de poudre de fougère mâle. Une heure après on donne, en trois fois, à un quart d'heure d'intervalle, jalap, diagrède, scammonée, gomme gutte, aa, cinquante centigrammes. On prend du bouillon aux herbes pendant le restant de la journée.

Méthode de Beck. — A quatre ou cinq heures de l'après-midi, le premier jour, prendre : mercure doux, un gramme vingt; corne de cerf calcinée, cinabre, antimoine, aa, cinquante centigrammes, dans une cuillerée d'eau. Le soir, prendre un potage et ensuite soixante grammes d'huile d'amandes douces. Le lendemain matin, prendre un tiers de la préparation suivante : racine de fougère, quatre grammes, jalap, gomme gutte, chardon béni, ivoire brûlé, aa, deux grammes. Il y a souvent, dans l'espace de deux heures, des vomissements, des coliques et des selles. Deux heures après la première ingestion, on prend le second tiers de la poudre ci-dessus. Si, deux heures après celle-ci, le tænia n'est pas expulsé, on prend le troisième tiers. Si le ver n'est pas évacué après cela, lavement fait avec une décoction de plantes amères, additionné de sulfate de magnésie; enfin, au besoin, on fait prendre, trois heures après : jalap, quatre grammes; gratiole, un gramme vingt centigrammes; pulvériser et diviser en trois paquets, un par heure.

Traitement de Wavruck, de Vienne. — (*Gaz. méd.*, 1841, p. 633.) La veille, on donne au sujet préparé par la diète, une soupe grasse, non salée, puis, deux heures après, un lavement émollient.

Le jour du traitement, on administre deux onces d'huile de ricin, à prendre dans du bouillon, en trois fois, alternant avec six ou huit, grammes de poudre de fougère, prise aussi en trois fois. Pendant ce temps, donner deux lavements à l'huile et au lait, pour attirer le ver dans le gros intestin. Quatre heures après avoir ingéré la poudre de fougère, on donne une poudre composée de calomel, gomme gutte et sucre, aa, vingt-cinq centigrammes, qu'on répète deux, trois, ou quatre fois. Si les selles ne viennent pas vite, on donne un purgatif salin.

Vawruck avait l'habitude de préparer les sujets pendant trois, quatre, ou cinq jours, avec une décoction relâchante, contenant du sel ammoniac, et des soupes claires. Dans huit cas sur ses deux cent six malades, cette diète suffit pour expulser le ver.

Méthode d'Alibert. — Pour boisson habituelle, le premier jour : décoction de cent vingt-cinq grammes de racine de fougère mâle, dans quinze cents grammes d'eau réduite à cent grammes, et édulcorée avec soixante grammes de sirop de mousse de Corse. Trois heures après le repas : bol composé de : mercure doux ; corne de cerf calcinée, aa quinze centigrammes ; conserve de rose q. s. pour un bol. Le second jour, scammonée en poudre, un gramme ; racine de fougère mâle, trente grammes ; gomme gutte et mercure doux, aa soixante centigrammes, à prendre en une seule fois, dans de l'eau sucrée ou vineuse.

Méthode de Rayer. — Huile éthérée de fougère mâle, soixante-douze gouttes ; poudre de fougère mâle q. s., pour dix-huit pilules. Au lieu dé dîner, le malade prend un bouillon à six heures du soir ; deux heures après, il ingère six pilules ; le lendemain matin, à six heures, il prend les douze autres pilules, et, deux heures après, soixante grammes d'huile de ricin, dans du bouillon aux herbes.

Méthode de Trousseau. — Trousseau (*Gaz. hôp.*, 1843, p. 189) recommandait d'agir de la manière suivante, avec la fougère mâle : « S'il s'agit d'un adulte, disait-il, deux ou trois jours avant, vous le mettrez à une diète assez sévère, et, le matin du troisième ou du quatrième jour, vous lui ferez prendre six grammes d'extrait, en trois fois, en laissant une demi-heure d'intervalle entre chaque dose. Cet extrait sera pris dans du pain à cacheter, du sirop ou de l'eau sucrée. Une demi-heure après l'administration de la dernière dose, on fera prendre, en une seule fois, quarante grammes d'éther sulfurique, et, une demi-heure après, un looch blanc, avec trois gouttes d'huile de croton, ou bien soixante grammes d'huile de ricin, ou bien encore un mélange de cinq centigrammes de calomel, et de deux grammes de poudre de jalap.

« Si le tænia n'est pas expulsé, on recommence encore une fois, de la même manière, en laissant quatre ou cinq jours d'intervalle, et, si ce moyen reste inutile, on laissera, pendant un mois, reposer le malade, pour recourir à un autre tænifuge.

« Quand il s'agit d'un enfant, on lui fait observer la diète, puis on lui donne, le matin, à jeun, un à deux grammes d'extrait de fougère ; une heure après, dix grammes de sirop d'éther ; et, une demi-heure plus tard, vingt-cinq grammes d'huile de ricin, ou un mélange de vingt-cinq centigrammes de calomel et cinquante à soixante-quinze centigrammes de poudre de jalap. »

Méthode de Créquy. — Le Dr Créquy (*Répert. de pharmacie*, 1873, p. 44) a proposé de combiner, dans des capsules de gélatine, l'extrait éthéré de fougère et le calomel. Chaque capsule contient cinquante centigrammes d'extrait de fougère, et cinq centigrammes de calomel. Douze capsules constituent la dose ordinaire, qui est ingérée le matin, de cinq en cinq minutes ; le malade ayant eu soin de ne prendre qu'un potage la veille au soir. La dose, pour un enfant de quatre ans, est de six à huit capsules.

Après avoir rapporté, ainsi, ce grand nombre de formules, il nous faut jeter un coup d'œil d'ensemble sur l'efficacité réelle de la fougère mâle. Or, quand on y regarde de près, on ne tarde pas à constater que, malgré les belles promesses qu'elle a semblé faire, elle n'a donné d'utiles résultats que dans des cas relativement rares.

Les uns ont attribué les insuccès à la variété du ver, car, par exemple, Mayor pensait que la fougère, très efficace contre le tænia inerme, était impuissante, le plus souvent, contre le bothriocéphale ; opinion d'ailleurs tout à fait opposée à celle de Bremser, qui disait : que la fougère était plus efficace contre le bothriocéphale que contre le tænia armé. La vérité, c'est que, si quelques préparations de fougère sont excellentes, la plupart sont insuffisantes, le plus souvent.

Dans toutes les méthodes du siècle dernier, que nous avons énumérées, on voit que le rôle du purgatif est très notable. C'est peut-être parce que, de nos jours, on s'en est moins préoccupé, qu'on a eu tant de mécomptes avec la fougère ; aussi, si on voulait employer quand même ce tænifuge, il serait sage, je crois, d'attacher à ce purgatif l'importance que lui prêtaient nos prédécesseurs.

De l'analyse des nombreux faits venus à ma connaissance, et de mes expériences propres, je suis arrivé au résultat suivant : l'apozème et la poudre de fougère mâle, sont, toutes choses égales, d'ailleurs, des préparations tout à fait insuffisantes, et ne méritent pas d'être conservées dans la pratique.

Quant à l'huile et l'extrait éthérés, ils peuvent donner de bons résultats, lorsqu'on s'est servi de rhizômes provenant de certains pays, où la fougère a une action tænifuge assez puissante. C'est ainsi, par exemple, que la plante récoltée dans les Vosges semble donner, incontestablement, des résultats très supérieurs à celle des Alpes et de Normandie.

Il faut, je crois, attribuer à cette particularité l'efficacité relative des capsules d'extrait, éthérée de fougère, préparées d'après la formule dite Créquy-Limousin ; mais, on comprend, par cette explication, combien, d'une manière générale, l'utilité réelle de la fougère est aléatoire dans le traitement du tænia.

J'ai fait une cinquantaine d'essais des diverses préparations de fougère mâle, et j'ai constaté que les meilleurs résultats que l'on peut espérer, en donnant les préparations les plus efficaces, ne dépassent pas, en général, le vingt-cinq pour cent de succès indiscutables, c'est-à-dire : avec constatation de la tête. Et, pour obtenir pareils chiffres, il faut qu'on emploie l'extrait éthéré, obtenu des rhizômes de première qualité, provenant des Vosges. Si, au contraire, les rhizômes proviennent du Jura, des Alpes ou des Cévennes, les résultats sont moins bons, et infiniment moins bons encore s'ils proviennent de Normandie.

Quant à la poudre et à l'apozème, je les considère comme des moyens très insuffisants, et ne pouvant guérir que très exceptionnellement, même quand on a soin de se mettre dans les meilleures conditions.

Pour en finir avec la fougère, je dirai que des faits, qui touchent à son emploi contre le tænia, on peut conclure, aujourd'hui, que la plante contient un principe réellement tænifuge, principe qui se trouve en plus ou moins grande quantité, relative suivant les pays, mais principe qui, quoique contenu dans l'extrait et l'huile éthérés, n'est cependant qu'en proportion variable dans cet extrait. La preuve qu'on en peut donner, c'est que la même quantité d'extrait provenant des fougères des Vosges ou de Normandie, a une action très différente sur l'expulsion du parasite.

A la rigueur, cet extrait, préparé dans les conditions de la formule Créquy-Limousin, peut servir dans la pratique d'une manière utile, car le nombre de succès, relativement aux insuccès, est assez satisfaisant. Mais pour arriver aux résultats qu'on est en droit de désirer, c'est-à-dire à une heureuse constance d'effet, il faudrait que la fougère soit l'objet de nouvelles recherches, aboutissant à la découverte de son principe tænifuge réellement actif.

Comme je le dirai à propos de la graine de courge et du cousso, il faut pour la fougère que la détermination du principe actif, soit faite le plus tôt possible. C'est un travail qui doit tenter un chimiste qui fera pour elle, ce que M. Tanret a fait pour le grenadier.

Ce n'est que lorsque le principe actif de ces divers tænifuges aura ainsi été isolé bien clairement, qu'on pourra, en se basant sur l'expérience, savoir au juste le degré comparatif d'efficacité du grenadier, du cousso, de la graine de courge et de la fougère, c'est-à-dire préciser le cas où tel ou tel d'entre eux est indiqué ou contre-indiqué, de préférence à tel autre.

VINGTIÈME LEÇON

CONTINUATION DU TRAITEMENT

GRAINE DE COURGE

La graine de courge est aujourd'hui un des tænifuges les plus recommandés par quelques médecins, et dans certains pays, de sorte que nous devons nous occuper d'elle aussitôt après avoir parlé du grenadier et de la fougère mâle.

La courge ou citrouille appartient à la famille des cucurbitacées de Linné. On sait que son fruit est comestible et entre, dans certaines localités, pour une assez large part dans l'alimentation.

Les graines ont divers usages depuis un temps infini : ainsi dans quelques contrées de l'Inde et de l'Afrique, elles servent à produire de l'huile qu'on emploie soit dans l'alimentation, soit dans l'industrie.

Dans l'antiquité déjà, les graines de courge avaient été considérées comme tænifuges ; et la thérapeutique les a employées couramment, de tous les temps, au titre de : *semences froides*, comme on disait dans les siècles précédents, c'est-à-dire comme diurétiques et adoucissantes.

Pourquoi les anciens connaissaient-ils la propriété tænifuge de la graine de courge ? Quelques-uns ont dit que c'est à cause de leur ressemblance avec les anneaux du tænia. C'est chose assez contestable. Il est fort possible aussi que le hasard faisant expulser un tænia sous l'influence de l'ingestion d'un certain nombre de ces graines mangées par gourmandise, ait révélé son action.

Pour appuyer cette supposition, on peut rappeler ce que dit M. Laboulbène : qu'en Anjou, où ces graines de courge entrent dans l'alimentation ordinaire, à titre de condiment huileux, les tænias sont très rares. On comprend que l'observation populaire a pu utiliser cette donnée, à une époque quelconque, et fixer ainsi les idées.

Quoi qu'il en soit, les graines de courge faisaient, seulement, partie de la matière médicale du vulgaire de certains pays, et n'étaient pas employées par les médecins comme tænifuges, lorsqu'en 1683, un médecin anglais du nom de Tyson les signala. Il raconta, qu'ayant fait prendre à un jeune homme un verre d'émulsion de semences froides pour une affection interne, il vit sortir un tænia de vingt-quatre pieds de longueur (*Philosoph. transact.* 1683). Que le fait fût le résultat du hasard, ou bien que Tyson eût donné intentionnellement les graines de courge, toujours est-il qu'elles entrèrent, dès lors, dans la pratique.

Ajoutons, par ailleurs, que dans le courant du siècle dernier, déjà, elles étaient un remède populaire au Mexique, à la Plata, et à Maurice, peut-être aussi, dans nombre d'autres pays tropicaux.

Mérat et De Lens, dans leur ouvrage, parlent de ces graines de courge ; mais, malgré cela, elles n'étaient guère répandues quand, vers 1820, Mongeny, médecin de Cuba, les signala comme très efficaces. Voici ce que disait Mongeny touchant leur action pour l'expulsion du tænia :

« J'ai constamment obtenu les succès heureux par une nouvelle méthode que le hasard m'a fait découvrir ; elle consiste à faire prendre, le matin, au malade quatre-vingt-dix grammes d'une pâte faite avec la graine de citrouille fraîche, et ensuite cent quatre-vingts grammes de miel en trois doses. Le tænia est toujours expulsé dans le laps de six à sept heures, alors que tout autre procédé a échoué. » (MONGENY, de Cuba, 1820.)

Quelques années après Mongeny, le docteur Houreau rapporta de l'Ile de France, un remède, employé par le peuple contre le tænia, qui n'était autre que la graine de courge. Les résultats qu'il obtint furent assez peu remarquables pour que le médicament ne pénétrât pas, de cette fois encore, dans la thérapeutique courante.

De son côté, Brunet, de Bordeaux, signala des succès qu'il avait obtenus par l'emploi de quarante-cinq grammes de graines mondées de citroutlle, incorporées dans une égale quantité de sucre. Enfin, ajoutons qu'en 1862, le docteur Podesta, de Buenos-Ayres, préconisa encore cette graine de courge qui, comme je l'ai dit tantôt, est depuis longtemps un remède de bonne femme dans la République Argentine.

De ce moment, les graines de citrouille étaient décidément entrées dans le courant de la pratique médicale, et un grand nombre d'observateurs enregistraient leur utilité. Parmi eux je signalerai spécialement mes savants amis, Ad. Dumas, de Cette et Heckel, de Marseille, qui ont recherché le principe actif de ce médicament.

D'après divers expérimentateurs, on peut employer indifféremment les graines de *cucurbita : maxima* (potiron courge jaune), *pepo* (giraumon, courge rouge), *aurantia* (fausse orange), *lagenaria* (gourde de pélerin), *ovigera* (cougourdette), *piliformis* (turban turc). Heckel, au contraire, a constaté que la graine de *c. pepo* ou courge rouge, ne renferme qu'une proportion insignifiante de péporesine, de sorte qu'elle est à peu près impuissante pour l'expulsion du tænia, tandis, au contraire, que la *c. maxima* ou courge jaune, en contient relativement beaucoup, et pour cette raison beaucoup plus efficace. De nouvelles expériences seront nécessaires pour déterminer la valeur tænifuge relative des graines de diverses variétés de *cucurbita*.

Ai-je besoin de rappeler que le potiron et le giraumon se vendent sur les marchés aux légumes de toute la France, pendant plusieurs mois de l'année, comme comestibles, entrant pour une large part dans l'alimentation ordinaire de beaucoup de gens.

Ceux qui ont préconisé la graine de courge lui ont attribué sur la plupart des autres vermicides le triple avantage : 1º de la modicité de prix qui la préserve des sophistications ; 2º de la grande facilité qu'on a à se la procurer, puisque les courges sont vendues sur le marché du mois d'octobre au mois de mars ; 3º d'une saveur infiniment moins désagréable que le cousso, le grenadier, etc., etc., chose à considérer en bien des circonstances, pour la médecine des femmes et des enfants.

On a, même, recommandé les graines de citrouille, non-seulement comme tænifuge, mais encore comme tænicide. Mérat pensait qu'elles tuaient le ver par indigestion comme les sangsues qui se gorgent trop de sang. Mais cette opinion qui était basée sur la croyance où l'on était que ces graines étaient dépourvues de principe actif, n'a plus de raison d'être aujourd'hui.

Nous avons besoin de nous arrêter un instant sur ce principe actif avant d'aller plus loin. Or, nous dirons que Heckel entreprit, en 1874 et 1875, de le déterminer; il fit une série d'expériences, dont voici le résumé : Prenant deux cents grammes de graines de courge, il leur enleva le périsperme, et donna la masse, qui représentait cent quatre-vingt-trois grammes, à un individu porteur du tænia, sans produire l'expulsion du parasite. Au contraire, donnant, à un autre sujet, ce périsperme qui représentait dix-sept grammes en poids, il obtint l'expulsion complète.

Ces expériences furent répétées deux fois avec le même résultat (*Bull. Acad. des Sc.*, des 4, 16 août 1875), et elles démontrèrent, pour lui, que le principe actif réside dans la péporésine qui est dans le périsperme.

Nous devons ajouter, que contrairement à l'opinion d'Heckel, on a prétendu que le principe actif de la graine de courge réside dans l'amande.

On a essayé diverses préparations dépendant de la graine de courge, c'est ainsi, par exemple, que les uns ont donné cette graine toute entière, dépourvue seulement de son enveloppe cornée, et mangée directement par le malade, ou bien pilée et réduite en pulpe, mélangée, ou non, à un excipient.

D'autres ont donné l'huile obtenue par expression de la graine. L'huile de graines de courge a fourni des résultats tout à fait négatifs, lorsqu'elle était de couleur claire et blonde; tandis que dans l'Anjou, où cette huile de courge de couleur verte, est employée comme condiment dans l'alimentation des gens de la campagne, le tænia est extrêmement rare. Il y a là peut-être tout un horizon, car on sait que d'après Heckel (*Journal de Gubler* 1876), que le périsperme de la graine de courge a une couleur verte.

En tenant compte de ces indications, et surtout en déterminant expérimentalement quelle est la meilleure variété de courge, au point de vue tænifuge, on pourra peut-être arriver à rendre son emploi plus assuré, mais, comme je l'ai dit déjà, de nouvelles recherches sont nécessaires.

Une des difficultés dans cette question c'est que, jusqu'ici, nous n'avons pas de renseignements suffisamment certains sur la nature réelle du principe actif. J'ai eu, pour ma part, la preuve que des graines traitées par le procédé de Heckel et, donnant une substance ayant les caractères de couleur et de solubilité qu'il lui assigne, peuvent n'avoir aucune action sur le tænia. Voici, d'ailleurs, le détail des expériences auxquelles je me suis livré, aidé par M. le pharmacien de 1re classe de la marine, Lalande :

Des graines de courge rouge (c. pepo ou giraumon), car je ne savais pas encore ce que Heckel m'a dit, depuis, au sujet de cette variété, furent décortiquées; on plaça à part leur endoplèvre, qui avait bien tous les caractères qu'indique Heckel, et on traita cette substance d'après les renseignements puisés dans son travail. Or, six essais successifs furent absolument infructueux ; et, quoique je donnasse aux malades la quantité de péporésine qui provenait de deux cents grammes de semences de courge, je ne parvins pas à faire expulser, une seule fois, une quantité quelque peu notable de cucurbitins.

Craignant que l'endoplèvre des graines de courge rouge ne fût altérée par les diverses préparations qu'on lui fait subir pour en isoler la péporésine, je donnai successivement à six malades cette endoplèvre en nature. Six essais, avec la substance provenant, chaque fois, de deux cents grammes de semences, furent entièrement négatifs.

Comme on a soutenu, ai-je dit, que le principe actif de la semence de courge ne réside pas dans cette endoplèvre, mais dans l'amande elle-même, cette amande, dépouillée, fut employée six fois aux mêmes doses, représentant, chaque fois, deux cents grammes de semences, et les six essais furent négatifs aussi.

Alors, pour en avoir le cœur net, et ne pas être autorisé à penser que le traitement qu'on avait fait subir à ces semences avait altéré leur principe actif, je fis donner, à trois malades, l'émulsion obtenue avec deux cents grammes de ces semences. L'ingestion de cette pâtée, qui fut, chez quelques malades, désagréable à cause de son volume, ne fournit absolument aucun résultat utile — pas l'ombre d'un succès.

Voilà les faits dont j'ai été témoin à la fin de l'été 1887. Il en résulte que la courge rouge (cucurbita pepo ou giraumon) doit être laissée de côté désormais. Il faudra, comme je l'ai dit plus haut, que, quelque jour pareille expérience soit faite avec les autres variétés de courge, pour déterminer leur valeur tænifuge relative.

Quoi qu'il en soit, la graine de courge a été employée, jusqu'ici, d'une des manières suivantes :

La veille, purgation à l'huile de ricin; le lendemain, dès la première heure, ingurgitation de la graine de courge réduite en pâte et mélangée à du lait ou du sirop; deux heures après, une dose d'huile de ricin est de nouveau administrée.

Ou bien :

La veille — diète — régime lacté ou seulement soupe, sans purgation. Le lendemain, ingestion de la graine de courge, puis, purgation.

Ou bien :

La veille, préparation, soit par la diète ou le régime lacté, soit par la purgation; le lendemain, ingestion d'une potion éthérée à quatre ou six grammes; une heure après, ingestion de la graine de courge; une heure après, purgation.

Le Dr Podesta, qui a expérimenté pendant plusieurs années, à Buenos-Ayres, la graine de citrouille contre le tænia, employait le médicament de la manière suivante : le malade était soumis à une diète sévère pendant vingt-quatre heures; et, surtout, ne prenait aucune boisson sucrée; puis, il ingérait le médicament : cent cinquante grammes de semences rôties, séparées de leur épisperme et réduites en pâte aromatisée, à prendre en une seule fois ou en deux ou trois fois, dans l'espace de deux heures; le lendemain matin, une purgation drastique (huile de ricin ou de croton) était donnée. Le Dr Podesta disait que, très fréquemment, il fallait recommencer trois mois après, mais, qu'en général, une seconde tentative réussissait définitivement.

M. Laboulbène, qui emploie de préférence pour les enfants la graine de courge, la prescrit pour eux à la dose de trente à quarante grammes, en pâte ou en émulsion, et l'accompagne d'un peu d'huile de ricin.

Dans les feuilles cliniques des hôpitaux de la Marine, j'ai trouvé trois cent quarante-neuf observations de l'emploi de la graine de courge (sans indication de la variété) se décomposant ainsi : expulsion de la tête, vingt; expulsion d'une portion du ver seulement, c'est-à-dire insuccès, trois cent vingt-neuf; total : trois cent quarante-neuf. Soit, le quatre pour cent environ de succès.

Succès.	20
Insuccès.	329
TOTAL.	349

soit le 4 % de succès.

Notons que dans les hôpitaux de la Marine, la dose de graines a varié entre soixante et quatre-vingt-dix grammes, jamais davantage.

Nous sommes très loin, on le voit, de ce qu'on pense généralement au sujet de la graine de courge, et le lecteur se demandera, certainement, si je ne suis pas trop pessimiste. Je lui répèterai que, comme je me suis fait une loi de ne jamais compter comme succès, que les cas où la présence de la tête avait été parfaitement constatée, il est probable que la proportion de quatre pour cent est un minimum au-dessous de la réalité. Mais, je crois aussi, qu'en doublant ce chiffre, c'est-à-dire en admettant que le succès a été obtenu dans les huit pour cent des cas, on aura exprimé l'opinion la plus favorable qu'on puisse donner au sujet de l'action de la graine de courge contre le tænia.

Certains médecins du Sud-Ouest de la France ou du Jura, de Genève, etc., ont prêté, à la graine de courge, une action bien autrement puissante que celle que je viens d'indiquer. En présence de cette divergence d'opinions, on peut se demander si la variété de ver n'entre pas, pour quelque chose, dans les résultats. On sait, en effet, que dans le Jura et en Suisse, c'est le bothriocéphale qu'on observe de préférence aux tænias proprement dits.

Mais, il est probable que la question de la variété de graines de courge a une importance autrement plus grande que celle de la variété du ver, car, dans l'Ouest de la France et dans le Jura, la cucurbita maxima, courge jaune ou potiron, se trouve plus fréquemment sur les marchés que la courge rouge.

Quoi qu'il en soit, la question n'est pas encore jugée. Aussi, faudra-t-il que quelque travailleur fasse, pour la graine de courge, ce que M. Tanret a fait pour le grenadier. Ce n'est qu'alors que l'opinion sera définitivement fixée à son égard.

VINGT-UNIÈME LEÇON

CONTINUATION DU TRAITEMENT

COUSSO

Le cousso : *kousso, kosso, cosso, kwousso*, est un des tænifuges les plus renommés; il est fourni par le brayera anthelmintica de la famille des rosacées.

D'après M. Baillon (*Dict. encyclopéd.*, art. *cousso*), c'est Godingus qui, en 1645 (*De Abyss. reb.* lib. Ier, chap. II), a signalé le premier, en Europe, ce fait : que les Abyssins se servaient du cousso comme tænifuge. En 1708, Bruce eut connaissance de ce médicament dans son voyage en Abyssinie, et en signala l'action à son tour. En 1793, Lamarck (*Tableau encyclop. et méth. des trois règn. de la nat.*, t. II, p. 417), donna la caractéristique de la plante en lui attribuant le nom de cousso, qui est usité par les Abyssins. Enfin, après divers travaux, de Brayer, de Kunth, de Frésenius, de Rochet-d'Héricourt, d'Aubert-Roche, de Courbon, on est d'accord, aujourd'hui, pour admettre que le cousso est la fleur du *brayera anthelmintica*, de la famille des rosacées, tribu des agrimoniées.

Nous ne donnerons pas les caractères botaniques du végétal qui produit le cousso; celui qui voudrait les avoir n'a qu'à consulter les mille ouvrages classiques de botanique ou de matière médicale qui en parlent; il nous suffira de dire que la partie employée en médecine est la fleur réduite en fragments par la récolte et le transport. M. Baillon a fait remarquer que les fleurs sont mâles ou femelles, et que ces dernières ont une action infiniment plus efficace que les autres.

Le cousso, qui arrive en Europe par paquets de cent à

deux cent cinquante grammes, représente, dit Baillon : « Un assemblage de fleurs séchées et comprimées, d'une couleur jaune rougeâtre. Il a une saveur d'abord fade, légèrement mucilagineuse, puis âcre et désagréable. Son odeur est assez complexe et ressemble à celle du sureau. » Les échantillons de couleur rouge sont les plus estimés, ceux qui sont moins colorés et qui proviennent des fleurs mâles sont appelés *cousso d'âne* et considérés comme moins efficaces. Le cousso qui provient du S. E. de l'Abyssinie, aux environs de Hurur, est le plus estimé. N'oublions pas d'ajouter, qu'en vieillissant, il perd rapidement son action tænifuge.

Le cousso a été l'objet d'analyses nombreuses, et sa composition a été déterminée de la manière suivante : huile grasse et chlorophylle, aa, un gramme quarante-quatre centigrammes ; matière grasse, deux grammes deux centigrammes ; résine âcre, amère, six grammes vingt-cinq centigrammes ; résine insipide, soixante-dix-sept centigrammes ; sucre, un gramme huit centigrammes ; gomme, sept grammes vingt-deux centigrammes ; tannin, précipitant en gris les sels de fer, huit grammes quatre-vingt-quatorze centigrammes.

Par l'incinération, on trouve dans le cousso : de la potasse, de la magnésie, de la chaux, de l'oxyde de fer, des acides sulfuriques et phosphoriques, du chlore et de la silice.

On a signalé aussi, dans le cousso, une huile volatile et un produit ammoniacal, appelé angénate d'ammoniaque.

La manière dont le cousso est donné pour expulser le tænia, doit nous arrêter un instant, car elle a son utilité pratique, comme on le pense bien. Nous allons commencer par voir comment on le prescrit dans son pays d'origine.

D'après Bruce, les Abyssins du siècle dernier mettaient une poignée de cousso à infuser dans trois quarts de litre d'une espèce de bière préparée avec le Poa-Abyssinica, et buvaient, le lendemain matin, cette infusion en restant enfermés tout le jour chez eux.

D'après Rochet d'Héricourt, les Abyssins de nos jours exposent le cousso au soleil, pendant une heure, avant de s'en servir, puis, en prenant quatre gros (quinze grammes soixante centigrammes) les réduisent en poudre, les délayent dans l'eau froide et avalent le tout d'un trait. Ils boivent, en outre, un demi-litre d'eau tiède, lorsque le ver est rendu. Quelquefois, les Abyssins mélangent le cousso à de la mauve et de la graine de lin, ou bien à un purgatif (bryone, euphorbe, croton, etc., etc.), ils ajoutent du nitre à l'apozème, ou bien le font passer à travers la fumée de chiffons brûlés.

Le cousso provoquant la soif, les Abyssins se gorgent de bière ou d'hydromel pendant son action; et, comme nous venons de le dire, ils ingèrent un demi-litre d'eau tiède dès que le ver est expulsé.

En France, on administre, en général, le cousso de la manière suivante : le sujet est soumis à une demi-diète la veille; quelquefois, il a été purgé le jour d'avant. Puis, le sujet étant à jeun depuis douze heures, on lui fait ingérer, en une fois, ou en trois fois, à dix minutes d'intervalle, vingt grammes de médicament, macéré dans deux cent cinquante grammes d'eau froide ou tiède, pendant quelques heures.

On a essayé, parfois, de ne faire boire au malade que l'eau de macération du cousso, pour lui épargner le désagrément de l'ingestion de cette poudre grossière; mais il a été constaté que cette eau de macération, de même que celle de l'infusion et de la décoction, n'ont aucun effet réellement utile pour l'expulsion du tænia; il faut ingérer la plante elle-même pour que l'effet se produise.

Le codex indique de verser de l'eau bouillante sur le cousso, mais Baillon dit : que c'est une mauvaise pratique, rendant l'effet moins efficace, parce que la chaleur détruit, en partie, l'action du principe actif du médicament.

Baillon indique les doses suivantes, auxquelles il faut donner le cousso suivant l'âge :

Enfants de 4 ans . . . . 4 grammes
Enfants de 4 à 7 ans . . . . 7 grammes
Enfants de 7 à 12 ans . . . 10 grammes
Enfants de 12 à 15 ans . . . 12 grammes
Adultes . . . . 15 à 20 grammes, 30 et plus.

En Europe, on recommande au malade de ne pas boire

pendant l'action du cousso ; cette prescription est faite dans la pensée d'éviter le vomissement. A ce titre, elle est bonne pendant la première heure; mais, en ayant soin de boire peu à la fois, on peut ne pas être plus rigoureux que les Abyssins, relativement à la soif, qui est toujours intense en pareil cas.

Deux heures après l'ingestion du cousso, s'il n'y a pas eu de selles, on donne un léger purgatif; l'huile de ricin émulsionnée est souvent prescrite alors, et, quelques médecins ont conseillé d'en prescrire, non pas une faible dose, mais trente-cinq, quarante, et même soixante grammes, pour provoquer une purgation vigoureuse.

En cas d'insuccès d'une première dose, quelques médecins en prescrivent une seconde, quarante-huit heures après, pensant, qu'alors, même au cas où la tête du ver ne serait pas retrouvée dans les selles, le malade serait débarrassé de son parasite d'une manière définitive.

Il ne faut pas oublier de signaler que l'ingestion du cousso est parfois très difficile, impossible même, à cause de la répugnance invincible que provoquent l'odeur et la saveur du cousso.

Les sujets se plaignent parfois d'un sentiment d'astriction extrêmement désagréable à la gorge ; et, d'ailleurs, quand on voit une dose de cousso, prête à être présentée aux malades, on comprend qu'elle puisse être un sujet d'horreur pour beaucoup d'entre eux.

Même au cas où l'ingestion s'est faite sans encombre, il arrive, chez un certain nombre de sujets, qu'il se produit des nausées, et même, chez quelques-uns, le médicament est rejeté par le vomissement, ce qui compromet beaucoup le succès de la médication.

Dans le cas où le vomissement ne survient pas, il y a un malaise très notable, une soif vive, de la céphalalgie, de l'anxiété précordiale, et bientôt des coliques, parfois assez vives.

Johnston (*Travels in southern Abyssinia*) dit que le cousso a pu, dans certaines circonstances, produire des accidents plus ou moins graves, la mort même, par le progrès d'une prostration de l'individu. On sait que des accidents graves, et même mortels sont quelquefois constatés en Abyssinie; il est vrai qu'on a fait remarquer que ces accidents peuvent aussi bien être attribués aux substances purgatives, qu'on y joint, dans ce pays, au cousso, qu'au tænifuge lui-même.

D'après Johnston, le cousso provoquerait l'avortement chez les femmes grosses, et les mettrait en grand danger de mort. Pour ce cas encore, on peut aussi bien accuser les substances que les Abyssins mélangent au cousso, que le cousso lui-même. Néanmoins, il en résulte, pour les médecins prudents, l'obligation de ne jamais employer le médicament pendant la période de gestation.

M. Lereboullet a constaté : l'anxiété précordiale, des vertiges, le ralentissement et l'irrégularité du pouls, de l'affaissement, du subdélirium pendant trois jours, chez un sujet qui avait pris une dose ordinaire de cousso. Ce fait est sans doute exceptionnel, et tient peut-être à une aptitude particulière, car je n'ai jamais, pour ma part, vu les phénomènes de malaise durer pendant plus de six à huit heures après l'ingestion du médicament.

Ceux qui ont préconisé le cousso au début, disaient que, lorsque le médicament était bien supporté, il se produisait, une heure après son ingestion, un besoin naturel d'aller à la selle, sans coliques, et, après deux ou trois évacuations, dans lesquelles on trouvait d'abord quelques anneaux séparés, on voyait le ver rendu, pelotonné et en boule. Or, nous devons dire que, si les choses se passent quelques rares fois ainsi, il faut constater cependant que, dans la grande majorité des cas, le sujet éprouve des coliques assez sévères.

Le ver sort vivant, en général, dans nos pays. En Abyssinie, au contraire, d'après Brayer, il est ordinairement expulsé mort. On a essayé de théoriser au sujet de l'action du cousso, pour savoir si c'est un simple tænifuge, ou bien un vrai tænicide; mais, la question est insoluble jusqu'ici, à cause des résultats contradictoires qu'ont obtenus les expérimentateurs.

La répugnance occasionnée par la saveur et l'odeur du cousso, a fait imaginer ce qu'on appelle le cousso granulé. Il faut se souvenir que, pour cette granulation, il entre trente-deux grammes de sucre pour seize grammes de cousso, de sorte que quarante-huit grammes de cousso granulé représentent la dose de seize grammes de cousso naturel.

D'autres préparations, à base de cousso, ont été proposées, et sont plus ou moins entrées dans la pratique courante. Mais, leur efficacité est douteuse, et, après avoir joui d'une vogue localisée et éphémère, on voit toujours, jusqu'ici, les préparations d'abord réputées infaillibles tomber dans l'oubli.

On a cherché le principe actif du cousso. Pereira pensait qu'il est dans le tannin et dans la résine âcre ; mais il faut ajouter qu'il avait cette opinion parce qu'il pensait que le grenadier a son principe actif dans le tannin, et qu'il jugeait par analogie. Stanislas Martin, puis Pavesi, enfin, Grimault, ont isolé la partie active du cousso, qui a été appelée : Coussine, Koussine, Cosseine, Kwoseïne, Teucine, etc., etc. Elle est inodore, en petite quantité, très amère, cristallisée, peu soluble dans l'eau, soluble dans l'alcool, l'éther, le chloroforme et les alcalis ; sa formule est $C^{26} H^{22} O^3$. Cette coussine est blanche, sans action sur le tournesol, fond à 142°, et se décompose en exhalant une odeur butyrique. Elle a été employée avec succès, comme tænifuge, aux doses de cinquante centigrammes à deux grammes.

Grimault a traité le cousso par l'alcool et en a fait une teinture qui a été donnée comme tænifuge. D'après Legendre (*Arch. gén. de méd. 1854*, t. IV, p. 650), il aurait retiré aussi du cousso une substance résineuse analogue au haschisch dont un gramme représenterait dix à quinze grammes de poudre ordinaire de cousso. Malgré sa saveur très désagréable, cette résine serait infiniment plus facile à ingérer à cause de son petit volume. Grimault avait annoncé que cette résine expulsait le tænia à la dose de soixante-quinze et même de cinquante centigrammes, mais son effet n'a pas été trouvé constant.

En résumé, dit Baillon, malgré d'intéressants travaux, le principe actif du cousso a encore besoin d'être étudié, plus à fond, au point de vue chimique, physiologique, et thérapeutique.

Terminons ce qui a trait à ce principe actif en disant que

l'huile essentielle de cousso, que nous avons vu figurer dans l'analyse, paraît être inactive, car, à la dose de huit grammes, Grimault ne lui a pas vu expulser le tænia.

Le cousso a joui d'une vogue considérable pendant une quarantaine d'années ; puis, après avoir été le premier des tænifuges, il tend, aujourd'hui, à être moins employé ; quelques médecins poussent même à le faire oublier en rappelant qu'en Abyssinie, il n'est employé qu'à titre palliatif et pour émonder le tænia, si je puis m'exprimer ainsi, sans le tuer.

Je ne m'arrêterai pas à cette considération, mais je ne puis passer sous silence trois faits qui plaident contre son emploi : 1° les nombreuses falsifications dont il a été l'objet ; 2° la variation considérable, qu'on constate souvent, dans l'efficacité d'un échantillon de cousso, suivant qu'on l'a gardé plus ou moins longtemps en magasin, ou qu'on l'a fait voyager dans tel ou tel pays ; 3° enfin, son prix élevé.

J'ai recueilli sept cent trente-sept observations d'emploi du cousso dans les hôpitaux de la Marine. Sur ce chiffre considérable, on a obtenu seulement l'expulsion de la tête du ver soixante-sept fois ; soit, environ le dix pour cent seulement.

Succès 67
Insuccès 670
TOTAL. 737

soit le 10 p. % de succès.

On trouvera certes, à priori, que le chiffre des succès que j'indique est fort minime ; et on m'opposera, j'en suis certain, des séries dans lesquelles le résultat a été sensiblement meilleur. Cependant, tout en admettant que je reste systématiquement au-dessous de la réalité pour ce qui touche l'efficacité des tænifuges et qu'avec moins de sévérité je pourrais admettre un pourcentage plus élevé : le quinze pour cent, par exemple, on conviendra que nous sommes bien loin des espérances que l'on avait fondées lors de son introduction dans la thérapeutique.

D'ailleurs, si le lecteur se rapporte à ce qu'écrivait Courbon, lors de son retour d'Abyssinie, au sujet du cousso (*Bull. de thér.*, t. XL, p. 353), on verra que la réputation du cousso, chez les Abyssins, est moindre que l'attrait de la nouveauté n'a porté à le penser en Europe; et aussi que, suivant certaines conditions déterminées, son efficacité varie dans d'assez grandes limites.

Dans son savant travail sur les helminthes *(Bull. de thér.,* t. XCII, p. 556), M. Laboulbène dit de son côté : « Je tiens de M. Hirtz, que, pendant qu'il professait à l'hôpital militaire de Strasbourg, il avait entre ses mains un petit baril de fleurs de cousso, rapportées d'Abyssinie, où elles avaient été récoltées par un botaniste éminent. Pendant l'administration du premier tiers du cousso renfermé dans le baril, tous les malades étaient débarrassés du ver entier; l'action était remarquablement sûre; dès qu'on employa le second tiers, des fragments de vers étaient expulsés, mais sans la tête; enfin, le dernier tiers du même baril avait moins d'action. »

De mon côté, pendant que je dirigeais le service de santé de la colonie du Sénégal, où le tænia est très fréquent, on le sait, j'avais remarqué quelque chose de très analogue et que voici : lorsque nous venions de recevoir du cousso de France, il agissait très bien, tandis qu'à mesure qu'il séjournait plus longtemps dans la colonie, son action devenait de moins en moins efficace; et, enfin, lorsqu'il y avait passé un hivernage, c'est-à-dire une saison chaude et humide, il n'était plus capable de provoquer l'expulsion du tænia.

Il semble donc démontré que le cousso perd assez vite son action tænifuge en vieillissant, de sorte que les fleurs en nature me paraissent devoir être rayées de l'approvisionnement des pharmacies qui n'ont pas grand débit.

Si on voulait continuer à employer ce tænifuge, il faudrait rechercher d'abord quelle est la préparation : teinture, extrait..... etc....., etc....., qui pourrait être faite avec le cousso frais et qui serait capable de conserver son efficacité pendant un temps plus long. Mais, quoi qu'il en soit, je crois, pour ma part, que cette détermination serait insuffisante ou, au moins, ne donnerait pas de bons résultats pratiques, pour la raison qu'il sera toujours difficile, sinon impossible, de savoir, à priori, quel est le degré d'activité d'une quantité de cousso qu'on aura à examiner et préparer.

Pour en finir avec ce médicament, je dirai que ce qu'il faudrait, pour arriver à des résultats réellement utiles avec lui, ce serait de faire, pour le cousso, ce qui a été fait pour le grenadier : isoler, d'une manière bien précise, son principe actif et déterminer, par des séries d'expériences, les doses auxquelles il doit être donné.

Lorsque les idées seraient ainsi bien fixées définitivement sur la posologie et le *modus faciendi* capable de produire l'expulsion d'une manière suffisamment certaine, on aurait, dans le principe actif du cousso, un agent tænifuge qui pourrait, sans hésitation ni obscurité, être comparé à celui du grenadier. C'est-à-dire qu'on pourrait savoir, alors, si le cousso est plus ou moins efficace que lui; si l'emploi de la coussine est préférable, ou non, à celui de la pelletiérine; dans quel cas celle-ci est préférable à celle-là; enfin s'il est utile, ou indifférent, de recourir soit à l'une, soit à l'autre.

KAMALA

On désigne sous le nom de *Kamala, Kamal, Warras, Kapila,* une poudre rouge qui se trouve sur les fruits d'une euphorbiacée (tribu de jatropées) de l'Indochine : le *Rottlera tinctoria (mallotus)* (Mull) *Echinus* (Baillon) *philippinensis,* qui a été introduit dans la thérapeutique européenne, au titre de tænifuge, vers l'année 1850. Il est à noter que dans l'Inde, au Cambodge, en Cochinchine, etc., etc., c'est un médicament couramment employé, tant contre le tænia que contre maintes maladies différentes, par les médecins et les guérisseurs empiriques.

Le kamala ressemble assez à la poudre de lycopode, il se dissout difficilement et incomplètement dans l'eau, il brûle avec une grande rapidité, et presque comme s'il faisait explosion; traité par l'alcool ou l'éther, il donne une substance résineuse qui, après purification, finit par apparaître sous forme cristalline et c'est, au dire d'Anderson, une partie active qu'il a appelée : *la rottlérine.*

D'après Anderson, le kamala contient d'autres matières colorantes résineuses, des substances albumineuses et des traces d'huile volatile et de matière colorante volatile.

Le kamala, tel que nous venons de le décrire, c'est-à-dire sous forme de poudre rouge, est employé dans l'Inde pour teindre la soie. Les guérisseurs indiens l'emploient dans le traitement de la lèpre, et les médecins anglais l'ont introduit dans la thérapeutique, comme nous venons de le dire, soit comme anthelmintique pour l'usage interne, soit contre certaines affections de la peau : l'herpès circiné, par exemple, c'est-à-dire pour l'usage externe.

Le kamala se donne comme tænifuge, soit en poudre, soit en teinture ; la poudre s'administre à la dose de deux grammes chez les enfants ; et de six à douze grammes chez les personnes adultes de forte constitution. Comme elle se dissout mal dans l'eau, on a conseillé de la prendre dans du pain azyme en faisant ingérer, à mesure, un peu d'eau sucrée aromatisée.

A la dose de six grammes, la poudre de kamala ne produit aucun phénomène réactionnel appréciable, au dire des observateurs ; elle tue le ver, assurent-ils, mais, comme elle n'exerce pas d'action purgative, il n'est expulsé qu'avec les selles normales. Or, comme on n'a pas, ainsi, la preuve de son efficacité, parce que le tænia disparaît plus ou moins dans les matières, on conseille d'ajouter un purgatif qui provoque quelques déjections alvines.

A la dose de douze grammes, la poudre de kamala produit un état de malaise assez marqué, d'après les mêmes observateurs. C'est un état nauséeux, et même parfois des vomissements ; puis, quelques coliques légères apparaissent, et des selles diarrhéiques se produisent spontanément, sans qu'il soit besoin d'ajouter un purgatif.

Les médecins de l'Inde conseillent de ne pas dépasser la dose de douze grammes de poudre afin de ne pas fatiguer inutilement les sujets ; ils préfèrent ajouter au médicament un purgatif huileux pour provoquer les selles, que d'augmenter la dose du tænifuge.

Beaucoup de médecins de l'Inde préfèrent employer le kamala sous forme de teinture parce qu'elle paraît produire moins de nausées, tout en expulsant le ver aussi bien, sinon mieux, que la poudre. Cette teinture s'obtient en faisant macérer, pendant deux jours, cent quatre-vingts grammes de poudre dans trois cent quatre-vingts grammes d'alcool rectifié; elle se donne à la dose de quatre à seize grammes et on répète, au besoin, l'administration à quelques jours d'intervalle. On a fait une teinture éthérée de kamala, mais, comme elle n'a pas d'action différente, on emploie de préférence la teinture alcoolique.

Le kamala a joui d'une grande réputation dès le moment où il a été introduit dans la thérapeutique, et on crut avoir trouvé, en lui, le tænifuge le plus assuré et le plus commode; mais on s'est aperçu bientôt que, comme tous les autres, il donne, plus d'une fois, lieu à des mécomptes.

Ce sont, avons-nous dit, les médecins anglais qui l'ont préconisé les premiers; le Dr Leared, par exemple, qui fut un de ses promoteurs, annonça que, sur dix-huit cas de tænia, il avait obtenu l'expulsion onze fois et, surtout, sept fois la guérison avait été définitive; ce que je traduirai de la manière suivante, d'après l'habitude que j'ai adoptée dans mes recherches sur les tænifuges :

Succès	7
Insuccès	11
TOTAL.	18

soit 39 % de succès.

Or, il faut convenir que pareil résultat montre, à priori, que tout en ayant son utilité, le kamala n'a pas une supériorité réelle sur plusieurs autres médicaments.

Le Dr Mackinson dit avoir obtenu quarante-huit expulsions sur cinquante malades. D'autres, le Dr Moore, par exemple, ont fourni des séries de deux, de huit, de sept cas dans lesquels on pourrait croire, à priori, que le succès a été constant, mais, en y regardant de près, on voit que, peut-être, il ne s'est pas toujours agi de l'expulsion complète, c'est-à-dire : *y compris la tête.* Par conséquent, il pourrait bien se faire que les proportions de guérison qu'il a obtenues ne fussent pas supérieures à celles que nous venons d'enregistrer. Le Dr Anderson dit que, sur quatre-vingt-quinze cas où il a employé le kamala, il a obtenu quatre-vingt-treize expulsions; mais, il n'insiste pas suffisamment, à mon avis, sur la présence incontestable de la tête; de sorte que, cette fois encore, nous pouvons croire que le chiffre des insuccès a été autrement plus considérable qu'on ne le penserait de prime abord.

Le kamala a été employé beaucoup dans la médecine vétérinaire; dans la clinique de Leblanc (1862, p. 643), on trouve un travail très intéressant à son sujet; il semble, d'après les expériences nombreuses qui ont été faites sur les animaux, que c'est un tænifuge de premier ordre.

Le kamala a donc été accueilli avec grande faveur, ai-je dit, et Davaine, dont l'autorité, en cette matière, était considérable, a formulé qu'il était *précieux;* mais, il avait soin de faire remarquer que, s'il guérit *très souvent,* ce n'est pas *toujours;* réserve qui exprime bien que ce médicament n'est pas supérieur à certains autres, comme le grenadier ou la fougère.

De mon côté, j'ai voulu essayer le kamala, et, par l'intermédiaire de M. de Noseilles, pharmacien en chef de la Marine, qui a été longtemps conservateur de l'exposition permanente des colonies, à Paris, j'ai pu avoir, de cette exposition permanente, un paquet de cent grammes de kamala, considéré comme de première qualité. Je l'ai donné à neuf malades différents et aux doses suivantes : six grammes, huit grammes, dix grammes, cinq fois douze grammes, enfin, seize grammes. Or, quoique l'apparence du médicament fût parfaite, quoique les sujets eussent bien positivement le tænia, je n'ai pas obtenu une seule fois, la tête, et, trois fois même, il n'est pas sorti un seul cucurbitin sous son influence.

Comment expliquer ces insuccès constants? Je n'hésite pas à en trouver la cause dans la vétusté du médicament qui était récolté depuis trois ou quatre ans; et qui, tout en ayant conservé une apparence parfaite, avait, comme Hirtz l'a signalé pour le cousso, subi une modification intime, non appréciable à l'œil, qui l'avait rendu, désormais, impuissant contre le tænia.

Dans ces conditions, tout en admettant bien volontiers, d'après les expériences faites sur l'homme et sur les animaux, par les observateurs les plus recommandables, que le kamala frais, et de bonne qualité, est un excellent tænifuge, je dois ajouter que, comme le cousso, il paraît perdre assez rapidement son efficacité, par le fait d'une altération de son principe actif, qui est compatible avec une excellente apparence intérieure du médicament.

On comprend combien cette particularité est nuisible à la pensée de la conservation du kamala dans la thérapeutique; car si on est exposé, ainsi, à avoir des succès ou des insuccès, suivant, qu'on aura la chance d'employer une poudre récemment récoltée, ou ayant attendu quelque peu dans une officine, on préférera, avec raison, recourir à un tænifuge moins aléatoire.

Pour arriver à déterminer, avec une précision nécessaire pour la pratique, l'efficacité du kamala, il sera donc nécessaire de faire des expériences et des recherches qui mettront à nu le principe actif du médicament. Que ce soit la rottlérine ou une autre substance, une fois qu'on l'aura en possession, on verra, comparativement avec les autres tænifuges, ses avantages et ses inconvénients.

Ce n'est qu'alors, on le comprend, qu'on sera réellement fixé sur sa valeur réelle; jusque-là, on sera exposé à des mécomptes, à côté de succès brillants, suivant que la substance dont on disposera sera de bonne ou d'inférieure qualité.

VINGT-DEUXIÈME LEÇON

CONTINUATION DU TRAITEMENT

DEUXIÈME CATÉGORIE

TÆNIFUGES HUILEUX

Les huiles grasses et essentielles ont été employées contre le tænia dans un grand nombre de cas, et ont joui, à certains moments, d'une faveur plus ou moins grande. Nous allons étudier les principales d'entre elles en les rangeant dans les catégories suivantes :

A. — Huiles grasses, comestibles et purgatives;

B. — Huiles essentielles, térébenthine, cajeput, copahu, camphre, ail, semen-contra;

C. — Huile animale de Dippel;

D. — Huiles minérales, pétrole, naphte.

Ai-je besoin de redire que cette classification est un pur artifice mnémonique, et qu'elle permettra d'exposer, sans confusion, l'état de nos connaissances au sujet de ces diverses substances?

HUILES GRASSES

Les huiles grasses ont été considérées, depuis longtemps, comme de bons agents d'expulsion du tænia, elles font encore, de nos jours, partie de nombreuses méthodes populaires de divers pays. Diverses huiles ont été employées dans ce but. Tantôt c'est seulement des huiles comestibles : huiles d'olive, de noix, d'œillette, d'amandes douces, etc., etc., qui sont employées; tantôt ce sont des huiles purgatives : huile de ricin, de croton, etc., etc., dont on s'est servi.

HUILES COMESTIBLES. — Andry (*loc. cit.*, p. 507 et 536) considérait l'huile d'amandes douces et l'huile de noix comme de bons tænifuges; il disait avoir obtenu, avec elles, des succès, et les conseillait à la dose de soixante grammes. Passerat de la Chapelle (*Journ. de médec. de 1757*, t. VI, p. 305) a préconisé, de son côté, l'huile de noix, et voici, d'ailleurs, ce qu'il disait de cette médication :

Méthode de Passerat de la Chapelle. — « Les vermifuges sont peut-être, de tous les remèdes de la médecine, ceux qui sont en plus grand nombre; mais ce sont, en même temps, ceux dont l'usage est le moins fidèle. Les mercuriaux, les amers, les acides, les huileux, les aromatiques, les spiritueux tendent aussi au même but; néanmoins, on voit, tous les jours, les vers résister à toutes les forces de l'art.

« Parmi les différentes espèces de ver, il n'en est pas qui soit si difficile à combattre que le ver plat, qu'on appelle solitaire. On doit donc avoir une obligation entière à ceux qui veulent bien nous communiquer les succès qu'ils ont employés à cet égard. M. Passerat de la Chapelle a mis en usage un mélange de vin d'alicante et d'huile de noix, dont il a tiré un grand avantage dans le traitement de cette espèce d'insecte.

« Entre les différentes épreuves qu'il a faites de ce remède, il cite, surtout, l'exemple d'un homme de considération, âgé de trente-sept ans, qui, après avoir rendu, à plusieurs reprises, des portions de ce ver, après avoir essayé de tous les remèdes imaginables, sans aucun succès, a été enfin radicalement guéri en prenant, à jeun, cinq onces d'huile de noix, et deux heures et demie après, quatre onces de vin d'alicante; le malade a continué ce remède pendant quinze jours. Le ver est tombé en dissolution et est sorti par l'anus en différentes portions.

« Une femme du commun, âgée de vingt-deux ans, attaquée du ver solitaire, fit usage inutilement, pendant longtemps, des poudres vermifuges. M. Passerat de la Chapelle fut consulté; il lui prescrivit le même remède que ci-dessus, qu'elle prit pendant douze jours; elle rendit trois vers longs ordinaires, et le ver solitaire en peloton, composé de plusieurs morceaux déjà séparés.

« Ces deux cures sont frappantes, et méritent que l'on fasse d'autres tentatives à ce sujet; du reste, nous pensons que ce mélange est combiné avec intelligence, quoiqu'il paraisse fort simple, et que ces deux vermifuges peuvent se servir de correctifs mutuellement, et, par là, devenir beaucoup plus efficaces que s'ils étaient donnés séparément dans des cas différents. »

Je pourrais, sans grand effort d'érudition, rapporter nombre d'observations, où l'emploi de cette huile comestible a paru produire d'excellents résultats; mais, ce serait une longueur inutile. Il vaut mieux, je crois, se demander : d'une part, en vertu de quel mécanisme ceux qui ont préconisé l'huile contre le tænia pensaient qu'elle agissait; d'autre part, quel est le degré d'efficacité qu'on peut prêter à cette médication?

Les préconisateurs de l'huile comestible, contre le tænia, pensaient qu'elle agit en asphyxiant le ver, dont elle bouche mécaniquement les pores respiratoires; telle est, en particulier, l'opinion de Mérat, qui a fait un travail très estimé, de son temps, sur la thérapeutique du tænia. Tout d'abord, d'ailleurs, cette hypothèse sourit, car on sait combien certains animaux inférieurs : mouches, fourmis, araignées, mollusques, annélides, etc., etc., sont rapidement tués quand on les enrobe d'huile.

Disons, en passant, que cette opinion sur le mode d'action de l'huile sur le ver, a été très probablement la cause déterminante de ces bizarres recommandations qu'on a vu faire dans le courant du siècle dernier et dans celui-ci, par un certain nombre de médecins : de préparer le malade, pendant quelques jours avant l'emploi des tænifuges, par l'usage de lard et même de lard rance, par l'ingestion de poissons salés ou fumés contenant beaucoup d'huile : comme le saumon et le hareng.

Une fois lancé dans cette voie, d'une alimentation forte et de mauvais goût, on est arrivé à conseiller le fromage, une sorte de diète sèche, etc., etc., perdant de vue l'origine de la prescription et l'hypothèse qui avaient présidé à l'emploi de l'aliment désagréable ou répugnant.

Mais, en y réfléchissant un peu, on se prend à douter que pareil mécanisme puisse être invoqué; car, d'une part, l'huile que l'on ingère est au moins, en partie, émulsionnée dans l'estomac, et, par conséquent, n'arrive autour du ver qu'après avoir été modifiée déjà. D'autre part, le tænia, vivant dans l'intestin, ne se trouve pas dans les conditions des mouches, des araignées, etc., etc., et, à ce titre, peut très bien ne pas être influencé par cet enrobement d'huile.

Quant à ce qui est de l'action tænifuge réelle, de ces abondantes ingestions d'huile, nous dirons qu'elle est minime et peu constante. Sans doute, en vertu de son action purgative, mécanique, cette huile, prise en grande quantité, peut provoquer la sortie de fragments, plus ou moins longs, de ver; mais cette huile n'agit, alors, que comme tous les purgatifs possibles; et, à ce titre, ne doit pas être considérée, d'une manière distincte, de ces purgatifs.

HUILES PURGATIVES. — Les huiles purgatives ont été employées autant et plus encore, que les huiles comestibles pour l'expulsion du tænia; on connaît plusieurs méthodes qui sont basées sur cette action; celle d'Odier de Genève, est la plus connue.

Méthode d'Odier. — Elle consiste à donner l'huile de ricin à la dose de trois onces aux adultes, et aux enfants, par cuillerées à café, plusieurs fois par jour. Cette huile de ricin ne cause pas de tranchées, d'après lui; mais nous savons, contrairement à ce que pensait Odier, qu'elle a une action fortement purgative, et nous n'oserions vraiment pas suivre ses prescriptions textuellement.

Quelques praticiens substituent cette huile au purgatif de Nouffer, et joignent aussi les deux méthodes. Selle faisait prendre l'huile de ricin le soir, et aidait son action purgative, en administrant, le lendemain, dix grains de gomme-gutte, et les répétait deux jours après. David (de Tonnerre) (*Gaz. méd.*, 1843, p. 39), recommandait contre le tænia, une potion composée de cent vingt-cinq grammes d'huile de ricin, de quarante grammes de sirop de limon, et de soixante grammes d'infusion de roses pâles. Mais, d'après les observations qu'il fournit, on voit qu'il obtenait seulement des expulsions partielles du ver, et en réalité, ne guérissait pas toujours.

Quelle opinion pouvons-nous avoir, touchant l'action réelle des huiles purgatives? Nous devons répondre que, comme les purgatifs quels qu'ils soient, sont capables de provoquer la sortie de portions, plus ou moins grandes, de tænia, la première impression du vulgaire et des expérimentateurs, qui ont eu recours à ces huiles purgatives, a été généralement très favorable. Mais, il faut ajouter que cette bonne impression a été basée sur une simple apparence du succès, et non sur le succès réel ; car, si ces purgations provoquent souvent des expulsions plus ou moins abondantes de cucurbitins, le plus souvent elles n'ont pas entraîné la tête du ver au dehors.

La meilleure preuve que nous puissions donner contre l'efficacité de cette méthode, c'est qu'après l'avoir employée pendant quelque temps, Odier adopta la coutume d'ajouter à l'huile de ricin, des préparations de fougère, ce qui, pour nous, montre d'une manière évidente, que cette huile de ricin n'expulsait pas toujours le ver d'une manière assurée.

Si l'huile de ricin a été employée dans nos pays, comme tænifuge, on ne sera pas étonné d'apprendre que dans d'autres, les huiles purgatives locales, ont été mises à contribution. J'aurais une longue liste à fournir, si je voulais les citer toutes. Ce serait inutile, car, ce que j'ai dit déjà, de l'action tænifuge de l'huile, en général, montre ma pensée à leur égard : c'est par pure action purgative, qu'elle agit ; et comme nous aurons à parler plus tard des purgatifs, je puis ne pas insister davantage sur son compte en ce moment.

HUILES ESSENTIELLES

Parmi les huiles essentielles, nous citerons, comme nous l'avons dit, la térébenthine, l'huile de cajeput, le copahu, le camphre, l'ail, le semen-contra. Inutile d'ajouter que la térébenthine est celle qu'on a employée le plus souvent.

TÉRÉBENTHINE. — L'essence de térébenthine est entrée aujourd'hui d'une manière définitive dans la liste des tænifuges. On est, en général, disposé à penser que c'est par un pur hasard que son action a été découverte. Voici comment Davaine (*loc. cit.*, p. 902) raconte le fait, d'après les indications d'un travail de Cross, qu'on trouve dans le journal de médecine de Leroux (t. xxxv, p. 147) : « En 1804, un matelot anglais atteint du tænia, et voulant se soulager de ses maux, imagina de prendre, en une seule fois, trente grammes d'essence de térébenthine ; deux heures après, il rendit son ver entier, et mort, sans éprouver autre accident du remède. J. Hall, témoin de la cure, et atteint du même mal, suivit cet exemple, et fut promptement débarrassé de son tænia ; il administra aussitôt avec succès la térébenthine, à cinq autres personnes. Le docteur Fenwich (de Durham), ayant appris les guérisons opérées par ce médicament, l'administra avec le même succès, à plusieurs malades, et fit part de ses observations, en 1809, à Matt Baillie, président de la Soc. méd. chir. de Londres. Un grand nombre de médecins anglais, plusieurs médecins de Genève, essayèrent le nouveau médicament, avec des succès divers, mais généralement favorables. Le remède est encore aujourd'hui usité en Angleterre, et regardé comme l'un des meilleurs anthelmintiques » (DAVAINE, p. 902).

L'intervention d'un hasard est peut-être moins réelle qu'on ne l'a pensé, dans cette aventure dont parle Cross, car Rosen raconte que dans le Biorneborg, le peuple se débarrasse du tænia à l'aide de l'huile de térébenthine ingérée à forte dose. Il paraît alors infiniment probable, que le matelot dont il est question, avait puisé, tout ou partie, de son idée, d'employer la térébenthine, dans la connaissance de cette opinion du vulgaire, du littoral de la Baltique, où il avait longtemps navigué, et où il était encore au moment où il y eut recours.

Quoi qu'il en soit, l'usage de la térébenthine s'est répandu dans le traitement du tænia, dans certains pays, et la manière dont cette oléo-résine a été employée, a varié de telles façons, qu'il nous faut nous arrêter un instant sur les diverses formules qui ont été proposées.

Le matelot dont nous avons parlé tantôt, ingéra purement et simplement une once de térébenthine, comme il aurait avalé un petit verre de *gin* (eau-de-vie de genièvre). Voilà une première manière qui a été maintes fois renouvelée; et nous devons ajouter qu'on a même conseillé d'ingérer ainsi en une ou en deux fois, quarante-cinq grammes, et même soixante grammes d'essence de térébenthine. Telle est la formule dite de Levacher, que voici :

Méthode de Levacher. — Huile de ricin, soixante grammes; essence de térébenthine, seize grammes; eau distillée de menthe, soixante-quatre grammes; sirop simple, trente-deux grammes; gomme arabique en poudre, huit grammes.

On fait un mélange dans un mortier, avec la gomme, l'huile et l'essence, après trituration, on verse peu à peu l'eau distillée de menthe.

Méthode de De Pommer. — On donne ce médicament à la dose d'une demi-once, jusqu'à deux onces par jour, moitié le matin et l'autre le soir. Le ver est souvent chassé lorsqu'elle ne produit pas de déjections trop nombreuses. Le Dr de Pommer répète cette dose deux jours de suite; ce médecin assure en avoir connu l'efficacité dans une foule de cas où tous les autres anthelmintiques avaient échoué. Elle n'a eu d'insuccès que dans un seul. Il n'est résulté aucun effet fâcheux de son emploi; aucune récidive ne s'est montrée chez les malades traités par cette méthode. D'après de Pommer (*Diction.* en 30 volumes).

Quelle que soit la méthode employée, que penser de la médication de la térébenthine? Nous devons répondre que, d'après de nombreuses expériences physiologiques et les faits éventuels, non moins nombreux, qui ont été signalés dans la science, on sait aujourd'hui que l'action de la térébenthine est très variable chez l'homme. Tantôt, une dose de quatre ou de huit grammes provoque des phénomènes très accentués : vomissements, coliques, diarrhée, etc., etc. Tantôt, une dose double et même quadruple ne produit aucun phénomène appréciable.

A trente, à quarante et même à soixante grammes, elle n'a produit, souvent, que des phénomènes insignifiants, ou à peine des coliques ou bien encore une purgation plus ou moins violente. Mais, il ne faut pas oublier que d'autres fois, cette action a été doublée de phénomènes généraux qui, même, alors qu'on n'avait donné que vingt à trente grammes d'huile essentielle, ont provoqué des syncopes, du délire, des accidents du côté des organes génito-urinaires : dysurie, urines sanguinolentes, etc., etc. Thomson a vu un adulte succomber empoisonné pour avoir absorbé cent cinquante grammes de térébenthine. Miall a signalé (*The lancet*, 1869) le cas d'un enfant qui mourut en quinze heures, empoisonné par quinze grammes d'essence de térébenthine.

Ces indications font, qu'à priori, on n'est guère disposé à voir la térébenthine d'un œil favorable. J'ajouterai que l'action topique du médicament a paru tellement irritative que les médecins ont songé à des modifications de la formule primitive. C'est ainsi que Cross, déjà, conseillait de mélanger une once de térébenthine avec deux onces de miel, à prendre le tout en cinq doses, dans les vingt-quatre heures.

De son côté, Merk, de Ravensburk, employait la térébenthine de la manière suivante : le malade était soumis, pendant un ou deux jours, à une diète sévère (seulement deux ou trois petites soupes par jour). Le troisième jour, il ingérait, à jeun, une potion contenant trente grammes de térébenthine émulsionnée dans deux jaunes d'œufs. Quelques heures après, d'après lui, surviennent des coliques, et le ver est expulsé en peloton. Dans les très rares insuccès, disait-il, on recommence le surlendemain.

Au lieu de jaune d'œufs ou de miel, d'autres médecins ont conseillé : l'huile d'amandes douces, l'huile de ricin, divers sirops inertes ou purgatifs. Enfin, la découverte du procédé d'enrobement, dit des *perles* ou *capsules*, a permis de faire ingérer cette térébenthine d'une manière très commode. Néanmoins, avouons que ces diverses modifications du procédé primitif comme, d'ailleurs, la variation des doses sont, à mon avis, de nature à faire réfléchir.

Tout en admettant que les fortes doses de térébenthine guérissent bien du tænia, Graves préférait donner, quotidiennement, de petites doses pendant trois, quatre et même six semaines; car, disait-il, on guérit plus sûrement ainsi. Ces doses étaient de trente gouttes, à prendre par jour, en trois fois, et prolongées pendant un mois ou six semaines.

Pour la térébenthine, comme pour tous les médicaments employés contre le tænia, nous nous trouvons en présence d'affirmations très diverses, souvent extrêmement optimistes; mais comme pour la plupart des tænifuges, ce qui a été dit à ce sujet me trouve quelque peu incrédule. C'est ainsi, par exemple, que Bayle (*Biblioth. de thér.*, t. IV, p. 555) dit : que sur quatre-vingt-neuf cas où la térébenthine a été employée, il y a eu soixante-dix-sept guérisons, huit améliorations et quatre insuccès. A ce titre, la térébenthine serait le meilleur tænifuge connu; nous savons cependant le contraire.

J'ai trouvé, dans les feuilles des hôpitaux de la Marine, un certain nombre d'observations de l'emploi de cette térébenthine. Le Dr Saucerotte, de Lunéville, m'en a fourni quelques autres; enfin, dans ma pratique hospitalière, à Lorient et à Cherbourg, comme pendant que j'étais médecin en chef de l'escadre d'évolutions, j'ai eu, maintes fois, l'occasion d'essayer ce médicament, de sorte que je n'ai pas moins de trente-quatre faits, dans mes notes, pour apprécier sa valeur réelle.

Or, je dirai : que sur ces trente-quatre essais, dans lesquels les doses ont varié de dix à trente grammes, j'ai constaté, seulement, trois expulsions complètes, c'est-à-dire dans lesquelles la tête a été vue manifestement; tandis que, dans la plupart des autres cas, le ver n'avait été expulsé qu'en plus ou moins minime partie, et, surtout, sans être tué; car, peu de semaines après, les sujets rendaient de nouveau des cucurbitins.

Succès 3
Insuccès 31
TOTAL. 34

soit le 9 p. % de succès.

Sans doute on pourra m'objecter que les doses dont je parle ont été trop faibles, et qu'en donnant quarante-cinq ou soixante grammes de térébenthine, nous aurions enregistré plus de résultats efficaces, je répondrai que ces doses élevées pourraient, dans certains cas, produire des accidents.

Or, à mon avis, le médecin ne sera jamais autorisé à faire courir pareilles mauvaises chances, pouvant aller jusqu'à la mort, pour expulser un parasite qui ne provoque, souvent, que des troubles insignifiants, d'autant que nous possédons dix tænifuges aussi énergiques et moins dangereux.

D'ailleurs, je me réclamerai, à ce sujet, de l'opinion de Mérat et de Lens, qui, tout en reconnaissant que la térébenthine réussit à chasser le tænia, étaient d'avis de ne l'employer que dans des circonstances exceptionnelles, pour les raisons suivantes : 1° elle n'est pas toujours efficace; 2° elle donne lieu, parfois, à des accidents graves; 3° on possède des tænifuges plus sûrs.

Donc, pour conclure, je dirai que, sans nier que la térébenthine puisse parfois, chasser le tænia, l'optimisme de quelques expérimentateurs ne me séduit pas, et je crois qu'il faut considérer cette térébenthine comme un tænifuge d'une action trop incertaine, quand on emploie de petites doses, pour pouvoir être conservée dans la pratique.

Sans doute, comme je l'ai dit déjà, on pourrait peut-être expulser plus souvent le ver en employant des doses massives de cinquante à soixante grammes d'essence de térébenthine; mais, je le répète, ce serait une tentative assez dangereuse pour la santé, parfois, même, pour la vie des sujets. Aussi, les médecins qui la prescriraient, mériteraient la qualification de : téméraires. Tout le monde pensera, comme moi, qu'il n'est pas prudent, comme je l'ai dit tantôt déjà, de recourir à des moyens capables de menacer l'existence pour guérir une maladie qui n'entraîne, en réalité, que des incommodités.

HUILE DE CAJEPUT

On a signalé, comme anthelmintique susceptible de débarrasser du tænia, l'huile de cajeput. L'huile, ou mieux, l'essence de cajeput, est fournie par diverses plantes de la famille des myrtacées.

Cette huile est le remède populaire des Malais, pour toutes les maladies internes et externes, et, à ce titre, a été considérée comme un anthelmintique efficace. Elle se rapproche de la térébenthine avec laquelle on la falsifie très souvent; de sorte qu'elle agit, sans doute, sur les vers intestinaux comme cette térébenthine; seulement, comme c'est un excitant beaucoup plus puissant que l'essence fournie par nos pins et qu'elle ne doit pas être ingérée au-dessus de la dose de un à deux grammes, il s'en suit qu'elle doit être très peu efficace.

Pour chasser le tænia, il faudrait, sans doute, en prescrire des quantités qui produiraient, chez le porteur du parasite, des accidents plus graves que ceux que provoque le ver. A ce titre, c'est encore un médicament à rayer de la liste des tænifuges, car son emploi ne présente aucun avantage, et, au contraire, est capable de provoquer des accidents d'irritation du tube intestinal.

COPAHU

Le D\[r] Caro, de New-York, a signalé le copahu comme tænifuge efficace. Le copahu étant une huile contenant un principe volatil et résineux et agissant sur l'intestin comme purgatif, on comprend qu'il a pu provoquer, dans quelques circonstances, l'expulsion de fragments, plus ou moins longs, de tænia; mais, de là à le considérer comme un tænifuge réel, il y a très loin. Pour ma part, je ne puis me résoudre à admettre qu'il possède cette propriété.

Je base mon opinion sur le fait: que les militaires et marins, traités à l'hôpital de Saint-Mandrier pour uréthrite et ayant, en même temps, le tænia, sont nombreux; il y en a certainement, au bas mot, cinq par an. Or, jamais, de 1860 à 1885, on n'a constaté chez eux, lorsqu'ils ingéraient du copahu, soit en nature, soit sous forme de potion de Chopart ou d'autre émulsion, la moindre évacuation insolite de cucurbitins; et, cependant, nombre d'entre eux ont avalé, parfois, soit trente grammes de copahu pur, soit quarante-cinq grammes d'émulsion copahique.

L'uréthrite est extrêmement fréquente dans les corps de troupe au Sénégal et en Cochinchine, où le tænia se voit

souvent, on le sait. Or, si le copahu avait une action quelque
peu notable sur le parasite intestinal, on l'aurait constaté
depuis longtemps dans ces colonies, alors, au contraire,
qu'il n'en a jamais été question.

CAMPHRE

C'est aussi, purement pour mémoire, que je rappellerai
qu'on a attribué quelques guérisons du tænia, au camphre.
En réalité, il en est de ce médicament comme de toutes les
huiles et oléo-résines ; c'est-à-dire, qu'on comprend logiquement qu'il puisse provoquer l'expulsion de portions, plus ou
moins grandes, de parasite. Cependant, c'est absolument
à tort qu'on le conserverait dans la liste des tænifuges, car
je suis certain que ce n'est que par un pur hasard qu'il a pu
être utile quelquefois.

AIL

Il y a longtemps, déjà, que l'ail (*allium sativum*), de la
famille des liliacées, qui sert de condiment dans l'alimentation, a été considéré comme tænifuge par le vulgaire et
les médecins, même, de certains pays. Rosen rapporte
plusieurs observations dans lesquelles l'usage de quelques
gousses d'ail, mangées chaque matin, avait provoqué
l'expulsion du ver.

Le mode d'administration de l'ail a varié : les uns ont
conseillé de le manger, en nature, à jeun ; les autres de le
faire bouillir dans du lait. Quelques-uns ont prescrit de faire
tremper des gousses d'ail dans de l'huile et de les ingérer
ensuite. On a même préconisé des cataplasmes d'ail, broyé
dans du pétrole, du fiel de bœuf ou de l'éther sulfurique,
pensant que ces cataplasmes, placés sur le ventre, pouvaient,
à eux seuls, provoquer l'expulsion du parasite. En réalité,
il n'en est rien ; l'action de ce cataplasme, plus ou moins
rubéfiante pour la peau, est absolument nulle contre le
tænia.

J'ai connaissance de quatre essais d'expulsion du tænia,

faits par l'emploi de l'ail, dans les hôpitaux de la Marine, et dans lesquels l'insuccès a été constant.

Ajoutons que l'usage de l'ail, soit en nature, soit sous forme d'aïoli, est très commun en Provence, où les porteurs de tænia sont, cependant, en grand nombre. Or, si ce condiment avait eu quelque action tænifuge, l'expérience l'eût proclamé depuis longtemps.

Il n'est pas impossible que l'huile essentielle, que contient l'ail, soit capable d'agir comme tænifuge, car son action, sur l'organisme humain, est puissante, on le sait; mais, si le fait de cette action tænifuge était prouvé, il faudrait encore rechercher si l'action topique de cette huile essentielle d'ail, sur l'intestin, ne proscrit pas son emploi par ailleurs.

Il est probable que l'opinion du vulgaire et de quelques médecins, prêtant à l'ail une action tænifuge, vient de l'observation que cet ail provoque souvent une certaine purgation par indigestion; et que, dans quelques cas, cette purgation aura provoqué l'expulsion de fragments, plus ou moins longs, du tænia. Mais il est à remarquer que tous les purgatifs, et même tous les aliments indigestes, sont dans ce cas; et on ne saurait admettre que ces purgatifs, ou ces aliments indigestes, sont de véritables tænifuges.

ESSENCE DE SEMEN-CONTRA

Le semen-contra est connu comme vermifuge depuis un temps infini, et paraît avoir provoqué, quelquefois, l'expulsion de portions, plus ou moins longues, de tænia, chez les enfants, en même temps qu'il provoquait l'élimination des lombrics. Cependant, cette action sur le tænia a paru si faible qu'on n'eût pas songé à le préconiser, si la découverte de la santonine et de l'huile essentielle de semen-contra, n'avait pas fait espérer qu'on pourrait obtenir, avec ces principes plus actifs, des effets plus efficaces et plus constants.

Donc, on a préconisé l'huile essentielle qui entre pour un gramme vingt centigrammes dans cent grammes de poudre de semen-contra. Delioux était d'avis de la donner à la dose de cinq centigrammes, dans des capsules, aux enfants porteurs du tænia.

D'autres, Cerri, en particulier, ont préconisé la santonine et ont proposé la formule suivante : santonine, deux grammes cinquante centigrammes; strychnine, soixante-quinze milligrammes; poudre de jalap, douze grammes; sucre en poudre, trente grammes. A partager en vingt-quatre prises et à prendre six de ces prises par jour.

Malgré les travaux de Mialhe, de Delioux, de Cerri, etc., la santonine et l'essence de semen-contra ne paraissent pas devoir tenir une place, quelque peu notable, dans la thérapeutique courante du tænia, parce qu'il faudrait les donner à des doses qui seraient capables d'exposer les sujets à des phénomènes réactionnels qu'il est inutile de s'exposer à provoquer. D'ailleurs, la formule de Cerri nous montre que l'efficacité réelle de la santonine peut être, d'autant plus sérieusement, mise en doute, qu'on voit figurer, à côté du médicament, une dose de strychnine, destinée, évidemment, à en augmenter l'action. Donc, en vertu de l'adage : *primo non nocere*, je crois que les préparations à base de semen-contra sont destinées à disparaître de la thérapeutique du tænia.

TANAISIE

La tanaisie, qu'on appelle vulgairement, dans les campagnes, l'*herbe aux vers*, est une plante de la famille des chrysanthèmes, qui pousse spontanément dans presque toute l'Europe. Son action vermifuge est connue depuis l'antiquité; elle se prescrit en infusion de dix à quinze grammes de feuilles, pour un litre d'eau; en poudre, de deux à dix grammes, enveloppée de pain azyme; en extrait alcoolique, de cinquante centigrammes à deux grammes; enfin, sous forme d'huile essentielle, de vingt-cinq à soixante-quinze centigrammes.

La tanaisie est entrée, dans le courant du siècle dernier et au commencement de celui-ci, dans diverses préparations tænifuges, au titre de médicament principal ou secondaire. Les méthodes de Rathier et de Schmidt l'utilisaient comme nous allons voir.

Méthode de Rathier (*Journ. de méd.*, 1768, t. XXVIII, p. 44). — Sabine en poudre, un gramme; semences de rue, soixante-quinze centigrammes; mercure doux (calomel), cinquante centigrammes; huile essentielle de tanaisie, douze gouttes; sirop de fleur de pêcher, q. s. On prend le médicament en deux portions, le matin et après le dîner du soir; on fait suivre chaque ingestion d'un bon verre de vin dans lequel on a fait macérer des noyaux de pêche.

Méthode de Schmidt (*Arch. gén. méd.*, t. XIX, p. 115). — Voici les indications que nous trouvons au sujet de cette méthode de Schmidt qui a eu une grande réputation en Allemagne dans le cours du siècle dernier. Premier jour : le malade prend, depuis le matin jusqu'à sept heures du soir, de deux en deux heures, et la première fois à jeun, deux cuillerées de la potion suivante :

N° 1. Pr. racine de valériane offic. en poudre, six gros; feuilles de séné, deux gros; faites une infusion de six onces et ajoutez : sulfate de soude cristallisé, trois gros; sirop de manne, deux onces; oléo-saccharum de tanaisie, deux gros. M.S.A.

Le malade prend du café sans lait, fortement édulcoré; à midi, il ne prend qu'une soupe claire, à la farine, et quelques morceaux de hareng et de la laite de ce poisson; à huit heures du soir, une salade faite avec des harengs, du jambon cru, hâché, un oignon, beaucoup d'huile et de sucre. Le plus souvent, le malade rend, déjà, ce jour-là, des portions plus ou moins grandes de tænia. Dans deux cas, Schmidt dit même avoir vu le ver être évacué en entier par suite de ce traitement préliminaire.

Le second jour, le malade prend, d'heure en heure, et depuis six heures du matin, six des pilules suivantes :

N° 2. Assa-fœtida, extr. de chiendent, aa ℈ iij; gomme-gutte, rhubarbe, racine de jalap, en poudre, aa ℈ ij; feuilles de digitale en poudre, ipécacuanha en poudre, soufre doré d'antimoine, aa gr. xij; mercure doux C ij; huile éthérée de tanaisie, d'anis, aa gr. xv; faites, selon l'art, des pil. de deux grains et conservez-les dans une fiole bien bouchée.

Ces pilules sont prises avec une cuillerée à café de sirop. Une demi-heure après la première dose, le malade prend une cuillerée à bouche d'huile de ricin et, durant la journée, beaucoup de café fortement édulcoré. Dans le plus grand nombre de cas, le ver est évacué vers les deux heures de l'après-midi. On cesse, alors, l'usage des pilules; on le continue, au contraire, et on y ajoute, de temps en temps, une cuillerée d'huile de ricin avec du sucre, dans le cas où l'on n'a évacué que des fragments de tænia. A midi, le malade ne prend que du bouillon, et le soir, un potage ou une soupe à la farine avec du beurre frais et du sucre.

Pour être assuré qu'il ne reste plus de : *nid de tænia*, suivant l'expression de l'auteur, le malade peut encore prendre quelques pilules, le lendemain. Pour prévenir les rechutes, le malade doit, de temps à autre, manger de la salade de hareng et du raifort cru avec du vinaigre et du sucre, ou bien, il doit continuer, pendant quelque temps, à prendre, tous les huit jours, une ou plusieurs doses de pilules.

Le traitement fini, on permet, au malade, le bouillon, les viandes jeunes, le poulet, le pigeon, le jaune d'œuf, le bon vin en petite quantité et on lui prescrit quelques amers.

Dans les cas où l'on n'est pas bien sûr de la présence du tænia, on emploie, pour s'en assurer, le traitement suivant: le malade mange, dans la soirée, de la salade de harengs et boit beaucoup d'eau sucrée; le lendemain matin, il prend, avec du sirop, de la poudre suivante : Pr. Racine de jalap, en poudre, gr. xv; semen-contra, en poudre, gr. x; gomme-gutte, en poudre, calomélas, aa, gr. vj; oleo-saccharum de tanaisie un gros.

Après cette poudre, le malade prend du café fortement édulcoré et du bouillon très gras. La poudre provoque de fortes évacuations alvines; si le malade est affecté de tænia, les matières fécales contiennent des anneaux de ver, et, quelquefois, le ver entier; dans ce dernier cas, on administre, aussitôt après, les pilules nº 2, afin de produire une guérison complète si le malade avait plusieurs tænias.

Le traitement de Schmidt ne doit, suivant ce médecin, être employé ni durant la grossesse, ni peu de temps avant ou après l'époque menstruelle, ni chez les individus affectés d'inflammations, de phthisie, de marasme, de flux hémorroïdal, d'hémoptysie, de phthisie laryngée, de faiblesse sénile.

Sur cent soixante-six individus que Schmidt a délivrés du tænia, il n'y avait que quinze hommes ; vingt personnes n'avaient qu'un seul tænia, toutes les autres en avaient plusieurs ; l'une d'elles en évacua dix-sept.

Après que Schmidt eut fait connaître sa méthode, on répéta les expériences à l'hôpital de la Charité, de Berlin, et il est dit que le traitement fut constamment suivi de succès, ainsi que le prouvent les six observations qui terminent le mémoire (*Arch. gén. de méd.*, t. XIX, p. 115).

Ai-je besoin d'ajouter que, malgré ces affirmations si optimistes et si flatteuses, en faveur de la méthode de Schmidt, on a fini par constater son insuffisance ; et c'est au point qu'elle est entièrement tombée dans l'oubli, de nos jours, même dans les pays où elle a joui de la plus grande vogue.

On emploie, aujourd'hui, la tanaisie comme vermifuge contre les lombrics et les oxyures ; mais, c'est à peine si on y songe comme tænifuge, parce que l'infusion à forte dose, et, plus facilement encore, la poudre et l'huile essentielle, exposent à des accidents toxiques qui peuvent aller jusqu'à la mort.

Dans ces conditions, tout en reconnaissant que le tænia peut être expulsé peut-être par son secours, la prudence conseille de la rayer de la liste des tænifuges, puisque nous possédons des agents plus certainement efficaces et infiniment moins dangereux à manier.

HUILE ANIMALE DE DIPPEL

L'huile animale de Dippel, ou goudron d'os qui est obtenu par la calcination, en vase clos, des os, a été préconisée comme tænifuge. C'est à cette huile et à la térébenthine que recourait Chabert, qui a inventé un remède ayant eu son heure de célébrité. Voici les détails de ce qu'on a appelé la méthode de Chabert ; je les emprunte au dictionnaire en trente volumes.

Méthode de Chabert. — Chabert, médecin-vétérinaire, employait ces deux substances, mélangées dans la proportion de un à trois (huile vermifuge de Chabert), pour combattre les diverses espèces de vers chez les animaux. Il l'appliqua au traitement du tænia de l'homme, et ce mode de traitement est connu sous le nom de méthode de Chabert. Il consiste à donner l'huile vermifuge à la dose de quatre grammes (un gramme d'huile de Dippel, et trois grammes d'essence de térébenthine), dans de l'eau ou quelque tisane. Quatre ou cinq heures après, on prenait un lavement avec un gros du médicament dans cinq cents grammes d'eau. Ce traitement était répété neuf ou dix jours de suite.

Méthode de Bremser. — Bremser faisait usage de l'huile de Chabert, mais en y associant d'autres remèdes. Sa méthode était ainsi conçue : il commençait par donner, matin et soir, une cuillerée à café d'un électuaire formé de semen-contra ou de semences de tanaisie, quatre gros; valériane en poudre, deux gros; jalap et tartre vitriolé, de chaque, un gros et demi à deux gros; oxymel scillitique, q. s. Cet électuaire ayant été consommé, ce qui exigeait huit à dix jours, on administrait, matin et soir, deux cuillerées à café d'huile vermifuge de Chabert, mêlée d'un peu d'eau. Cette dose doit être diminuée, disait Bremser, chez les personnes à qui elle cause de l'irritation de l'estomac ou des vertiges, surtout dans le commencement. Quelques personnes la supportent bien à jeun, d'autres éprouvent des nausées et doivent n'en faire usage qu'une heure et demie après avoir déjeuné. Après que le malade a pris deux onces et demie ou trois onces de cette huile, ce qui tient encore dix à douze jours, on lui prescrit un léger purgatif, par exemple, un paquet toutes les heures, ou un demi-paquet toutes les demi-heures, de la poudre suivante, jusqu'à ce qu'elle opère : racine de jalap, vingt-quatre grains; feuilles de séné, demi-gros; sulfate de potasse, un gros, qu'on divise en trois ou quatre paquets; ensuite, on recommence l'usage de l'huile, dont on prend, ordinairement, quatre à cinq onces dans le cours d'un traitement, et même six à sept onces, quand le ver a déjà résisté à beaucoup d'autres médicaments.

Ce traitement est long, mais certain, dit Bremser, il n'exige aucun régime particulier et aucun traitement secondaire ; seulement, quand il y a prédisposition à la formation des glaires et, par suite, à celle des vers, il administre, pendant quelques semaines, une teinture fortifiante, telle que la teinture d'aloès composée. Par cette méthode, le tænia sort rarement par fragments ; il est rendu, pendant les premiers jours, à moitié, ou même entièrement digéré. Le seul indice certain que le malade en est débarrassé, c'est qu'il n'en soit pas rendu de traces dans l'espace de trois mois. L'auteur assure avoir traité, par cette méthode, plus de cinq cents personnes d'âge et de sexe différents, même deux enfants d'un an et demi, incommodés par le tænia solium ; quatre, seulement, furent obligés de prendre l'huile vermifuge une seconde fois. (*Dictionn.* en 30 volumes, art. *tænia.*)

Malgré tout ce qu'on a dit de favorable touchant l'emploi des méthodes de Chabert et de Bremser, au moment où elles furent proposées et qu'elles eurent leur heure de vogue, elles sont entièrement tombées dans l'oubli aujourd'hui. D'ailleurs, l'action de l'huile animale de Dippel se rapproche, au point de se confondre, avec celle de la térébenthine, mais son action topique : irritative sur le tube digestif, est encore plus puissante, de sorte que c'est, je crois, un médicament qu'il faut rayer, et qu'on a bien fait d'abandonner. La liste des tænifuges contient, aujourd'hui, un assez grand nombre d'agents inoffensifs et plus efficaces que le remède de Chabert.

PÉTROLE

L'huile de pétrole a été considérée comme tænifuge à cause de son action toxique sur les organismes inférieurs. Mais, comme pour l'huile de Dippel, celle de cajeput et bien d'autres, elle provoquerait des accidents plus sérieux que ceux qu'occasionne le tænia, bien avant de chasser le parasite.

D'après Hasselquist, cité par Rosen, le pétrole était, pendant le siècle dernier, le remède le plus employé contre le tænia, dans son pays, où le quart de la population était atteinte. Ce pétrole était pris à la dose de vingt à trente gouttes, dans de l'eau, en une seule fois dans la journée, pendant les trois derniers jours de la lune, et on se purgeait le quatrième. Si la tentative ne réussissait pas, on attendait la prochaine période lunaire analogue pour recommencer, ainsi de suite.

A cette époque, l'huile de pétrole était peu répandue et était entourée d'un prestige thérapeutique dont l'usage industriel l'a dépouillée aujourd'hui. Et maintenant que nous sommes plus familiers avec cette huile, nous comprenons que la méthode d'Hasselquist n'a jamais dû produire une seule expulsion du tænia, en réalité; car, vingt à trente gouttes dans un verre d'eau constituent une dose trop faible pour produire une agression sensible du ver.

ACIDE PHÉNIQUE

Nous pouvons rapprocher des médicaments précédents l'acide phénique, qui a été signalé comme tænifuge à l'époque où on l'employait si volontiers pour n'importe quelle maladie, et où il paraissait devoir guérir tous les maux de l'espèce humaine.

Le Dr Bill (*Gaz. méd.*, Paris 1875, p. 52) l'a donné comme tænifuge de la manière suivante. Le malade ayant été purgé, on lui fit ingérer, en quatre fois, six grammes d'acide phénique dans deux cent cinquante grammes d'eau; on obtint ainsi une évacuation de quelques anneaux; deux jours après, on donna au malade, d'heure en heure, des pilules contenant treize centigrammes d'acide phénique : on obtint des expulsions nombreuses, et à la trente-cinquième pilule, la tête fut expulsée.

Nous n'avons pas d'autres faits analogues, et j'avoue que, pour ma part, je n'ai pas été tenté d'essayer sur les malades que j'avais sous ma direction ; car, l'action topique irritative du médicament me paraît infiniment plus dangereuse que l'action tænifuge n'est efficace.

VINGT-TROISIÈME LEÇON

CONTINUATION DU TRAITEMENT

TROISIÈME CATÉGORIE

TÆNIFUGES MÉCANIQUES

Dans cette catégorie nous devons ranger les subtances qui, comme leur qualification l'indique, agissent mécaniquement pour l'expulsion du tænia. Ces substances se subdivisent, tout naturellement, en deux séries : d'un côté, les agents mécaniques, proprement dits, comme l'étain, le zinc, le fer, le charbon, etc., etc. ; de l'autre, les divers purgatifs. Nous allons les passer, successivement, en revue.

ÉTAIN

L'étain a, depuis longtemps, une réputation de tænifuge qui a éprouvé diverses oscillations, et sur laquelle on n'est pas encore bien fixé, en général, à l'heure actuelle.

Paracelse signalait, au début du seizième siècle, l'action efficace de l'étain et le recommandait vivement pour l'expulsion du tænia; mais, les résultats obtenus ne répondant pas à ce qu'il en disait, ce médicament tomba, peu à peu, en désuétude.

Dans le milieu du siècle dernier, Alston, qui avait reçu la confidence d'un hollandais, au sujet de ses succès dans le traitement du tænia, donna de nouveau (*Essais de la soc. méd. d'Edimb.*, 1752, t. v, p. 77) à l'étain, une vogue qui a été grande jusqu'au commencement du siècle actuel, et qu'Alix, puis Bremser, eurent quelque peine à combattre, après avoir constaté son inefficacité.

De nos jours, l'étain a été préconisé, çà et là, par quelques rares médecins; mais, il tend de nouveau à disparaître du traitement du tænia, et il faut espérer que c'est d'une manière définitive, désormais.

L'étain a été employé de diverses manières pour l'expulsion du tænia; il est nécessaire de les rapporter, avec quelques détails, pour pouvoir mieux apprécier dans quelles conditions il a pu paraître, à quelques observateurs, jouir d'une efficacité appréciable.

Méthode d'Alston. — On purge le malade un jeudi avant le changement de lune avec des follicules de séné et de la manne; on lui fait prendre, le vendredi suivant, trente grammes de limaille d'étain, passée au tamis, dans cent vingt-cinq grammes de sirop simple. Le samedi, quinze grammes de cette limaille dans soixante grammes de sirop. Le dimanche, même traitement que le samedi. Enfin, on purge de nouveau, avec du séné et de la manne, le lundi.

Cette dose de trente grammes est la plus forte, elle est réservée aux adultes vigoureux. Aux enfants les plus jeunes, elle est seulement de soixante centigrammes à un gramme, et il est facile d'établir par la pensée, une échelle suivant l'âge, le sexe et la vigueur du sujet.

Lorsqu'on n'a pas réussi dans une première tentative, il faut recommencer à la lune, d'après les mêmes conditions, et au dire d'Alston, il était rare qu'un troisième effort fût nécessaire.

La méthode d'Alston, ayant échoué dans un grand nombre de cas, quelques médecins pensèrent la rendre plus efficace, en ajoutant à l'étain, des purgatifs drastiques, comme le jalap et l'aloès. Ils conseillaient d'alterner ces purgatifs à l'étain, de telle sorte, qu'un jour, le malade prenait l'étain; le lendemain, le purgatif; le surlendemain, l'étain; ainsi de suite, jusqu'à complète expulsion.

Méthode de Franc. — Étain granulé pur trente grammes; extrait d'absinthe, douze grammes; poudre de jalap, huit grammes; miel, quantité suffisante pour faire un électuaire.

Prendre toutes les deux heures, gros comme une muscade, de cet électuaire, jusqu'à ingestion complète.

Lorsque cette tentative échouait, on recommençait deux semaines après, et ainsi de suite, jusqu'à l'expulsion entière du parasite.

Méthode de Rudolphi. — Mettre quarante-cinq à cinquante grammes de limaille d'étain, dans une quantité suffisante de sirop, pour en faire une sorte d'électuaire, et l'ingérer sans retard, ayant soin, deux heures après, de prendre un purgatif laxatif léger.

Méthode de Mathieu. — On prépare les deux électuaires suivants : 1° limaille d'étain, trente grammes ; poudre de racine de fougère mâle, vingt-quatre grammes ; semen-contra, quinze grammes ; jalap, quatre grammes ; sulfate de potasse, quatre grammes ; miel, quantité suffisante.

2° Jalap, deux grammes ; sulfate de potasse, deux grammes ; scammonée, un gramme ; gomme-gutte, cinquante centigrammes ; miel, quantité suffisante.

Le malade est mis à un régime convenable pendant quelques jours, en prenant des bouillons maigres, des potages légers, des légumes, des viandes et des poissons salés ; puis, on administre le premier électuaire, à la dose d'une cuillerée à café, de deux en deux heures, et on répète cette médication, pendant deux ou trois jours. Ensuite, on donne le second électuaire de la même manière, en ajoutant au besoin, quelques cuillerées d'huile de ricin, ou un lavement avec la même huile, pour faciliter l'expulsion du ver.

Méthode de Dupuis. — Dupuis prescrivait (*Gaz. hôp.* 1846, p. 520) contre le tænia, la préparation suivante : poudre d'étain anglais, un gramme ; carmin pur, cinquante centigrammes ; gomme-gutte, cinquante centigrammes ; oléosaccharum de cajeput, vingt-cinq centigrammes.

Cette préparation était donnée en deux doses, dans du pain azyme, le matin à jeun ; par dessus il donnait du café noir, sans sucre, et si les coliques étaient vives, donnait encore du café. Deux heures après, il survient des coliques, disait Mathieu, et le ver est généralement expulsé entier ; à la suite de ce traitement, il fortifiait l'intestin pendant quinze jours, avec la mixture suivante : teinture éthérée d'acétate de fer, huit grammes; teinture tonique de Whytt, seize grammes, à prendre, quarante gouttes, de trois en trois heures, dans du vin vieux.

Méthode de Sirus Pirondi. — Dans la *Gazette des Hôpitaux* de 1846, p. 94, Sirus Pirondi a conseillé de donner journellement, pendant quatre ou cinq jours de suite, de l'étain porphyrisé, à la dose de huit grammes, en quatre paquets, à prendre de deux en deux heures. Le cinquième ou le sixième jour, suivant le cas, il faut, d'après lui, élever la dose d'étain à quinze grammes, à prendre en cinq fois, et continuer au besoin pendant huit ou dix jours encore; il cite trois cas au nombre desquels il y a une récidive.

Dans toutes les méthodes dont nous venons de parler, l'étain a été employé réduit en poudre plus ou moins fine, mais néanmoins présentant toujours sa rudesse métallique, si je puis m'exprimer ainsi : rudesse capable d'exercer une action topique, dont l'agression pouvait avoir son efficacité sur le corps du tænia. Dans les suivantes, nous allons voir que l'étain a été introduit dans le tube digestif, sous une forme moins agressive.

Méthode de Becker. — Becker disait qu'il obtenait l'expulsion du tænia en donnant quatre grammes de poudre impalpable d'étain réduit par le galvanisme, avec douze grammes de sucre à prendre en trois fois dans la journée.

Méthode Guy. — On fait une poudre avec deux cent dix grammes de limaille d'étain, trente grammes de mercure métallique, quatre grammes de soufre en poudre, et on en donne de un à deux grammes par jour, pendant trois ou quatre jours, puis, on administre un purgatif, et on recommence au besoin, deux, trois, quatre fois, même, pour provoquer l'expulsion du tænia.

Méthode de Swédiaur. — Protosulfure d'étain, appelé vulgairement or mussif, huit à seize grammes; conserve d'absinthe, quantité suffisante; ingérer cette dose le matin à jeun, et prendre aussitôt après, un purgatif.

Méthode de Descombes. — On lit, dans le journal de Ferussac, t. II, p. 369, que le Dr Descombes expulsa un tænia, chez une personne de vingt-quatre ans, en lui donnant, en deux jours, trois doses d'oxyde d'étain; les deux premières de trois onces (quatre-vingt-dix grammes), la troisième de six onces (cent quatre-vingts grammes), incorporées dans du miel. Mais, il doit y avoir erreur de dose, car, l'oxyde d'étain est toxique, d'après Orfila, à des doses quelque peu élevées.

Méthode de Spielmann. — Nous signalerons, seulement pour mémoire, l'électuaire vermifuge de Spielmann : étain, trente-deux grammes ; mercure coulant, trente-deux grammes ; ajouter après l'amalgame, trente-deux grammes de carbonate de potasse et trente-deux grammes de carbonate de magnésie ; enfin, ajouter : conserve d'absinthe et sirop de menthe, q. s.

Méthode de Brugnatelli. — Même chose à dire pour la poudre vermifuge de Brugnatelli (sulfure d'étain), qu'on prescrivait à la dose de huit à seize grammes par jour, en quatre prises.

Je pourrais facilement accroître cette liste de formules dans lesquelles l'étain est présenté comme tænifuge, mais ce serait inutile ; celles que je viens de fournir sont suffisantes pour fixer les idées, et il vaut mieux chercher à déterminer quelle est l'action du médicament.

Dans le cours de mes études sur le tænia, j'ai naturellement voulu me faire une opinion personnelle sur la valeur réelle de l'étain ; j'ai fait une série d'expériences dans lesquelles je suis allé de deux à soixante grammes d'étain, soit pendant un seul jour, soit pendant plusieurs, et j'ai donné, tour à tour, l'étain seul ou associé aux purgatifs.

Or, je dois dire que la limaille d'étain, ingérée pendant un seul jour sans adjonction d'un purgatif, ne m'a paru avoir aucune action appréciable, tant qu'on n'a pas dépassé quinze à vingt-cinq grammes par jour. Au-dessus de cette dose, elle semble, il est vrai, augmenter le nombre des cucurbitins que l'on voit ordinairement dans les selles des individus qui ont le tænia. Mais, il est à remarquer que je n'ai vu sortir ainsi que des anneaux volumineux, ceux, en un mot, qu'on voit s'échapper spontanément de l'intestin le plus souvent.

Quand j'ai joint, à ma limaille d'étain, un purgatif, l'expulsion de fragments de tænia s'est montrée plus abondante, et, lorsque j'ai répété, pendant plusieurs jours, la médication, en suivant, par exemple, la méthode de Mathieu, qui est la plus énergique, pour ne pas dire la plus violente, méthode qui, soit dit en passant, n'est applicable qu'à des hommes vigoureux peu irritables, et qu'il serait barbare d'essayer chez des sujets moins vigoureux ; en suivant, dis-je, la méthode de Mathieu, j'ai obtenu l'expulsion de longs fragments de tænia : cinquante centimètres, un mètre, trois mètres, même. Mais, j'insiste sur ce fait que c'étaient toujours des anneaux volumineux et adultes que je constatais ; c'est à peine si la portion, un peu rétrécie, du ver apparaissait dans les déjections.

Je n'ai pas jugé utile d'essayer la méthode de Swédiaur, parce que le proto-sulfure d'étain étant insoluble dans le tube digestif, il m'a semblé qu'il devait agir absolument comme l'étain métallique.

Quant à la méthode de Descombes, je n'ai pas cru, non plus, prudent de l'essayer à cause de l'action toxique signalée par Orfila.

L'action de l'étain contre le tænia a été expliquée de diverses manières, suivant les auteurs. Pour les uns, il n'agirait que par l'arsenic qu'il contient et il empoisonnerait le ver en introduisant, dans le tube digestif, un toxique à dose insuffisante pour produire des accidents chez les porteurs du tænia.

Cette hypothèse n'est pas admissible, pour la raison que les individus qui ingèrent des préparations arsenicales, la liqueur de Boudin, par exemple, renfermant une quantité d'arsenic bien supérieure à celle que peut laisser échapper la limaille d'étain, sans que jamais on n'ait eu une expulsion du tænia due, d'une manière certaine à cette médication.

J'ai vu cent fois, pour ma part, des individus faire un traitement arsenical sans évacuer un fragment de tænia, alors que la moindre dose de grenadier, de cousso, etc., etc., en provoquait de fortes expulsions ; donc, j'écarte ce premier mécanisme.

Pour d'autres, c'est au dégagement d'hydrogène qui se produit dans l'intestin que l'étain doit sa propriété, ou bien, c'est à la production d'un sulfure que l'action tænicide doit être rattachée. C'est encore une hypothèse qui ne me paraît pas admissible, car, pour ce qui est de la production de gaz hydrogène, nous ne voyons pas pourquoi il serait plus toxique que le gaz sulfureux pour le ver, et le traitement sulfureux est si inoffensif par lui-même sur le tænia, d'après ce que cent faits ont montré, que ce serait se payer de mots que d'adopter cette hypothèse.

Beaucoup de médecins attribuent à l'étain une action mécanique, seulement; et malgré les faits où il est dit que l'étain porphyrisé, ou bien, réduit en poudre impalpable par le galvanisme, a produit le même effet que l'étain ingéré sous forme de poudre grossière, il est fort probable que c'est à cette action mécanique qu'il faut se rallier. Quelques observations récentes, et une en particulier, qui a été mise en relief à l'occasion d'un tænia fenêtré, étudié par M. Maurice Notta (voir quatrième leçon, p. 50) le démontrent.

En effet, comme nous l'avons dit alors, le professeur Pouchet, transperçant, avec une aiguille, en plusieurs endroits, un tænia vivant de chien et le replaçant dans l'intestin d'un chien vivant, a constaté qu'au bout de trois jours ce ver avait été digéré entièrement.

On peut alors très bien se figurer, par la pensée, que la poudre d'étain, piquant et déchirant mécaniquement la cuticule du ver, peut le mettre dans des conditions où les liquides intestinaux seront très agressifs contre lui et provoqueront la mort et l'expulsion de fractions, plus ou moins longues, du strobile.

Dans cette hypothèse, on voit l'utilité que la répétition des doses d'étain, à laquelle les cliniciens étaient arrivés par l'observation des malades et sans aucune théorisation, peut avoir; en effet, cette action mécanique, si elle n'est exercée qu'une fois, a bien des chances d'être tout à fait nulle; répétée plus souvent, et plusieurs fois en quelques jours, elle peut porter une atteinte si profonde à la cuticule du tænia, qu'elle peut très bien le tuer.

Il est vrai que la tête a de grandes chances, par son petit volume et sa position souvent abritée sous une valvule connivente, d'échapper à l'agression de la poudre d'étain; de sorte que la reproduction de l'animal ne serait qu'une affaire de quelques mois ; on n'aurait alors obtenu qu'une émondation, une taille du parasite. Mais, cependant, il est possible, aussi, que le hasard fasse agir la poudre d'étain sur la tête du tænia et le tue, ainsi.

Si cette hypothèse, qui rend assez bien compte des faits observés, est acceptée, il en résulte que l'action de la poudre d'étain se trouve aussitôt éclairée d'une manière satisfaisante. Cette poudre se présente, en tant qu'elle est employée plusieurs jours de suite, comme un agent d'agression mécanique, devant, le plus souvent, avoir une efficacité partielle, c'est-à-dire, émonder le ver ; et le tuant, aussi, quelquefois, mais, d'une manière qui n'est pas assez certaine pour mériter d'être employée couramment, surtout, quand, comme aujourd'hui, on possède nombre d'agents tænifuges autrement plus certains et autrement plus rapides dans leur action.

ZINC, FER, CHARBON VÉGÉTAL

Ce que je viens de dire de l'action de l'étain sur le tænia, va me permettre d'être très bref au sujet du zinc, que Hufeland a préconisé ; du fer que divers auteurs, Boerhaave, entre autres, ont recommandé, et du charbon végétal qui, d'après Pallas, est un remède populaire des Islandais contre le tænia.

Méthode de Hufeland. — Voici les détails de cette méthode. Le malade boit, le matin, la décoction d'une tête d'ail dans une tasse de lait ; trois fois, dans la journée, il ingère une cuillerée à bouche d'huile de ricin ; en outre, il prend quinze grammes de limaille de zinc incorporée dans de la conserve de roses ; il fait aussi une friction sur le ventre avec de l'huile de pétrole ; enfin, il prend, le soir, un lavement de lait. La nourriture consiste surtout en viandes salées, et cette médication est continuée avec soin pendant plusieurs semaines si on veut que la tête du ver soit expulsée.

Il suffit de lire l'exposé de cette méthode de Hufeland

póur voir que la poudre de zinc ne doit pas avoir une grande efficacité réelle, car elle est alliée à bien des moyens, qui, eux-mêmes, sont peu utiles ; aussi son action nous apparaît, de prime abord, comme bien illusoire.

J'ai dit que le fer a été employé contre le tænia à l'état de limaille, ou sous forme de sulfate en solution. Boerhaave conseillait ce sulfate de fer contre le tænia et donnait, pour en provoquer l'expulsion, cinq cents grammes de solution, à un pour cent chez les adultes ; la moitié ou le quart de la dose pour les enfants.

Ce moyen est digne de rester, désormais, dans l'archéologie, qu'on me passe le mot, du traitement du tænia ; quant à l'emploi du fer en poudre ou en limaille, il se rapproche tellement de celui de l'étain que nous n'avons rien à en dire de plus.

Le charbon végétal est dans le même cas que la limaille de fer, de zinc ou d'étain. A ce titre, il n'est pas besoin de nous arrêter plus longtemps sur son compte ; seulement, nous devons dire que ceux qui ont préconisé ainsi les agents mécaniques, n'ont songé qu'à l'agression subie par le ver sans songer à celle qu'éprouve, du même coup, l'intestin. Aussi, nous dirons : que si les Islandais ont eu raison, dans leur misère, de songer au charbon, les peuples civilisés, qui possèdent cent tænifuges plus efficaces et moins agressifs, feront bien de ne pas y recourir ordinairement.

PURGATIFS

La seconde catégorie des tænifuges mécaniques est constituée par les purgatifs. Certains d'entre eux, comme l'aloès, la gomme-gutte, le jalap, etc., etc., ont été considérés comme de véritables spécifiques. Remarquons que ce sont toujours des drastiques, c'est-à-dire des purgatifs énergiques, sinon violents, qui ont été décorés du titre de tænifuges ; néanmoins, tous les purgatifs peuvent, peu ou prou, se réclamer d'une certaine efficacité pour l'expulsion partielle des anneaux de tænia.

Depuis un temps infini, on a constaté que lorsqu'un tænia est arrivé à un certain point de maturité de ses anneaux, les purgatifs, même les moins énergiques, à fortiori les puissants, ont pour effet de produire l'expulsion de fragments plus ou moins étendus du ver. Mais, remarquons que mille choses : les aliments, les boissons, les impressions morales même, ont produit cet effet. Bien plus, cette expulsion se fait spontanément, et en dehors de toute intervention apparente, dans une infinité de cas.

Donc, le fait qu'un purgatif expulse facilement les anneaux murs d'un tænia, est indéniable. Je dois même ajouter que, pour des gens qui ne se rendaient pas un compte exact de la biologie et de la nature du tænia, cette action si fréquente des purgatifs a fait leur réputation, et a fait prêter, à maintes substances tout à fait inertes, une efficacité tænifuge qu'elles ne méritaient pas. Mais, cette expulsion de fragments, plus ou moins étendus, ne veut pas dire que le ver est détruit. Nous le savons si bien aujourd'hui, qu'il est inutile d'insister plus longuement là-dessus : et la conclusion qui s'impose, c'est que si parfois l'action du purgatif, lorsqu'elle est puissante ou souvent répétée, peut arriver à tuer ou à expulser définitivement le ver, c'est un résultat tout à fait éventuel et aléatoire, absolument insuffisant pour faire classer les purgatifs et aussi les autres agents mécaniques parmi les tænifuges. Sans compter que l'action des purgatifs, répétés ou puissants, n'est pas toujours sans inconvénient pour les porteurs du tænia.

Donc, réservons les purgatifs pour aider l'action des tænifuges réels; mais, nous pouvons leur refuser, je crois, une efficacité de tænifuge proprement dit.

A la méthode d'expulsion du tænia, par les purgatifs, nous pouvons rattacher la formule dite de Closs, qui est très complexe, comme on va le voir, et dans laquelle les purgatifs ne jouent qu'une partie de la totalité du rôle.

Remède de Closs. — On donne d'abord quatre grammes de térébenthine, pour s'assurer de la présence du ver. Dans le cas de l'affirmative, on nourrit le sujet, pendant un mois, avec du poisson salé, du fromage, du jambon, etc., etc., et on lui fait boire plus de vin que d'habitude.

Puis, pendant plusieurs jours, on donne une poudre composée de mercure doux et de poudre d'écrevisse, aa, soixante centigrammes ; spécifique céphalique, trente centigrammes ; puis, cinq centigrammes d'opium. Le malade a soupé légèrement et a pris trente grammes d'huile d'amandes douces, à la fin du repas.

Le lendemain matin, avant de se lever, il prend une dose de poudre drastique composée de : gomme-gutte, quarante-deux centigrammes ; racine d'angélique, quatorze grammes ; charbon bénit et poudre épileptique, aa, quarante-cinq centigrammes. Cette poudre provoque deux ou trois vomissements et des selles, qu'on favorise par du thé léger. Deux heures après, si le ver n'est pas expulsé, on donne une nouvelle dose de la poudre ci-dessus, et, au besoin, une troisième, deux heures après la seconde.

Je pourrais, sans grande difficulté, fournir l'indication de maintes autres formules dans lesquelles les purgatifs jouent le rôle important ; mais, ce serait tout à fait inutile et l'opinion est bien fixée, maintenant, sur la valeur de ces purgatifs. En effet, ils sont utiles, très utiles même, comme adjuvants des véritables tænifuges, et peuvent jouer un rôle très important dans la réussite de la tentative d'expulsion, en chassant le tænia, pendant qu'il est étourdi, par le tænifuge réel. Mais ils sont absolument insuffisants dans l'immense majorité des cas, lorsqu'on les emploie seuls.

Sans doute, en les répétant pendant longtemps, on pourrait, quelquefois, arriver à fatiguer tellement le ver, et à lui créer une difficulté telle, d'existence dans l'intestin, qu'on entraînerait sa mort ; mais, on comprend combien le porteur du parasite aurait, de son côté, à souffrir de cette agression répétée qu'on exercerait sur son tube digestif. Par conséquent, un médecin prudent ne recourt plus aux purgatifs que comme moyen secondaire, depuis que la thérapeutique emploie des tænifuges de réelle efficacité.

QUATRIÈME CATÉGORIE

TÆNIFUGES MÉCANICO-CHIMIQUES

Dans cette catégorie, je parlerai de l'eau pure employée quelquefois sous le nom de méthode de Rosen ou de Rosenstein, de l'eau salée, du sel marin, et des sulfites alcalins; tous moyens d'expulsion du tænia, qui ont eu une certaine réputation çà et là, à divers moments.

Méthode de Rosenstein. — Un médecin suédois, du nom de Rosen ou Rosenstein, ayant observé que l'eau froide tuait le tænia, eut la pensée d'obtenir le même résultat en faisant ingérer à ses malades, de grandes quantités de ce liquide, à température très basse. Nombre de médecins du du siècle dernier ont cru constater de bons effets de cette méthode, mais en y regardant de près, on ne peut s'empêcher d'être quelque peu sceptique à cet égard.

On comprend, en effet, qu'il faudrait ingérer une bien grande quantité d'eau froide, pour abaisser la température de l'intestin grêle, au point voulu, pour la mort du tænia; et on se demande ce qu'il adviendrait, alors, pour le porteur de l'animal.

Une abondante ingestion d'eau froide a pu déterminer une indigestion, des phénomènes de purgation, et même de de superpurgation, de sorte, que sous cette influence, une expulsion de tænia a pu se produire; mais c'est un résultat trop aléatoire, pour entrer dans la pratique courante. Sans compter que, dans bien des cas et bien des pays, les pays chauds, pendant l'été, par exemple, on pourrait exposer le patient, à une inflammation des organes de la poitrine, ou à une attaque de cholérine, ce qui serait extrêmement plus dangereux que la présence du tænia.

EAU SALÉE

Bréra, pensant que le sel marin est un bon moyen d'expulsion du tænia, avait eu l'idée de combiner ce sel, avec la méthode de Rosenstein, et conseillait d'ingérer de l'eau de mer, en assez abondante quantité.

En sa qualité de purgatif, l'eau de mer peut, sans doute, provoquer l'expulsion partielle de portions plus ou moins grandes de tænia; mais c'est un résultat tout aléatoire, et sur lequel on aurait grand tort de compter. J'en donnerai pour preuve, que, dans maintes localités de l'Afrique, soit sur un littoral de la mer rouge, soit en Sénégambie, les naturels boivent une eau saumâtre, qui approche souvent beaucoup de la composition de l'eau de mer; quelques-uns même sont, en maintes circonstances, obligés de recourir temporairement à cette eau de mer, et cependant, il est à noter que le tænia est extrêmement fréquent dans ces pays.

Aussi, malgré ce que raconte Goëze, que dans le village de Chat, près Londres, il y a dans le jardin d'une auberge, une source sulfatée sodique, qui a une réputation si bien établie, qu'on va y boire pour se débarrasser du tænia; et que l'aubergiste fait collection de parasites pour montrer à ses clients la réalité de l'efficacité de son eau; je ne puis prêter une grande confiance à l'eau salée comme tænifuge réel et assuré.

SEL MARIN

Ce que je viens de dire de l'eau de mer, ou de l'eau chargée de sulfate de soude, me permet d'être bref, pour ce qui touche le sel marin, qui a été prescrit à des doses variables, comme tænifuge.

J'ai eu connaissance de deux cas d'emploi de trente grammes de sel marin, contre le tænia, dans les hôpitaux de la Marine; deux fois on n'obtint qu'une purgation, sans élimination de portions notables de ver.

Pour le sel en nature, comme pour le sel en solution

naturelle dans l'eau, c'est purement et simplement à l'action purgative, qu'on a dû parfois des résultats, qui ont pu être considérés comme des succès thérapeutiques ; alors qu'ils n'étaient d'ailleurs, très généralement, que des accidents tout à fait éventuels, et tout à fait insuffisants même ; car, c'est seulement les cucurbitins mûrs qui ont été chassés dans l'immense majorité des cas.

SULFITES ALCALINS

Le docteur W. Rœ a préconisé les sulfites alcalins, contre les oxyures, les lombrics ; et même le tænia. C'est encore, je crois, une proposition qui n'est pas destinée à faire une bien brillante carrière dans la thérapeutique du tænia, car en réalité, on n'a pas obtenu des résultats bien sérieusement probants de l'emploi de ces sulfites alcalins, contre le parasite qui nous occupe.

VINGT-QUATRIÈME LEÇON

CONTINUATION DU TRAITEMENT

CINQUIÈME CATÉGORIE

TÆNIFUGES INÉBRIANTS

Dans cette catégorie, nous allons ranger les vins, les alcools et l'éther. A proprement parler, le dernier seulement a été conseillé comme tænifuge proprement dit, mais, comme on va le voir, tout éventuels qu'ils aient été, les résultats obtenus par le vin et l'alcool, sont assez intéressants, pour mériter de nous retenir un instant.

VINS

Voici un fait qui montre comment un abus de vin peut, à un moment donné, et tout à fait par hasard il est vrai, mais d'une manière assez heureuse, provoquer l'expulsion du tænia.

FAIT DE DAVID DE TONNERRE (*Gaz. méd.*, 1843, p. 41).

Un jeune homme de dix-neuf ans, hernieux, avait un tænia, et présentait de temps en temps des accidents nerveux, et divers troubles digestifs. Au moment des vendanges, il boit avec exagération du vin doux, il en résulte une ivresse avec purgation violente, pendant laquelle il y a expulsion de cinq tænias de un mètre cinquante à trois mètres soixante-six. Il est à noter qu'on ne trouva pas les têtes.

ALCOOL

M. Laboulbène a signalé dans le *Bulletin de thérapeutique* (premier semestre, 1877, t. XCII, p. 439) un fait très remarquable, dans lequel un tænia inerme fut expulsé avec la tête, sous l'influence de plusieurs petits verres d'eau-de-vie.

FAIT DE LABOULBÈNE :

Pendant mon temps de service au Bureau Central, alors place du Parvis Notre-Dame, un homme de trente-cinq ans, ouvrier dans une usine, est venu, vers deux heures de l'après-midi, un lundi, demandant avec animation à parler au médecin, parce qu'il venait de rendre quelque chose d'extraordinaire.

En examinant cet homme, il était facile de s'apercevoir qu'il avait un degré assez prononcé d'ivresse. Il tenait à la main un de ces verres épais, avec lesquels les marchands de vin servent leurs habitués. Dans le verre se trouvait un corps rubané, blanchâtre, que cet homme affirmait avoir rendu, et qui remuait lentement.

Il me fut facile de reconnaître un tænia, exécutant, en effet, des mouvements bien nets ; je n'en avais encore point vu de si prononcés.

Cet homme disait n'avoir jamais eu de maladies graves, ni d'accidents épileptiformes ; il ne sut pas me renseigner sur le fait d'avoir encore, jusqu'à ce jour, rendu des fragments de tænia. Du reste, son état d'ébriété nuisait beaucoup à la compréhension de mes demandes.

Tout en interrogeant cet homme, et en lui faisant répéter, à plusieurs reprises, comment il avait rendu ce ver, et dans quelles circonstances, j'observai le tænia avec une loupe. Je pus très bien voir la partie amincie du col, et la tête qui la terminait. J'essayai de soulever, avec le manche arrondi d'un porte-plume, la tête du tænia, et je vis qu'elle adhérait fortement à un gros anneau du corps, sur lequel elle était posée. Après avoir plusieurs fois cherché à la détacher, les tentatives réussirent, et la tête fut enlevée et reportée sur un autre anneau.

Peu de temps après, l'adhérence de la tête était devenue si grande, que j'aurais certainement rompu le cou du ver, plutôt que de lui faire lâcher prise.

Le malade m'apprit qu'il ne s'était point purgé, qu'il avait bu « seulement, le matin, plusieurs gouttes d'eau-de-vie », et qu'il venait de déjeuner avec des camarades, chez un marchand de vin, dans une des ruelles voisines du Parvis. Il avait eu, vers la fin du repas, des coliques, auxquelles il avait d'abord résisté, puis, il avait été obligé de sortir de table. Pressé par le besoin d'aller à la garde-robe, et pour ne pas monter aux lieux d'aisance, situés à un étage supérieur, il avait pris un vase de nuit, sous un lit de la chambre voisine, et il avait rendu, avec des matières diarrhéiques, jaunâtres, « un paquet blanc », formé par ce ver, qu'il avait de suite ramassé avec un morceau de bois, et placé dans un verre du comptoir.

Ce récit fut répété sans variantes, à plusieurs reprises. Je voulais rendre témoin de l'adhérence de la tête de ce tænia humain, le docteur Davaine, et je prévins de la rareté du fait et de son intérêt, Gastebois, chef du Bureau Central, dont l'obligeance était extrême. Loin de m'empêcher d'accomplir mon désir, il m'engagea à partir de suite, et j'allai montrer, à mon savant ami, le tænia que je venais d'observer d'une manière si inattendue.

M. Davaine constata, de nouveau, comme je l'avais fait, les mouvements du tænia ; il put aussi se convaincre de la très forte adhérence de la tête, et, voulant savoir jusqu'à quel degré elle s'exerçait ; il tira sur le cou du ver, et la tête, résistant toujours, le cou se rompit. Le ver était un tænia solium.

En rentrant au Bureau Central, je trouvai l'ouvrier, qui avait dormi en m'attendant. Il se souciait peu du ver, qui l'intéressait médiocrement, depuis qu'il savait ce que c'était, et dont il était content d'être débarrassé ; mais il réclamait le verre à boire du marchand de vin. Le verre était resté chez M. Davaine, et je donnai à cet homme une pièce d'argent, avec laquelle il revint probablement chez le marchand de vin.

Je dois faire observer que M. Davaine, ayant examiné de nouveau le tænia qui fait le sujet de cette observation, a reconnu que c'était un tænia inerme, et non point un tænia armé, comme je l'avais cru d'abord.

Comme je l'ai dit, et comme on a pu s'en convaincre par l'analyse des faits que je viens de citer, l'action tænifuge du vin et de l'alcool est trop aléatoire pour pouvoir entrer en ligne de compte dans la thérapeutique courante ; mais on comprend que des faits de ce genre peuvent se produire quelquefois. Leur mécanisme ressemble si complètement à celui de la purgation par indigestion, que je n'ai pas besoin de m'en occuper davantage.

ÉTHER SULFURIQUE

L'éther sulfurique a été considéré, par quelques médecins, comme un très bon tænifuge, et a été recommandé, à diverses reprises, avec une certaine insistance. Bourdier, entre autres, l'a préconisé, il a donné une formule qui est restée dans la science sous son nom.

Méthode de Bourdier. — On fait prendre, le matin, quatre grammes d'éther sulfurique, dans un verre de décoction de fougère mâle ; cinq minutes au plus après, lavement avec la même décoction, additionnée de quatre grammes d'éther. Une heure après, soixante grammes d'huile de ricin et trente grammes de sirop de fleur de pêcher. On répète trois jours de suite cette médication. Il faut recommencer à plusieurs reprises de l'aveu de l'auteur, parce que le succès est assez rare.

Alibert (*Trait. de thér.*, t. I, p. 396) dit avoir obtenu plusieurs succès avec l'éther combiné à l'huile de ricin, et il partageait, en tous points, l'excellente opinion que Bourdier avait de l'action tænifuge de l'éther.

Divers physiologistes ayant constaté, dans le cours de leurs vivisections, que, lorsqu'on chloroformise des chiens porteurs de tænia, on trouve leur parasite dans l'ampoule rectale, ont réédité, de nos jours, les opinions de Bourdier et d'Alibert ; ils ont été les promoteurs d'un regain d'actualité qu'a eu cette méthode dans ces derniers temps, d'autant que l'invention des perles d'éther permettait, en même temps, de faire ingérer plus facilement le médicament.

Seulement, les nouveaux préconisateurs de l'éther ont augmenté considérablement la dose ; car, dans la méthode de Lortet, par exemple, on fait ingérer soixante grammes d'éther, en une seule fois, et on donne, deux heures après, trente grammes d'huile de ricin (LORTET, *Gaz. méd.* 1866, p. 833). Mais, il faut avouer que la dose de soixante grammes d'éther sulfurique, ingérée en une seule fois, est énorme ; elle n'est pas dépourvue, sinon de danger, au moins d'incon-

vénients très sérieux ; en effet, la vaporisation, presque
instantanée du liquide, produit un brusque tympanisme
de l'estomac, qui, chez certains sujets, provoque une anxiété
atroce.

En somme, on doit dire que la méthode de Bourdier
et d'Alibert, comme celle de Lortet, n'ont jamais pu prendre
une extension bien grande dans la pratique. On pourrait
penser que c'est, peut-être, parce qu'au début on employait
des doses trop faibles d'éther, et parce que de nos jours ce
sont des doses trop élevées qui sont conseillées. Je crois
plutôt, pour ma part, que c'est parce qu'en réalité, on a
reconnu que l'action tænifuge du médicament est très
minime, autant qu'incertaine.

Préoccupé de l'idée d'éviter cette vaporisation de l'éther
dans l'estomac, Gubler avait songé au moyen de faire arriver
les capsules intactes jusque dans le duodenum, afin que
l'éther agît plus directement et plus immédiatement sur le
parasite. Pour cela, il fit entourer les perles d'éther d'une
couche de cire, idée excellente qui a été mise en pratique
aussi pour l'administration de la pancréatine.

L'idée de l'emploi de l'éther, comme tænifuge, est sans
doute très logique, après les phénomènes constatés dans
les vivisections ; et les expériences des physiologistes ont
fait naître des espérances que la clinique n'a pas sanction-
nées, malheureusement. Ainsi, par exemple, de ce que
Bertholus et Lortet ont constaté que les chiens porteurs
du tænia ont leur ver chassé jusqu'à l'ampoule rectale,
quand on les chloroformise, on n'est pas autorisé à déduire que l'éther est un bon tænifuge pour l'homme. Et
cela, pour deux raisons : d'une part, il n'est pas démontré
que les vers trouvés dans l'ampoule rectale des chiens chlo-
roformisés fussent entiers, que le strobile n'avait pas été
rompu au niveau du cou, et que la tête n'était pas restée
vivante et fixée à l'intestin dans la région duodénale ou
jéjunale ; d'autre part, même en admettant que ces vers
aient été trouvés entiers, dans l'ampoule rectale, chez le
chien, il n'est pas démontré que, pendant la période d'excitation musculaire de la chloroformation, les fibres intestinales de l'homme se contractent assez vigoureusement

pour produire, chez lui, cette progression du ver vers l'anus.

Je crois même, pour ma part, que cette action tænifuge, constatée chez le chien, sous l'influence de l'éther ou du chloroforme, ne se rencontre pas, normalement, chez l'homme, et je base mon opinion sur nombre de faits ; ainsi, par exemple :

1º J'ai pratiqué plusieurs fois, soit au Sénégal, chez des nègres, soit dans les hôpitaux de la Marine, chez des matelots et des soldats porteurs du tænia, des opérations avec intervention chloroformique, et jamais je n'ai constaté une expulsion du ver ; c'est à peine s'il en sortait quelques anneaux mûrs. Chez un nègre, surtout, qui resta deux heures un quart sous le chloroforme, j'eus ensuite, grande difficulté à obtenir l'expulsion, à l'aide du cousso et du grenadier ;

2º J'ai fait injecter, chez trois matelots, en novembre 1887, cent grammes d'éther, en deux fois, à une heure d'intervalle, par la méthode d'éthérisation rectale, c'est-à-dire en faisant arriver dans l'intestin, les vapeurs d'un flacon d'éther, placé dans l'eau chaude ; et, quoique j'eusse eu soin de donner, entre les deux injections, un purgatif énergique (trente grammes d'huile de ricin émulsionnée dans cent grammes d'infusion de séné), je n'ai obtenu absolument aucune expulsion notable de cucurbitins.

Dans mes recherches sur l'action réelle du médicament, j'ai eu besoin de diviser l'étude en diverses parties ; c'est ainsi que nous allons parler de ce qu'on doit penser :

A. — De la méthode de Bourdier ;

B. — De celle de Lortet ;

C. — D'une modification de la méthode de Lortet, que j'ai voulu essayer ;

D. — Quels sont les résultats que nous avons trouvé consignés dans les feuilles cliniques des hôpitaux de la Marine ;

E. — Ce que je pense, en somme, quant à moi, de l'action réelle de l'éther.

A. — Bourdier disait avoir employé la méthode quatorze fois ; sur ce nombre, cinq malades guérirent en trois jours (ils avaient le ver dans l'estomac, dit-il). Sur les neuf autres sujets, qui avaient le ver dans l'intestin, trois furent guéris en trois jours, c'est-à-dire dans la première tentative ; quatre eurent besoin de deux tentatives; deux ne purent point être débarrassés du ver.

Or, je dirai qu'il suffit de lire pareilles affirmations pour avoir une médiocre idée de l'action tænifuge de l'éther ; car, tout d'abord, comment Bourdier pouvait-il diagnostiquer que le ver était dans l'estomac ou dans l'intestin? Telle est la première question, à laquelle il est impossible de répondre. D'autre part, n'a-t-il pas pris des expulsions de fragments pour des expulsions complètes? Pour ma part, je n'ai jamais constaté des effets qui permissent d'avoir une opinion aussi optimiste que celle de Bourdier.

B. — Quant à l'emploi de soixante grammes d'éther, en une seule fois, d'après la méthode de Lortet, je connais nombre de faits dans lesquels l'impression de ballonnement et d'étouffement, a été si considérable et si pénible, que j'avoue n'avoir pas osé continuer des expériences, qui, d'ailleurs, n'avaient jamais, peut-être, provoqué des expulsions totales.

C. — Ne voulant pas infliger, aux malades, le grand malaise qu'occasionnerait l'ingestion de soixante grammes d'éther, d'un coup, j'ai eu l'idée de modifier la méthode de Lortet, de la manière suivante : des doses de dix grammes d'éther ont été ingérées, de demi-heure en demi-heure; après la seconde, j'ai fait avaler, au sujet, un purgatif : soit trente grammes d'huile de ricin émulsionnée; soit quinze grammes d'eau-de-vie allemande. Pour faire ingérer l'éther sans difficulté, je l'ai fait prendre entre deux gorgées d'eau glacée. Six malades, traités de la sorte, n'ont fourni aucun succès; quelques anneaux mûrs ont été seuls évacués par cinq; le sixième a expulsé environ un mètre cinquante centimètres de ver, mais c'étaient des anneaux mûrs aussi, la portion rétrécie faisait défaut.

D. — Dans les feuilles cliniques des hôpitaux de la Marine, j'ai trouvé dix-huit observations de l'emploi de l'éther, à la dose de quinze, vingt ou trente grammes, avec adjonction d'un purgatif, une ou deux heures après. Cette méthode, qui peut être considérée comme la moyenne proportionnelle entre celles de Bourdier et de Lortet, n'a produit qu'une seule expulsion complète, c'est-à-dire avec la tête; résultat capable de donner une médiocre idée de l'action tænifuge du médicament à la dose précitée.

E. — Quelle est, en somme, mon opinion sur la valeur tænifuge de l'éther? Je dirai : qu'en présence des insuccès dont j'ai eu connaissance, par les feuilles de clinique des hôpitaux de la Marine, et du résultat négatif de mes expériences personnelles, tant lorsque j'ai fait ingérer l'éther par la bouche, que lorsque je l'ai administré par le rectum, je suis résolûment porté à conclure que je ne le considère pas comme capable de provoquer l'expulsion du tænia, d'une manière régulière et quelque peu assurée. En d'autres termes, l'éther n'est pas, pour moi, un tænifuge proprement dit.

Je dois ajouter, après avoir parlé de l'action de l'éther, employé comme tænifuge principal, que, dans un grand nombre de circonstances, on a employé le médicament comme adjuvant ou moyen secondaire, c'est-à-dire concurremment à d'autres tænifuges.

Dans cette dernière condition, c'est souvent à la dose de quatre ou huit grammes que l'éther a été prescrit, soit quelques heures avant, soit la veille du jour où le tænifuge principal a été employé. Dans ces cas, il a paru souvent être utile; aussi l'emploie-t-on assez volontiers fréquemment. Je ne crois pas que ce soit une mauvaise pratique, mais je suis très porté à penser qu'elle est inutile.

VINGT-CINQUIÈME LEÇON

CONTINUATION DU TRAITEMENT

SIXIÈME CATÉGORIE

SÉRIE DES TÆNIFUGES D'ABYSSINIE

SIGNALÉS A L'OCCASION DU COUSSO

Dans cette catégorie, nous allons ranger un certain nombre de substances qui, comme ce nom l'indique, ont été signalées, à la suite des études faites par quelques médecins européens, sur le cousso. Je parlerai successivement du musenna, du saoria, du tatzé, du panna, du bobilda, du habbi-tsalim, du habbi-tschugo, du ogkert et du tambuc.

MUSENNA

M. d'Abbadie, qui a fait un long séjour en Abyssinie, a fait connaître le musenna, qui est un des nombreux anthelmintiques connus des Abyssins, et qui, d'après son dire, devait être plus efficace que le cousso.

Le musenna, *moucena, aboussena, bicino, bisenna, bisinna, bussena, kumada, mesenna, mozenna, muzzina,* etc., est l'écorce de l'arbre de ce nom, qui appartient au genre albizzia, voisin des acacias, et qui est abondant, d'après Courbon, dans les endroits d'élévation moyenne du pays Abyssin.

Le musenna a un tronc de six à huit mètres de hauteur; son écorce est lisse et peu épaisse. Cette écorce est très rare dans le commerce; elle se présente sous la forme de tuyaux de quinze centimètres de longueur, sur trois à six centimètres de large, brune et raboteuse au dehors.

Gastinel, du Caire, a fait l'analyse de l'écorce de musenna; il a trouvé qu'elle contenait : de la gomme, un principe particulier, analogue aux alcaloïdes, et se présentant sous forme de poudre blanche, cristallisable, d'un goût âcre.

L'écorce de musenna est donnée en poudre, à la dose de soixante grammes, d'après Pruner Bey, et à soixante-dix grammes d'après d'Abbadie. D'après Gastinel, l'infusion de trente grammes d'écorce réussit très bien. Les Abyssins prennent cette écorce mêlée à du beurre et du miel, trois heures avant le repas du matin, et le tænia est expulsé le soir ou le lendemain, par fragments à demi digérés, sans qu'il y ait eu aucun phénomène appréciable de colique ou de diarrhée.

Pruner Bey dit avoir essayé dix-neuf fois, et toujours avec succès, le musenna à la dose de soixante grammes de poudre, ingérée sous forme de bols, en étant mélangée avec de la viande hachée. D'après d'Abbadie, le musenna serait un véritable tænicide, qui tuerait le ver sans provoquer aucun phénomène de diarrhée. A ce titre, il serait, d'après lui, préférable au cousso, qui irrite le tube intestinal.

Rayer, qui était médecin de la Charité, à l'époque où d'Abbadie préconisa le musenna, voulut essayer ce tænifuge et le donna à trois femmes, dans son service. Voici les indications qu'il fournit à ce sujet :

Premier Fait.

Fille de vingt-huit ans, habitant Paris; éprouvait des désordres dans sa santé depuis sept mois. Ayant rendu, dix jours avant, spontanément, un long fragment de ver, et un autre sept jours après, sous l'influence d'un tænifuge. Le 13 février 1852, bouillon; le 14, quinze grammes de poudre de musenna; rien qu'un peu de céphalalgie le soir; le 15, trente grammes de musenna, pris avec dégoût; deux selles dans la journée. Le 16 au matin, expulsion de deux longs fragments de bothriocéphale, sans la tête. La malade continue à éprouver des nausées, des étourdissements pendant quelques jours, et sort le 28, sans avoir rien expulsé de nouveau.

Deuxième Fait.

Femme de vingt-huit ans, habitant Paris depuis sept ans, a des attaques épileptiformes depuis vingt-deux mois ; le grenadier a fait expulser un fragment de tænia précédemment ; le cousso pris ensuite, n'a rien produit. Le 13 février, bouillon ; le 14, quinze grammes de musenna, aucun phénomène appréciable ; le 15, trente grammes de musenna dans du miel ; les étourdissements sont plus marqués que d'habitude ; le 16, soixante grammes de musenna, en une fois ; une selle dans la journée, trois dans la nuit, avec des coliques ; le 17, huile de ricin, quatre selles, sans rien expulser ; le 26, huile éthérée de fougère, sans aucun résultat, exeat.

Troisième Fait.

Femme de quarante-quatre ans, née et habitant à Paris, n'éprouvant aucun accident, a rendu, sept jours avant, un fragment de ver de cinquante centimètres. Le 28 avril, trente grammes de musenna, pris avec répugnance ; douleurs épigastriques, vomissements, pas de selles ; le 29 avril, huile de ricin, quinze grammes, une selle, sans aucun fragment de ver ; 7 mai, grenadier ; 15 mai, huile éthérée de fougère, aucune expulsion.

Küchenmeister a employé le musenna sans succès, car son malade ne rendit que quelques fragments. Dans d'autres essais, les résultats n'ont guère été plus satisfaisants non plus.

Il est possible, comme on l'a fait observer, que le musenna perde de son efficacité en vieillissant. Dans tous les cas, c'est un tænifuge, qui n'est employé aujourd'hui que tout à fait exceptionnellement. Il est probable qu'il n'est pas destiné à entrer dans la pratique courante.

SAORIA

Le saoria, ou soaria, est le fruit du *mosa picta*, arbre de la famille des Myrsinées, qui pousse dans les régions montagneuses de l'Abyssinie, à la hauteur de sept à neuf mille pieds au-dessus de la mer, dans les endroits ombragés et humides.

Le saoria se donne à la dose de trente à quarante grammes, sous forme de poudre qu'on mélange à une purée de lentilles ou à une bouillie, et qui est, alors, ingérée sans difficulté, car sa saveur aromatique et poivrée donne à l'aliment un certain montant qui n'est pas désagréable. Quelquefois, on délaie simplement la poudre de saoria dans une infusion de menthe ou de tilleul.

Voici l'opinion extrêmement favorable qu'avait Schimper sur le saoria :

« Ces fruits, frais ou desséchés, sont le meilleur et le plus sûr tænifuge ; leur dose, à l'état de dessiccation, est de trente-deux à quarante-quatre grammes. On les réduit en poudre que l'on administre dans une purée de lentilles ou dans de la bouillie de farine.

« Ce médicament détermine des purgations, tue et expulse le ver en entier, et n'exerce que peu d'influence sur la santé, ce qui n'a pas lieu pour le cousso. Ce dernier ne tue le tænia que rarement et ne l'évacue qu'en partie, quoique ce soit la presque totalité. Le cousso n'est pas répandu partout ; le saoria existe dans toutes les parties de l'Abyssinie, à la hauteur indiquée ; il pourrait, probablement, être cultivé en Europe et y devenir indigène. » (SCHIMPER, cité par STROHL, *Gaz. méd.* 1854, p. 405.)

Hepp, de Strasbourg, a donné huit fois le saoria et a obtenu huit fois l'expulsion du ver *sans la tête.* (STROHL, *loc. cit.)*

« Le saoria provoque généralement des nausées, rarement quelques vomissements, des coliques et une purgation modérée, jamais de diarrhée persistante. Souvent il n'y a aucun phénomène appréciable à la suite de son ingestion, et, rarement, les phénomènes de malaise général, de petitesse du pouls, des douleurs dans l'estomac, sont assez accentuées pour mériter le nom d'accidents. L'urine est colorée en violet sans que sa composition soit modifiée (STROHL).

Küchenmeister a essayé le saoria et l'a vu essayer par Zürn, sans succès bien apparent. Strohl donna les conclusions suivantes dans son étude :

« Le saoria est un tænifuge plus sûr que nos tænifuges indigènes. Son action est donc rarement accompagnée d'effets désagréables et il n'est pas difficile à avaler. On peut l'administrer, sans crainte, même aux petits enfants, aux femmes, et, en général, aux personnes à constitution détériorée et à tube digestif affaibli. Le temps, seul, pourra prononcer si son action est radicale ou simplement palliative. » (*Loc. cit.*)

Il est très possible, probable même, que l'action variable du saoria doive être rattachée à des différences que présentaient les fruits sous le rapport, soit de la maturité, soit de la durée de leur conservation. Quoi qu'il en soit, je crois que, comme le musenna et les autres tænifuges abyssins qu'on a signalés comme succédanés du cousso, il n'est pas destiné à entrer dans la pratique courante.

TATZÉ

On désigne, sous ce nom, la drupe du myrsina africana, autre arbuste de la famille des myrsinées, qui pousse en Abyssinie à la hauteur de trois mille mètres. Ce myrsina se rencontre dans une grande quantité de pays d'Afrique, au Cap, en Algérie et dans les Açores.

Ce sont les fruits, frais ou secs, qui sont employés; les fruits secs de tatzé sont donnés à la dose de quinze grammes, réduits en poudre et délayés dans de l'eau; la dose de vingt-quatre grammes ne peut être donnée qu'à des personnes très robustes.

D'après six expériences faites à Strasbourg, Strohl (*Gaz. méd.*, 1854, p. 405), dit que le tatzé est ingéré moins facilement que le saoria, sans que son action soit plus efficace. La saveur du tatzé est âcre, piquante, provoque souvent des vomissements ; on n'a, cependant, observé que des malaises passagers, et pas de coliques, à la suite de son emploi.

D'après divers observateurs, le tatzé serait, non seulement tænifuge, mais, encore, tænicide. Néanmoins, c'est un médicament qu'on ne rencontre jusqu'ici qu'à titre de curiosité dans les droguiers et qui n'est pas entré dans la thérapeutique ordinaire du tænia dans nos pays d'Europe. Il est infiniment probable qu'il est destiné à ne jamais y entrer, pas plus que le saória.

PANNA

Le panna est une fougère de l'Afrique australe que les Cafres emploient contre le tænia. Les fougères (g. aspidium) comptent plusieurs espèces qui ont des propriétés tænifuges, on le sait, et nous possédons, en Europe, la fougère dite mâle sur laquelle nous avons insisté assez longuement pour pouvoir être très bref en ce moment.

C'est la racine, qui est employée, à la dose de trois à cinq grammes, donnée par fractions de un gramme, de quart d'heure en quart d'heure, et, deux heures après, on donne de l'huile de ricin; ajoutons que, depuis trois ou quatre jours, on a préparé le malade par une demi-diète, avec abstention de farineux et de boissons fermentées.

La racine de panna provoque, parfois, des vomissements, de la céphalalgie, mais, aucun accident sérieux, au dire de Behrens, qui prétend l'avoir essayée quatre-vingt-trois fois avec succès dans quatre-vingt-dix cas d'administration. (*Gaz. méd.*, Paris, 1857, p. 826.)

Le Dr Behrens (*loc. cit.*), dit avoir obtenu ses succès en ayant soin de réduire la nourriture, de s'abstenir de farineux et de boissons fermentées pendant les trois jours qui précédaient l'administration du tænifuge.

Puis, la racine pulvérisée de panna était donnée, par lui, à la dose de un gramme à un gramme cinquante centigrammes, de quart d'heure en quart d'heure, délayée dans un peu d'eau, et la dose totale s'élevait de quatre à six grammes. Deux heures après la première dose, il donnait de l'huile de ricin, et, en général, quatre heures après, l'expulsion était obtenue. Chez les personnes irritables, il donnait dix ou quinze centigrammes de poudre, trois fois par jour, pendant plusieurs semaines, et cela suffisait pour les guérir, dit-il.

Nous savons déjà, par ce que nous avons dit à propos de la fougère mâle de nos pays, qu'on peut prêter, aux fougères de certaines localités, une notable efficacité contre le tænia, et le panna paraît être dans ce cas. Mais, néanmoins, jusqu'ici, ce n'est qu'à titre de curiosité qu'on parle de cette substance, et son emploi ne s'est pas généralisé.

BOBILDA, HABBI-TSALIM, HABBI-TCHUGO, OGKERT, TAMBUC

Il me reste à parler du bobilda, du habbi-tsalim, du habbi-tchugo, du ogkert, du tambuc, tænifuges qui, plus encore que les précédents, ne méritent jusqu'ici, d'être cités que pour mémoire.

Le *bobilda*, que les Abyssins emploient comme tænifuge, est la poudre des sommités de la *celosia adoensis* (feuilles, fleurs et fruits), qui appartient à la famille des Amaranthacées.

L'*habbi-tsalim* est un tænifuge, composé de feuilles du *jasminum floribundum*, et du *jasminum abyssinium*.

L'*habbi-tchugo*, est formé par la poudre des tubercules de *loxalis anthelmintica*. Ce tænifuge se prend à la dose de soixante grammes, et Courbon pensait qu'il était aussi efficace que le cousso.

L'*ogkert* est la racine du *silene macrosolen*, plante de la famille des Caryophyllées ; elle constitue un des nombreux tænifuges, dont se servent les Abyssins. Le *silene virginica* est employé, au dire de De Candolle, comme anthelmintique, aux États-Unis d'Amérique.

Le *tambuc*, provient du *croton macrocystis*.

Dans l'état actuel de nos connaissances, ce serait perdre son temps, que de s'occuper plus longuement de ces diverses substances, car aucune n'est entrée dans la pratique de tous les jours.

VINGT-SIXIÈME LEÇON

CONTINUATION DU TRAITEMENT

SEPTIÈME CATÉGORIE

TÆNIFUGES DIVERS

Dans cette catégorie, qui est un peu comme le *caput mortuum* des anciens chimistes, nous allons ranger une série d'agents très différents les uns des autres, et n'ayant souvent aucun lien de parenté entre eux. Je n'ai pas besoin d'ajouter : que ce groupement étant tout à fait artificiel, est par cela même éphémère. D'un moment à l'autre, tel médicament de cette catégorie, un peu plus complètement ou un peu mieux étudié, pourra en être distrait, pour faire partie de telle ou telle des catégories précédentes.

Je ne chercherai pas à défendre ce groupement dont je suis le premier à reconnaître toutes les imperfections; mais, en somme, je l'ai conservé jusqu'ici, parce que c'est le moyen le plus commode, de passer en revue les divers médicaments dont il nous reste à parler.

ACIDE CARBONIQUE

L'acide carbonique a été considéré comme tænifuge par quelques médecins. Nous trouvons dans le dictionnaire en soixante volumes, à l'article *tænia*, que Targioni, Hulme,

Hartmann et Ingenhoutz, l'ont recommandé. C'est aussi la base de ce qu'on appelle la méthode de Meyer que voici :

Méthode de Meyer. — On fait prendre au malade, d'heure en heure, une cuillerée à café de carbonate de magnésie en poudre, et aussitôt après, du tartrate acidulé de potasse, en même quantité jusqu'à ce qu'il ait consommé huit ou douze grammes de chacun des sels. Meyer, espérait tuer de la sorte l'animal, par le dégagement de l'acide carbonique, et conseillait de continuer ainsi pendant deux, trois ou quatre jours.

L'auteur de l'article du dictionnaire en soixante volumes, dit que Meyer fut conduit à cette méthode, parce qu'il vit une jeune fille rendre des portions de tænia, après avoir mangé beaucoup de fraises, et bu une tasse de lait chaud aussitôt après. Ce qui lui fit penser que ces fraises avaient alors laissé échapper leur acide carbonique. N'eut-il pas été plus logique de penser que cette jeune fille avait eu, comme l'ouvrier de Laboulbène, dont nous avons rapporté l'observation, à l'occasion de l'action de l'eau-de-vie, une indigestion qui avait entraîné le ver au dehors, accidentellement?

L'eau de Seltz naturelle ou artificielle pourrait, disait l'auteur de l'article précité, être employée pour cet usage. Malheureusement, il faut avouer que les faits ont montré que le dégagement d'acide carbonique dans l'estomac ou l'intestin, n'a aucune action réelle sur l'expulsion du tænia, de sorte que le moyen dont nous parlons ici, ne me paraît digne d'aucune créance sérieuse.

AILANTE

L'ailante ou vernis du Japon est un arbre de la famille des Simaroubées, qui s'est très bien acclimaté dans nos pays, et dont mon très honoré maître Hetet, pharmacien en chef de la Marine, a cherché à faire prévaloir les propriétés tænifuges.

Hetet pensait : que les feuilles pulvérisées, à la dose de cinquante centigrammes ou un gramme, pouvaient chasser le tænia; mais divers essais ont montré que ses espérances ne se sont pas réalisées.

On a employé aussi l'écorce, sous forme de décoction ; elle produit surtout un effet émeto-cathartique, de sorte que l'expulsion de quelques anneaux ou de certaines portions de tænia, que l'on a pu obtenir avec elle, sont le résultat de son action énergique purgative, exercée sur l'intestin.

J'ai eu des indications précises sur cinq essais de l'ailante, contre le tænia, et les cinq fois, les résultats ont été, en réalité nuls, car malgré la sortie de portions plus ou moins longues du ver, l'animal n'a pas été tué et s'est très bien reproduit.

L'ailante est un purgatif énergique qui, comme l'a très bien fait ressortir M. Hetet, peut remplacer l'ipéca dans certains cas de dysenterie. Ce que j'ai dit précédemment de l'action des purgatifs, comme moyen d'expulsion, de portions plus ou moins grandes de tænia, sans cependant que la tête du ver soit expulsée certainement, nous explique comment des observateurs de très bonne foi, ont pu croire à une efficacité qui n'existe pas en réalité.

D'autre part, il faut ne pas oublier que l'ailante est extrêmement désagréable à ingérer, et qu'il est très irritant contre l'intestin, car il renferme de notables proportions d'une résine qui est énergiquement vésicante.

Toutes ces conditions me font penser qu'il faut rayer définitivement l'ailante de la trop longue liste des tænifuges, car on ne peut espérer de tirer de bons résultats de son emploi.

ANTIMONIAUX

Les antimoniaux, et, en particulier, le tartre stibié, ou émétique, ont été considérés comme possédant une propriété tænifuge.

Nous devons d'abord signaler la limaille d'antimoine, qui a été prescrite comme celle d'étain, et dont l'action devait être mécanique et chimique sur le ver. Hâtons-nous de dire qu'elle n'est plus employée, si jamais même elle l'a été d'une manière courante.

Vogel, Melin, Bremser (p. 434), ont parlé de cas dans

lesquels le tartre stibié avait provoqué l'expulsion plus ou moins complète du tænia. Leroux (*Cours s. les gen. de la méd. prat.*, t. IV, p. 316) a publié une observation dans laquelle l'ingestion de trente centigrammes de tartre stibié, provoqua l'expulsion d'un tænia de vingt-quatre mètres de long, chez une femme qui avait fait plusieurs traitements infructueux, et qu'on avait soumis au traitement de la Charité (colique de plomb), dans ce but. Cette femme qui avait des accidents nerveux divers, fut entièrement guérie par cette expulsion, et, quatre ans après, la guérison ne s'était pas démentie. Dans le journal de Sedillot (t. I, p. 483), il est parlé d'un autre cas, dans lequel le tartre stibié provoqua l'expulsion d'un tænia de quinze aunes de longueur, et de trente lombrics.

Malgré ces affirmations, nous refuserons à ces antimoniaux, toute action tænifuge réelle, en mettant sur le compte de la purgation, les expulsions souvent incomplètes, et surtout à peu près toujours éventuelles, qui ont été observées dans les cas où on les a employés.

ARSENIC

On rencontre dans la science des faits qui semblent montrer que l'arsenic a eu une action tænifuge suffisamment efficace pour être gardée en mémoire. Pour ma part, je dénie très résolûment cette action à l'arsenic, en me basant sur ce que dans plus de cent cas, j'ai vu des individus porteurs du tænia, faire un traitement fébrifuge, ou reconstituant avec la liqueur de Boudin, sans qu'une seule fois il soit survenu une expulsion de tout ou partie du ver qu'on put attribuer à la médication.

Ceux qui ont attribué à l'arsenic, comme au mercure, ou à l'antimoine, une action tænifuge réelle, ont pensé que ces médicaments allaient constituer dans l'intestin un milieu toxique pour le ver; mais c'est en réalité une vue de l'esprit, que les faits n'ont pas vérifié. Bien avant que le tænia ne fût empoisonné, le porteur serait grandement incommodé par l'action du médicament.

CÉVADILLE

La cévadille qui appartient à la famille des Colchiques, tribu des vératrées (*veratrum sabadilla*) a été considérée comme anthelmintique, par les auteurs du siècle dernier. Mais, elle est trop dangereuse à manier, pour mériter de rester dans la liste des tænifuges. Elle agit, en effet, par la vératrine qu'elle contient, et à ce titre, si elle est capable de tuer le tænia, elle est trop capable de faire courir des chances d'accidents et même de mort, à celui qui porte le parasite. Je fournirai les formules que Schmucker, Brewer, Bremser, etc., etc., ont préconisées dans le courant du siècle dernier.

Méthode de Schmucker. — On purge le sujet avec de la rhubarbe et du sulfate de soude, le premier jour. Le second jour, on donne deux grammes de cévadille en poudre, mêlée à de l'oléo-saccharum de fenouil; aussitôt après, on fait ingérer une ou deux tasses d'infusion de sureau ou de camomille; une heure après, une tasse d'eau d'orge. Le troisième jour et le quatrième, trente centigrammes de poudre de cévadille, matin et soir. Le cinquième jour, purgation comme le premier. Le sixième et le septième jour, trois pilules de vingt-cinq centigrammes chacune, faites avec de la poudre de cévadille dans du miel, matin et soir. Le huitième jour, purgation. On continue ainsi, jusqu'à l'expulsion complète du tænia.

Méthode de Brewer. — On prend pendant huit jours, le matin à jeun, six pilules faites chacune avec dix centigrammes de coque de cévadille, réduite en poudre, et incorporée dans du miel. Le neuvième jour, on se purge avec une poudre contenant quinze centigrammes de gomme-gutte, et soixante centigrammes de racine de valériane, en renouvelant cette purgation quatre heures après, s'il n'y a pas eu encore de selle.

Malgré les succès que Schmucker et Brewer disaient avoir obtenus, je dirai que, pour la cévadille, comme pour maints médicaments, son action sur l'organisme humain est trop dangereuse pour que jamais on la fasse entrer dans la pratique courante, quelle que soit d'ailleurs son efficacité contre le tænia; efficacité que je suis porté à croire minime.

CIGUË

La ciguë a, paraît-il, une action tænifuge. C'est le hasard qui a révélé cette propriété, et voici en quelle circonstance.

Un paysan de vingt-huit ans, qui avait des syncopes incomplètes, des cardialgies, des crampes et des vomissements, sous l'influence du tænia, avait essayé divers médicaments, et même le grenadier sans succès; il mangeait de la valériane cuite, et s'en trouvait bien pour ses accidents, quand un jour il fit cuire avec la valériane, des sommités de houblon et de la ciguë. Il éprouva tout à coup : des convulsions violentes, des sueurs froides, ses yeux étaient rouges ; vomissements, aspect chobériforme. Le docteur Maleucci, appelé en toute hâte, combattit l'empoisonnement, quatre heures après, expulsion d'un tænia armé de cent palmes avec la tête.

Le Dr Maleucci essaya, alors, de donner trois grains de ciguë pulvérisée à un enfant de cinq ans qui avait le tænia, et, deux heures après, il vit l'expulsion d'un tænia de dix palmes, avec sa tête (*Gaz. méd.*, Paris, 1845, p. 605).

Il suffit d'avoir lu ces observations sommaires pour comprendre que la ciguë ne peut entrer en ligne de compte qu'à titre de pure curiosité thérapeutique, car, comme la cévadille, c'est un moyen trop dangereux pour le porteur, quelle que soit, d'ailleurs, son efficacité réelle contre le parasite.

COCO

Dans certains pays tropicaux, la noix de coco a été préconisée comme tænifuge par le vulgaire créole. Un de mes camarades de la médecine navale, le Dr Martialis, médecin en chef de la Marine, dit en avoir obtenu de bons résultats au Sénégal et a publié, à ce sujet, un travail dans les

Archives de médecine navale. J'ai expérimenté un assez grand nombre de fois cette noix de coco dans l'hôpital de Lorient et à Cherbourg; j'ai recueilli plusieurs autres observations de son emploi dans les feuilles cliniques de Cherbourg et de Saint-Mandrier. En tout, vingt-quatre essais, dont un seul a été suivi d'expulsion de la tête.

Les noix de coco employées dans les hôpitaux de France provenaient, soit des Antilles, soit de la côte occidentale d'Afrique, soit de Cochinchine. L'insuccès a été semblable dans tous les cas, et je dois ajouter que, tantôt ces noix étaient petites, tantôt elles étaient grosses; quelques-unes d'elles ont fourni jusqu'à trois cent cinquante grammes de poudre d'amande; de sorte que l'opinion ne peut pas être favorable à cette médication.

Est-ce parce que les noix de coco apportées en France étaient trop vieilles pour avoir conservé leur efficacité que j'ai constaté un si constant insuccès? Alors, on serait porté à penser que le coco peut être utile dans les pays chauds, mais qu'il perd son action en peu de temps par la conservation. Je ne saurais formuler une opinion absolue à ce sujet; mais, comme j'ai mis une fois en usage des noix de coco qui venaient de m'arriver de la Martinique et qui avaient été récoltées une vingtaine de jours avant seulement, je suis porté à penser que cette question de vétusté doit être écartée.

Il est possible que pour le coco, comme pour un grand nombre d'autres substances, l'action tænifuge qu'on lui a prêtée ait été l'effet d'une pure coïncidence; elle a agi en indigérant, par exemple, et a provoqué éventuellement une expulsion plus ou moins grande de cucurbitins; mais, de là à une action réelle et constante, il y a loin, on le comprend.

D'autre part, il ne faut pas oublier de dire que l'ingestion d'une noix de coco toute entière, c'est une chose qui ne manque pas d'être pénible; avant que l'estomac se soit révolté sous l'influence de son impuissance à la digérer, le dégoût et les nausées sont survenues pendant l'ingestion; j'ai vu des hommes énergiques, qui avaient commencé sans difficulté cette ingestion, s'arrêter, vaincus, à mi-chemin. En conséquence, réunissant toutes ces particularités : volume énorme du médicament, insuccès dans la proportion de vingt-trois sur vingt-quatre, je suis conduit à trouver que le coco est encore une de ces substances qu'il faut rayer de la trop longue liste des tænifuges.

Quoi qu'il en soit, nous dirons pour le coco comme pour les autres tænifuges : que pour qu'il eût quelque chance d'être admis dans la thérapeutique courante, il faudrait déterminer d'abord quel est son principe actif et employer ce principe actif comme on a employé celui du grenadier.

ACIDE CYANHYDRIQUE ET CYANURE DE POTASSIUM

D'après certaines indications, on a pu penser que l'acide cyanhydrique et le cyanure de potassium pouvaient être utilisés comme tænifuges. L'acide pur, mis avec un bâton de verre sur la portion du ver déjà sortie de l'anus, a pu le tuer, si nous en croyons Brera et le journal complémentaire (t. XIX, p. 275).

Quant au cyanure de potassium, le professeur Peter (*Soc. méd.*, Paris, 4 février 1874) a parlé d'un jeune prince russe, qui avait le tænia sans qu'on le sut, et qui fut guéri pour avoir avalé, par distraction, un petit fragment de *serpent de Moïse* (cyanure de potassium).

Que dire de l'utilité pratique qu'il peut y avoir dans ces indications ? Pour ma part, je crois que, dans tous les cas, la médication est trop dangereuse pour pouvoir jamais être employée couramment dans la thérapeutique du tænia, et c'est seulement au titre de pure curiosité que j'en veux parler ici.

DADI-GOGO

Le dadi-gogo, gogo, gogoferi, gogui, est un tænifuge sénégambien qui a été signalé dans la thérapeutique européenne, il y a une dizaine d'années seulement, et qui ne paraît pas devoir y prendre une place bien prépondérante.

Le dadi-gogo est le rhizôme d'une amomée, le *phrynium*

Beaumétzi. Voici comment Corre (*Arch. de méd. nav.* t. XXVI, p. 17) le décrit et indique les détails de son emploi : « Rhizôme transfuge, simple, horizontal, cylindrique, très allongé, de la grosseur du doigt; ce rhizôme donne naissance, de distance en distance, à des fibres radiculaires peu nombreuses et très grêles; il est recouvert d'écailles foliacées alternes, sensiblement imbriquées, triangulaires aiguës, de couleur brune; débarrassé de ses écailles, il présente, au niveau de leur insertion, des cannelures saillantes et offre une couleur blanc-jaunâtre; à la coupe, il apparaît plein et formé de deux joues : l'une périphérique, épaisse d'environ cinq millimètres, marquée de points jaunâtres séparés par des espaces d'un blanc laiteux (ces points jaunâtres correspondant à des faisceaux fibreux, les espaces intermédiaires à des tissus de cellules plus ou moins chargés de fécule); l'autre, centrale, d'un blanc laiteux, poreuse.

« Quand les noirs veulent prendre le dadi-gogo, ils écrasent le rhizôme et le traitent par l'eau bouillante; ils boivent l'infusion, souvent avec les débris de la plante, qui ressemblent à un paquet de filasse, et se mettent aussitôt à sautiller sur la pointe des pieds, tandis qu'une personne complaisante les frappe, avec la main, sur le dos, pour faire descendre le remède.

« Je prescrivais ce tænifuge de la manière suivante. Je faisais écraser une certaine quantité de rhizôme frais, de façon à obtenir soixante ou quatre-vingts grammes de poudre grossière, que je passais au tamis; la poudre ainsi obtenue offrait assez bien l'aspect de la cassonade commune; elle exhalait une odeur très aromatique, et avait un goût âcre, mais peu prononcé. Le malade l'avalait, délayée dans l'eau de son infusion, en une seule fois, le matin, à jeun; il buvait ensuite l'eau jetée sur le résidu de la plante, et, le lendemain matin, prenait trente ou quarante grammes d'huile de ricin. J'ai recueilli trois observations d'individus traités par ce remède (deux noirs et un européen).

« Dans un premier cas, le tænia a été rendu partiellement, avant que l'huile de ricin ait été administrée; le malade s'est considéré comme guéri, et n'a plus reparu à la visite. Dans les deux cas, le ver paraît avoir été expulsé entièrement, une fois à la suite du traitement complet, non redoublé. Les malades prennent le gogo sans répugnance. Ce tænifuge mérite certainement la vogue dont il jouit dans le pays ; mais je ne crois pas que le rhizôme conserve ses propriétés en se desséchant. »

Les prévisions de Corre se sont réalisées : le dadi-gogo, apporté en France, et même restant au Sénégal pendant quelque temps après la récolte, a été trouvé tout à fait impuissant contre le tænia. Il paraît que son principe tænifuge réside dans une huile essentielle, qui s'évapore à mesure que la plante se dessèche, et qui a tout à fait disparu peu après la récolte du rhizôme.

Donc, le dadi-gogo est une de ces nombreuses plantes, qu'on s'est complu à ajouter à la trop longue liste des tænifuges, et qui est destinée à n'y figurer que d'une manière tout à fait éphémère, sans mériter d'y rester.

EUCALYPTUS

A une certaine époque, on a vu un engouement tel, pour l'eucalyptus, qu'on a espéré obtenir mille succès divers de son emploi. On a été disposé, entre autres, à lui prêter une action tænifuge que je lui refuse, absolument pour ma part, car, sur huit essais venus à ma connaissance, l'insuccès a été huit fois si complet, qu'il ne saurait rester aucun doute à ce sujet.

On a parlé aussi de l'essence d'eucalyptus, de l'eucalyptol, etc., et, je crois que la ressemblance de ces corps, avec la térébenthine et autres résines, permettent de penser que leur action tænifuge est analogue, seulement, il s'agit de savoir si l'emploi de cette essence n'a pas, sur l'organisme, une influence qui, par ailleurs, serait de nature à la contre-indiquer.

Dans ces conditions, le mieux est, je crois, de rayer résolûment l'eucalyptus de la liste des tænifuges, puisque la térébenthine pourra lui être substituée sans aucun inconvénient.

MERCURIAUX

Les mercuriaux, et, en particulier le calomel, ont été préconisés comme tænifuge. Consolin (*Journ. de méd.*, 1764, t. xx, p. 445) dit avoir obtenu l'expulsion d'un tænia, qui, depuis deux ans, provoquait des attaques épileptiformes, en donnant un gramme de calomel chaque matin, pendant dix jours.

Ce calomel fait partie des remèdes de Closs, de Rathier et de Desault.

Méthode de Desault. — Desault conseillait de faire, pour chasser le tænia, la médication suivante. Le premier jour, un gramme de calomel, par la bouche; le second jour, une friction sur l'abdomen, avec de l'onguent mercuriel; le troisième jour, un gramme de calomel, par la bouche; le quatrième jour, une friction mercurielle, ainsi de suite, jusqu'à l'expulsion du parasite.

Le calomel a été employé dans deux conditions bien différentes; en effet, tantôt il a été donné seul, agissant, dans ce cas, comme unique moyen de l'expulsion; tantôt, il a été adjoint à d'autres substances, qu'on a considérées alors comme plus puissamment tænifuges, et il était ensuite réduit au rôle secondaire d'adjuvant.

Comme moyen unique de traitement, j'ai noté sept essais dans les feuilles de clinique des hôpitaux de la Marine, et, sept fois, l'insuccès a été constant. Quant à ce qui est de l'action du calomel, associé à un autre tænifuge, elle ne peut être, on le comprend, que celle d'un purgatif, car, si l'effet parasiticide ne s'est pas manifesté, lorsque le protochlorure a été employé seul, il serait puéril de penser que, réduit à l'état d'adjuvant, le médicament a une action qu'il n'avait pas, à l'état de moyen principal.

En conséquence, j'estime que le calomel ne doit pas être considéré comme tænifuge; à proprement parler, il n'est qu'un purgatif, qui peut être adjoint, parfois, au tænifuge réel. A ce titre, son rôle est tellement secondaire, qu'il ne saurait entrer dans la thérapeutique du tænia que sur un pied d'égalité avec les divers purgatifs employés : jalap, scammonée, infusion de séné, eau-de-vie allemande, huile de ricin, etc., etc.

MURIER

L'écorce du mûrier, arbre de la famille des Morées, très connu dans toute la France et particulièrement dans les provinces du Midi, où ses feuilles servent à nourrir les vers à soie, a été considérée, depuis l'antiquité, comme tænifuge. Voici, d'ailleurs, ce qu'en disait Pline, le naturaliste : « Le suc des mûriers d'Italie a aussi de très grandes propriétés ; pris dans du vin, c'est un puissant antidote contre l'aconit et la piqûre des araignées ; il lâche le ventre, évacue les phlegmes, et fait mourir toutes les espèces de vers qui s'engendrent dans l'intestin ; l'écorce de l'arbre, réduite en poudre, produit aussi les mêmes effets. » (PLINE, Nat., liv. XXIII, p. 125.)

Dioscoride, de son côté, croyait à cette action tænifuge, ce qui fait que, de siècle en siècle, le mûrier a été porté sur les listes des médicaments réputés capables de débarrasser l'intestin du parasite. De nos jours encore, il y figure à côté de vingt autres substances, depuis l'écorce du grenadier jusqu'au cousso.

Tantôt c'est le mûrier blanc qui est préconisé, tantôt c'est le noir ; et la dose à laquelle on doit l'employer est même fixée d'une manière assez précise par certains auteurs, pour qu'on puisse penser que son action est relativement efficace.

Pour me faire, par l'expérience, une opinion sur sa valeur, je me suis mis dans des conditions tout à fait semblables à celles de mes essais sur la pelletiérine, sur l'écorce de grenadier, sur la fougère, sur la graine de courge, etc., etc. Le médicament était préparé sous la surveillance du Dr Porte, pharmacien de première classe de la Marine, dont j'ai parlé dans mes précédents mémoires sur la thérapeutique du tænia ; l'administration a été faite, soit par moi, soit par mon chef de clinique, et, le régime lacté préalable, le purgatif huileux, drastique ou salin, ont été mis en œuvre. Nous avons, en un mot, je le répète, opéré absolument comme lorsque j'ai essayé les autres tænifuges.

Dans douze expériences, allant depuis seize grammes d'écorce fraîche, provenant d'un arbre jeune et vigoureux, jusqu'à trois cents grammes, nous n'avons pas vu se produire, une seule fois, la moindre action utile; bien plus, le liquide obtenu par l'infusion ou la macération de cette énorme dose de trois cents grammes d'écorce de mûrier, n'a engendré absolument aucun effet physiologique appréciable.

Je me crois donc autorisé à conclure, d'après ces essais, que l'écorce de mûrier blanc ou noir, des environs de Toulon, n'a aucune action tænifuge; et, comme le mûrier vit, en Provence, aussi bien et aussi facilement que dans sa contrée d'origine, il est bien probable que, dans aucun pays, cette écorce n'a une propriété anthelmintique plus efficace.

On ajoute si volontiers, chaque jour, à l'inventaire déjà très chargé de la matière médicale, de nouveaux remèdes, quand ils ont une action thérapeutique quelque peu efficace, qu'il est juste d'en retrancher un, de temps en temps, lorsque son inutilité est bien constatée, disais-je, il y a quelques années, dans le *Bulletin général de thérapeutique*. Or, il me semble que j'ai essayé l'écorce de mûrier assez complètement, et dans des conditions assez variées, pour être autorisé à croire fermement à son inefficacité absolue et pouvoir demander que cette écorce soit rayée, sans hésitation, de la liste des tænifuges.

NOIX D'AREC

Barclay de Leicester a conseillé la noix d'arec, fruit du palmier *arcea catechu*, à la dose de quatre à huit grammes, comme tænifuge. L'expulsion se ferait, d'après lui, quatre ou cinq heures après l'ingestion. Je n'ai pas eu occasion de vérifier cette action de la noix d'arec, qui me trouve, à priori, quelque peu incrédule.

NOIX VOMIQUE

On a conseillé la teinture de noix vomique pour chasser le tænia ; le Dr Masse a dit avoir obtenu l'expulsion d'un de ces parasites après avoir donné, pendant quatre jours, douze gouttes de teinture de noix vomique. L'efficacité de la noix vomique, contre le tænia, ne me semble pas devoir être bien grande, car, j'ai vu cent fois des porteurs du tænia ingérer les gouttes amères de Baumé, sans expulser la moindre parcelle de ver, et, d'autre part, les dangers qui peuvent résulter de l'emploi de la noix vomique sont de nature à me faire rayer ce médicament de la liste, trop longue déjà, des tænifuges.

PEPSINE

Bouchut a proposé de donner de la pepsine amylacée, à la dose de cinq, huit et, même, vingt grammes, dans cent grammes d'eau alcoolisée, pour guérir les individus du tænia. Il a pensé pouvoir faire digérer, ainsi, le ver par l'introduction dans le tube digestif, d'une surabondánce de liquide propre à désagréger les substances albuminoïdes qu'il contient dans sa capacité.

A priori, je ne puis penser que l'on puisse débarrasser, par ce moyen, un individu du tænia, car, il faudrait, je crois, que ce tænia fût malade déjà, puisque, normalement, il a été créé pour se trouver au contact du chyme-intestinal, contenant plus ou moins de pepsine. Aussi, c'est à titre de curiosité, seulement, que j'ai rapporté cette médication.

QUININE

Enfin, clôturons cette longue liste d'agents auxquels on a attribué suivánt les temps et les pays, le pouvoir de chasser le tænia, en parlant de la quinine. Nombre de médecins ont prêté au sulfate de quinine, ou bien au per-manganate de quinine, ou, enfin, au quinquina lui-même, en nature, une action tænifuge.

Je ne crains pas, pour ma part, d'affirmer que ce quinquina, soit sous forme d'écorce, d'extrait ou de quinine, n'a pour l'expulsion des parasites dont nous nous occupons, qu'une action tout à fait imaginaire. Il suffit, d'ailleurs, d'avoir pratiqué quelques semaines, au Sénégal ou en Cochinchine, où la fièvre, comme le tænia, sont d'une fréquence extrême, pour avoir une conviction parfaitement arrêtée sur l'inefficacité absolue du sulfate de quinine et des autres sels, ou préparations du quinquina, contre le tænia.

VINGT-SEPTIÈME LEÇON

APPRÉCIATION COMPARATIVE

DES DIVERS TÆNIFUGES

On n'a pas été sans trouver, je suis certain, que la liste des tænifuges, que je viens de fournir, est très longue; et, cependant, je dois dire que j'en ai éliminé un grand nombre qui m'ont paru ne pas mériter d'y figurer. Si je n'avais pas pris cette détermination, un volume, à peine, aurait suffi à l'enregistrement de toutes les substances qui ont été considérées comme capables d'expulser le tænia.

J'ai pensé qu'au lieu de chercher à grossir cette liste, il valait beaucoup mieux m'occuper de déterminer la valeur relative des divers moyens dont j'ai parlé précédemment. C'est un travail infiniment plus utile, à mon avis, car, désormais, le souci du médecin ne devra pas être de trouver un nouveau tænifuge, mais bien de déterminer celui, ou ceux, qui doivent avoir la préférence dans la thérapeutique courante.

Pour éviter des redites, et des obscurités dans ce travail d'appréciation comparative des divers tænifuges, je vais suivre le tableau que j'ai fourni précédemment; en disant un mot de chacune des sept catégories que nous avons étudiées. Je ferai ainsi, tout naturellement, les éliminations qui sont nécessaires aujourd'hui.

Parmi les tænifuges de la première catégorie, nous avons vu, on s'en souvient : le grenadier, la fougère, le cousso, la graine de courge et le kamala. Ils sont tous à conserver dans la thérapeutique, bien que, comme nous le verrons tantôt, certains méritent une préférence très marquée sur d'autres.

Parmi les tænifuges de la deuxième catégorie, nous ne retiendrons que la térébenthine. Nous ne considérerons l'huile de ricin que comme une substance purgative susceptible d'aider à l'expulsion, mais incapable de produire cette expulsion à elle seule. Quant aux huiles grasses d'olives ou de noix, à celle de cajeput, au camphre, à l'ail, à l'essence de semen-contra, de tanaisie, à l'huile animale de Dippel, au pétrole et à l'acide phénique, nous sommes d'avis de les laisser tomber dans l'oubli absolu, pour ce qui est de la thérapeutique du tænia.

Parmi les tænifuges de la troisième catégorie, retenons seulement l'étain et le charbon végétal, répétant, pour les purgatifs, ce que nous avons dit déjà à propos de l'huile de ricin, c'est-à-dire : bons comme adjuvants, lorsqu'ils ne sont pas trop irritants, mais, insuffisants comme tænifuges proprement dits.

Nous laisserons de côté tous les agents de la quatrième catégorie, c'est-à-dire : l'eau froide, les sulfites, le sel marin, l'eau de mer, etc., etc., à cause de leur impuissance.

Parmi les agents de la cinquième catégorie, nous ne retiendrons que l'éther.

Les agents de la sixième catégorie nous paraissent destinés à tomber dans l'oubli parce qu'ils sont remplacés avantageusement par le cousso, dont l'emploi en Europe, sera, même, si je ne me trompe, singulièrement restreint dans l'avenir.

Enfin, j'élimine, d'un coup, tous les agents de la septième catégorie, bien persuadé que je n'amoindris pas beaucoup, ainsi, le champ de la thérapeutique réellement efficace du tænia.

En résumé, il ne nous reste donc que les substances

suivantes qui méritent de nous arrêter un instant, quand nous parlons de l'action tænifuge réelle :

> 1º Grenadier.
> 2º Fougère.
> 3º Cousso.
> 4º Courge.
> 5º Kamala.
> 6º Térébenthine.
> 7º Etain.
> 8º Charbon végétal.
> 9º Ether.

Et, encore, nous allons voir qu'elles ne méritent pas toutes une égale sympathie, parce qu'elles n'ont pas une égale efficacité.

Les diverses substances que je viens de retenir sous ces neuf numéros se partagent, tout naturellement, en deux sections : la première, qui comprend le grenadier, la fougère, le cousso, la courge et le kamala, me paraissent mériter le nom de : tænifuges de premier ordre, ou par action rapide ; la seconde, composée de : la térébenthine, de l'éther, de l'étain et du charbon végétal, seront appelés, si on veut, tænifuges de second ordre, ou par action lente. Je vais expliquer comment je justifie ce groupement :

Lorsqu'on emploie un des tænifuges du premier ordre, on peut espérer voir sortir le ver tout entier, en une seule fois, et sous l'influence d'une seule dose de médicament. Lorsqu'on emploie les tænifuges de second ordre, il faut être prévenu que ce n'est que par son action prolongée et répétée plusieurs fois, en peu de jours, qu'on peut espérer de voir expulser le tænia.

Et ne manquons pas d'ajouter que l'efficacité des agents du premier ordre est infiniment plus certaine, en même temps qu'elle est plus rapide, car, les agents du second ordre, sont, non-seulement plus lents à agir, réclament une médication plus longue et plus compliquée, mais, encore, réussissent infiniment moins souvent, et d'une manière infiniment plus incertaine.

Aussi, à mon avis, l'expulsion du tænia doit être tentée,

dans l'immense majorité des cas, à l'aide des tænifuges du premier ordre ; ceux du second ordre ne doivent être employés que tout à fait exceptionnellement.

Quels sont les cas exceptionnels qui indiquent l'emploi des tænifuges du second ordre ? C'est, je crois : 1° lorsque aucun du premier ne peut être mis en œuvre, chose rare ; car, si le grenadier provoque des phénomènes réactionnels chez certains sujets, la fougère, la graine de courge ou le kamala, peuvent lui être substitués souvent ;

2° Lorsque, pour certaines raisons, comme la grossesse, il est indiqué de ne pas agir trop vigoureusement sur le tube intestinal ; et, dans ce cas, n'oublions pas de dire que l'éther et la térébenthine doivent être laissés de côté ;

3° Les tænifuges du second ordre sont indiqués lorsque ceux du premier ont été impuissants. Nous devons ajouter que, trop souvent, alors, ce n'est qu'après plusieurs tentatives que le succès sera obtenu par leur secours. Bien plus, ce succès se présentera d'une manière si capricieuse, qu'on me passe le mot, qu'il faudra considérer la guérison comme un résultat possible, mais rare.

Ai-je besoin de rappeler comment agissent les tænifuges du second ordre ? C'est :

Soit en infectant le milieu dans lequel vit l'animal, c'est-à-dire l'intestin, de telle sorte que son existence y devient impossible (térébenthine, éther), et qu'il est obligé ou de s'en aller, ou de mourir ;

Soit en exerçant une agression mécanique sur son corps, et en le blessant de telle sorte que les sucs digestifs ne sont plus arrêtés par la résistance que la cuticule du ver oppose perpétuellement aux agents extérieurs, dans l'état physiologique de son existence.

Ce que nous avons dit précédemment a montré que cet effet mécanique, ou chimique, a pu être obtenu dans maintes circonstances ; mais, nous comprenons aussi combien il y a d'aléa dans cette éventualité ; en effet, d'une part, il ne faut pas oublier que l'influence, qu'on désire exercer sur le ver, s'exerce aussi sur l'intestin ; d'autre part, qu'en sa qualité de bête vivante, le tænia peut se soustraire, assez souvent, aux actions dirigées contre lui, pour que l'action des tænifuges du second ordre doive être considérée comme très aléatoire.

On le voit, nous sommes amenés à considérer les tænifuges du premier ordre comme les agents auxquels on doit, dans l'immense majorité des cas, recourir, à l'exclusion des autres.

Voyons, parmi les tænifuges de cette catégorie, ceux qui nous paraissent mériter une préférence marquée sur les autres. Or, si on se souvient de ce que nous avons dit, à diverses reprises, les tænifuges agissent en vertu d'un principe actif qui peut se trouver en quantité variable dans le médicament. A ce titre, le grenadier a, tout d'abord, une prééminence très marquée sur les autres, aujourd'hui que son principe actif : la pelletiérine, a été isolé. Ce n'est, je crois, que lorsque le principe actif de la graine de courge, du cousso, de la fougère mâle, du kamala, auront été isolés d'une manière semblable, que ces derniers agents pourront se présenter, toutes choses égales, d'ailleurs, sur le même rang que le grenadier.

Donc, et je ne saurais trop insister sur ce point : il est urgent que les travailleurs se mettent à l'œuvre sans retard pour rechercher le principe de ces divers corps. On ne peut plus, aujourd'hui, se contenter, dans la thérapeutique des tænias, des approximations qui paraissaient suffisantes, précédemment; il est absolument nécessaire d'avoir, maintenant que nous possédons la pelletiérine, c'est-à-dire, un principe défini, dont l'action, sur l'organisme, est toujours la même, d'avoir, dis-je, des substances analogues pour la graine de courge, la fougère, le cousso et le kamala.

D'autre part, il est une question qui doit tenir aussi sa place dans la discussion actuelle, c'est celle de la provenance des tænifuges. On comprend que, toutes choses égales d'ailleurs, ceux qui sont indigènes, sont plus faciles à avoir sous la main, dans de bonnes conditions de pureté et de conservation, que les exotiques. Par conséquent, le cousso et le kamala, qui viennent des pays lointains (Abyssinie, Indo-Chine), présentent une infériorité réelle, vis-à-vis des trois autres : grenadier, graine de courge et fougère.

Sans doute, cette question d'extranéité d'une substance

n'est pas absolue. On comprend facilement qu'elle peut être tournée si cette substance est facile à trouver dans les lieux de production, et si son prix de revient en Europe est peu élevé; mais, néanmoins, l'esprit sent, qu'à priori, il semble naturel que les tænifuges indigènes, sont dans de meilleures conditions que les exotiques, toutes choses égales, d'ailleurs, pour être employés en Europe.

Par ces diverses éliminations, nous arrivons à restreindre très notablement le nombre des tænifuges, auxquels on doit recourir en temps ordinaire, puisque nous n'avons plus en présence, que le grenadier, la graine de courge et la fougère.

Cette dernière se présente avec une certaine infériorité relativement aux autres, pour la raison que, comme je l'ai démontré, elle a plus ou moins d'activité, suivant qu'elle provient de telle ou telle contrée.

On pourra, il est vrai, y suppléer dans une certaine limite, en employant celle qui provient d'une région comme les Vosges, de préférence à celle qu'on aura tirée des Cévennes, de Bretagne, ou de Normandie. Mais on comprend, néanmoins, combien est grande cette cause d'infériorité, et combien il est utile que le principe réellement actif de la fougère soit isolé, pour qu'elle puisse aller de pair avec le grenadier.

Quant à la graine de courge, la même nécessité d'en isoler le principe actif d'une manière plus claire et plus positive qu'on ne l'a fait jusqu'ici, s'impose d'une manière aussi pressante, plus pressante même encore. Car comme cette graine de courge est infiniment plus facile à ingérer que le grenadier en nature; et d'autre part, que son action physiologique sur le porteur du tænia est infiniment moins désagréable que celle du grenadier en nature, ou de la pelletiérine, on est logiquement porté à penser que, le jour où le principe actif de la graine de courge sera isolé, il deviendra peut-être le premier des tænifuges. Qui sait s'il ne sera pas quelque jour considéré comme préférable au principe actif du grenadier ?

Mais, malgré les travaux de Heckel, ce principe actif a besoin d'être encore étudié; et jusqu'à ce qu'il ait été déterminé clairement, le grenadier restera le premier des tænifuges, parce qu'on a isolé son principe actif, et qu'on peut apporter dans son emploi, une précision de posologie qui manque pour les autres.

La conclusion est donc, en dernière analyse : que le principe actif du grenadier, c'est-à-dire la pelletiérine, est aujourd'hui le médicament qui se présente à l'esprit, lorsqu'on est en présence d'un cas de tænia à expulser.

Ce n'est que dans trois cas : 1º susceptibilité nerveuse excessive vis-à-vis du médicament ; 2º état de grossesse chez une femme très impressionnable ; 3º présence du tænia chez un tout jeune enfant, que le praticien peut hésiter à recourir à ce principe actif du grenadier ; et que, soit la graine de courge, soit la fougère, peuvent avoir la prééminence sur lui.

Quoique je me sois occupé de cette question précédemment, disons encore un mot de ces trois cas avant d'en finir, sur la question de la valeur comparative des tænifuges qu'on peut employer, suivant les diverses occurences de la pratique.

1er CAS : *Susceptibilité nerveuse.* — Ainsi que je l'ai dit, j'ai vu dans certains cas rares, il est vrai, chez des femmes en particulier, la pelletiérine provoquer des vertiges, des nausées et des vomissements tellement constants, que je me suis demandé si, dans ces occurences, il ne vaudrait pas mieux recourir à un autre tænifuge. Chez une dame, entre autres dont j'ai parlé, je m'attachai à éviter ce rejet du médicament, par tous les moyens possibles, et je fus obligé de recommencer six fois la médication, sans jamais avoir pu éviter ces vomissements, quelque soin que j'y prisse. Il est vrai que la sixième fois la guérison fut obtenue, mais ce fut, je crois, un fait du hasard, car les vomissements s'étaient produits d'une manière absolument semblable aux précédents essais d'expulsion.

Néanmoins, on comprend qu'après la troisième tentative, il eût été rationnel de recourir à un autre tænifuge : graine de courge ou fougère, plutôt que de s'obstiner à employer la pelletiérine.

2me CAS : *État de grossesse.* — Ce que je viens de dire touchant l'aptitude au vomissement de certains sujets, quand ils ingèrent la pelletiérine, fait qu'on doit de préférence employer, dans les cas de grossesse, un tænifuge moins susceptible de provoquer les spasmes de la rejection stomacale, si la femme grosse, qu'on a à traiter, présente une tendance aux vomissements. Par conséquent, le médecin qui se trouvera en pareille occurence, devra être très circonspect et ne recourir à la pelletiérine qu'après avoir bien pesé toutes les raisons qui peuvent venir à l'esprit, pour ou contre son emploi.

3ᵐᵉ CAS : *Jeune âge du porteur du tænia.* — On a vu que la pelletiérine n'a pas encore été essayée suffisamment chez les très jeunes enfants, pour qu'on soit autorisé à l'employer sans hésitation. Il est à désirer que les médecins des hôpitaux d'enfants, fassent les expériences nécessaires pour fixer les idées sur les indications et les contre-indications de cette pelletiérine, chez eux. Jusque-là, la graine de courge se présentera à l'esprit comme devant avoir dans la médecine infantile, la préférence pour la double raison qu'en l'additionnant de sucre ou de miel, son ingestion est facile, et que les phénomènes réactionnels sont nuls, alors que ceux de la pelletiérine peuvent être inquiétants.

VINGT-HUITIÈME LEÇON

DU MODUS FACIENDI DANS L'EMPLOI DES TÆNIFUGES

PROPHYLAXIE DES TÆNIAS

MODUS FACIENDI

Il ne suffit pas d'avoir énuméré, avec un plus ou moins grand soin, les nombreux tænifuges que possède la matière médicale contemporaine, et même d'avoir déterminé quels sont ceux d'entre eux, qu'on doit employer de préférence. Si on veut que ceux qui suivront les conseils, que l'on donne à ce sujet, réussissent, il faut encore déterminer, avec précision, le modus faciendi de l'emploi du tænifuge, qui doit être employé.

Il n'est pas de médecin, en effet, qui ne se soit heurté à des échecs nombreux, dans sa pratique ; et ces échecs sont plus ou moins fréquents, suivant qu'on a procédé de telle ou telle manière, toutes choses égales d'ailleurs. Ainsi par exemple, étant donné un tænifuge, prenons celui qui, pour le moment, paraît être le meilleur, c'est-à-dire le principe actif du grenadier. Eh ! bien, tel médecin réussira avec elle, sept fois sur dix, tel autre enregistrera à peine trois succès sur un pareil nombre. Cet écart dépend uniquement de la manière dont chacun d'eux s'y sera pris.

C'est comme le dit très bien le docteur Bourdier (*Journ. de Gubler*, 1875, p. 782), dans le traitement du tænia, il faut compter avec trois facteurs: 1º l'histoire naturelle du tænia ; 2º la physiologie de l'intestin ; 3º enfin le mode d'action des médicaments employés.

« Le médecin, en pareil cas, devient, dit-il, un véritable chasseur, et, comme tel, il doit connaître les habitudes de l'animal chassé, savoir attendre, observer, agir à point nommé, déployer, en un mot, une véritable tactique. Mais bien différent du chasseur ordinaire, il doit tenir avant tout, à ne pas détériorer le repaire de sa proie, et c'est là ce qu'on est tenté de croire qu'on oubliait un peu autrefois, quand on parcourt la liste des drogues de toutes sortes, avec lesquelles on parvenait à tout prix à détruire le tænia, sans se soucier de l'intestin du malade. On se demande, en effet, dans quel état se trouvait l'intestin, lorsque pour être débarrassé du tænia, il est vrai, il avait été soumis pendant huit ou dix jours au semen-contra, au jalap, etc., etc., pendant huit ou dix autres jours, à l'huile de Chabert (mélange d'huile de Dippel et de térébenthine), pendant autant de temps encore, au jalap, au séné, à l'aloès, au sulfate de potasse, et enfin, pendant dix autres jours, à une nouvelle *saison* d'huile de Chabert.

« Nous sommes aujourd'hui plus simples, et si nous n'employons plus le hareng, le jambon cru, l'oignon, l'huile, le sucre et les douze drogues qui entraient dans les pilules de Schmidt, bien que quelques-unes de ces précautions soient encore recommandées par Niemeyer, si nous ne choisissons plus comme on croyait devoir le faire autrefois, la belle saison, si nous ne préparons plus nos malades par l'abstinence prolongée, ou par l'usage du poisson salé (méthode de Closs), si nous leur épargnons les lavements réitérés de lait, de sucre, les purgatifs répétés coup sur coup, pendant plusieurs jours, nous n'en réussissons pas moins bien, et à moins de frais. » (BOURDIER, *journal de Gubler*, 1876, p. 783.)

M. Laboulbène, qui s'est occupé, avec tant de succès et d'autorité, de cette question du traitement du tænia, a cherché à indiquer le modus faciendi le plus efficace, pour l'expulsion; il a si bien fait ressortir l'importance qu'il y a dans cette partie du traitement, que je conseille vivement à ceux qui veulent acquérir une habileté favorable au succès, de lire et de commenter ses recommandations.

Je vais à mon tour formuler, très en détail, toutes les indications qui me paraissent utiles dans cette question de l'expulsion du tænia. La chose me paraît si importante, que je n'hésite pas à y revenir, quoique je m'en sois déjà occupé assez longuement, en parlant de la pelletiérine. Si mon exposition paraît trop étendue, on me le pardonnera en songeant à la nécessité qu'il y a, de bien mettre en lumière les préceptes qu'il faut avoir bien présents à la mémoire, pour expulser les tænias.

Tout d'abord, je dirai qu'il ne faut entreprendre le traitement du tænia, que lorsque le diagnostic est parfaitement bien établi. Or, ce diagnostic n'est bien solide, que lorsque le malade a montré au médecin des cucurbitins qu'il vient de rendre.

Ai-je besoin de dire, que dans les prisons, dans les casernes, on a vu des individus acheter des cucurbitins à un voisin, pour faire croire qu'ils étaient atteints du tænia, et obtenir ainsi une exemption de service? Mais dans les familles, même les plus honorables, il y a parfois des simulations à ce sujet. Bien plus, il faut se souvenir que la préoccupation qui fait naître la crainte du tænia chez quelques personnes, est telle, que souvent on voit des individus être poursuivis de l'idée qu'ils sont atteints du parasite, et solliciter avec insistance le médecin, pour qu'il leur administre un tænifuge.

Le moment le plus propice pour tenter l'expulsion du tænia, c'est lorsqu'il a acquis son entier développement. Ce moment est indiqué pour le tænia inerme, lorsque des cucurbitins se détachent spontanément. Pour le tænia armé, ou le bothriocéphale, cette expulsion spontanée de cucurbitins se fait moins souvent, et on peut arriver alors à déterminer le moment opportun, en songeant que le parasite met de trois à quatre mois, pour prendre le développement favorable à la réussite du traitement, soit lorsqu'il s'est produit pour la première fois, soit lorsqu'une précédente tentative d'expulsion a échoué.

Le diagnostic étant établi, disons que le traitement est le même, qu'il s'agisse du tænia armé, de l'inerme ou du bothriocéphale. Tout ce qui a été écrit jadis, touchant la facilité plus ou moins grande d'expulsion de telle ou telle variété de ver, a peu d'importance en réalité; il suffit de donner une dose de bon tænifuge, relativement forte, pour avoir, de ce chef, toutes les chances de son côté.

En revanche, il faut bien se pénétrer de ce fait, que le tænia est beaucoup plus difficile à expulser, quand on a essayé déjà plus ou moins souvent, d'une manière infructueuse, de le chasser. On dirait que les dangers qu'il a courus, lui ont donné une expérience qui fait qu'il déjoue plus habilement les nouvelles agressions, désormais. Cependant, hâtons-nous de dire que dans ce cas, en redoublant de précaution, on peut généralement parvenir à avoir raison de lui.

Un détail important est de savoir si le porteur du tænia, est ou non facile à purger. Tel individu a d'abondantes selles, avec vingt grammes de sulfate de soude seulement; tel autre a besoin de quarante-cinq grammes, pour être purgé. L'huile de ricin, purge bien celui-ci, et fait vomir seulement celui-là. Bref, il est utile de savoir comment on pourra provoquer des selles nombreuses et rapides, au moment voulu, pour avoir toutes les bonnes chances de son côté. Au besoin, il sera bon d'appuyer un peu sur les doses, pour ce qui est du purgatif.

Faut-il préparer le malade d'assez longue main, comme le faisaient quelques-uns de nos devanciers, en donnant une alimentation spéciale et en purgeant, à une ou plusieurs reprises, le sujet? Je suis d'avis qu'une préparation de douze heures, ou de vingt-quatre heures, suffit. Quant au purgatif préalable, c'est une mesure au moins inutile, sinon mauvaise, pour la raison qu'elle peut faire casser le ver, et, par conséquent, rendre l'expulsion de la tête plus difficile dans les jours qui suivent; car, on sait que, lorsque le tænia est réduit à de petites dimensions, il échappe plus facilement à l'action du tænifuge.

La veille du jour où l'on tentera d'expulser le ver, et pas avant, le sujet sera préparé. Un bon moyen de préparation est de le soumettre au régime lacté : lait pur, lait et pain, riz au lait, flan d'œufs, crèmes; tout autre aliment animal ou végétal : viandes, légumes frais ou secs, sera laissé de côté. Il semble que le ver soit plus accessible à l'action du tænifuge, lorsqu'il vient de se trouver au contact d'un chyme abondamment formé de laitage.

Le jour où l'expulsion est tentée, le sujet reste couché pendant l'action du tænifuge, pour éviter les nausées et les vomissements qui peuvent se produire, suivant le médicament dont il fait usage.

Le tænifuge, les purgatifs, un lavement purgatif, de l'eau tiède pour faire des lavements émollients, un vase de nuit aux trois quarts plein d'eau tiède, une décoction de cent grammes d'écorce de grenadier dans deux cent cinquante grammes d'eau, et devant servir pour un lavement tænifuge si c'est nécessaire, seront préparés à l'avance, à portée du malade.

Qu'on emploie le grenadier en nature, ou sous forme de pelletiérine, la graine de courge, la fougère, ou tel autre tænifuge, il faut bien se pénétrer des indications à suivre pour réussir à expulser le ver. Comme le fait très bien ressortir M. Laboulbène, on cherche à engourdir le ver, et, comme au moment où il est dans cet état, il n'est pas fixé fortement contre la paroi de l'intestin par ses ventouses ou ses crochets, on cherche à l'expulser en bloc, comme une masse inerte.

Je n'ai pas à revenir sur le choix du tænifuge, ce que j'ai dit précédemment nous montre que, le plus souvent, dans l'état actuel de la thérapeutique, c'est la pelletiérine, la graine de courge, ou la fougère qu'on emploie.

La question du purgatif a une très notable importance, on le comprend, d'après ce que nous avons dit de l'engourdissement préalable du ver et de son entraînement mécanique au dehors. Par conséquent, il faut donner un purgatif suffisamment énergique, plutôt trop puissant que trop faible, tout en restant dans la limite de la prudence.

Donné trop tôt, le purgatif court le risque de balayer l'intestin avant que le ver ne soit étourdi, c'est-à-dire, lui permet de se fixer plus énergiquement contre la paroi intestinale. Donné trop tard, ce purgatif n'agit que lorsque le ver a repris sa force et sa sûreté de fixation. Donc, on le voit, agir énergiquement et juste au moment voulu, telle est l'indication très importante à remplir.

Très fréquemment, je fais prendre, une demi-heure ou une heure avant l'ingestion du tænifuge, une infusion de dix à quinze grammes de feuilles de séné, dans cent grammes d'eau édulcorée, avec trente grammes de sirop d'écorce d'oranges amères. Ce purgatif agit, on le sait, sur les fibres lisses de l'intestin, et mon but est de combattre, ainsi, la tendance à la parésie intestinale que produit, physiologiquement, la pelletiérine.

On pourrait m'objecter, je le sais, qu'en provoquant, ainsi, les mouvements de l'intestin avant l'ingestion du tænifuge, je sollicite le ver à redoubler d'efforts pour se cramponner contre la paroi muqueuse; mais, il est probable qu'en donnant le séné une demi-heure, seulement, avant l'ingestion de la pelletiérine, les mouvements de l'intestin n'ont pas encore eu le temps d'être bien énergiques, quand le tænifuge arrive au contact du ver.

D'ailleurs, pour juger la question d'opportunité ou d'inconvénient de l'ingestion préalable du séné, par l'expérience, j'ai donné, à diverses reprises, à des séries de dix malades, soit le séné avant la pelletiérine, soit la pelletiérine sans le séné, et je n'ai constaté aucune différence sensible dans le résultat.

Aussi, suis-je arrivé à considérer la question de cette ingestion préalable du séné, comme peu importante. Par conséquent, je laisse, au choix de ceux qui auront des tænias à expulser, le soin de décider s'ils veulent, ou non, employer l'ingestion préalable de l'infusion de séné. Je me bornerai à leur dire que, pour ma part, je recours très fréquemment à cette pratique; mais, je trouve, qu'on peut, à la rigueur, s'en exempter sans inconvénient.

On a conseillé de faire avaler, au porteur du tænia, une potion éthérée, soit douze heures, soit deux heures, soit une heure ou une demi-heure, même, avant l'ingestion du tænifuge. Je crois que l'action de l'éther est assez rapide pour qu'elle s'exerce en moins d'une demi-heure et qu'elle est assez fugace pour qu'elle soit épuisée deux heures après. Par conséquent, si on recourt à la potion éthérée, je suis d'avis de l'employer une demi-heure avant et je suis disposé à ne pas dépasser la dose de quatre grammes d'éther, ou le chiffre de six perles, dites de Clertan.

L'action de l'éther a été considérée comme utile, lorsqu'on emploie, soit la graine de courge, soit la fougère; je crois qu'elle n'est pas moins bonne lorsqu'on emploie la pelletiérine. Mais, je dois dire que j'ai voulu juger la question par des expériences faites sur des séries de dix malades et que je suis arrivé à ce résultat : que l'adjonction de l'éther n'augmentait, ni ne diminuait, le chiffre des succès; de sorte que je suis arrivé à négliger cette ingestion, parfois assez désagréable au malade. C'est seulement lorsqu'un essai antérieur d'expulsion a échoué, que j'ai espéré, en doublant la pelletiérine de l'action de l'éther, avoir plus de chances de réussir.

Le choix de la pelletiérine mérite de nous arrêter un instant. Il faut se méfier de certaines pelletiérines de provenance étrangère; j'ai eu l'occasion de constater que plusieurs d'entre elles sont inférieures et, même, sont sans action réelle.

Dans la Marine, on emploie la pelletiérine que fournit M. Tanret, qui, comme on le sait, a, le premier, isolé cette pelletiérine du grenadier. Cette pelletiérine se présente sous forme de trente centigrammes de tannate dissous dans vingt grammes de liquide sirupeux. C'est cette substance qui a servi à mes expériences et qui a été employée dans les divers hôpitaux maritimes, jusqu'ici. La pelletiérine n'est pas une préparation secrète, car, M. Tanret a publié, dans les *Bulletins de l'Académie des sciences* et dans le *Bulletin de thérapeutique*, les formules et les détails des opérations chimiques, à l'aide desquelles on l'isole de l'écorce de grenadier.

Dans tous les cas, comme dans ma position de médecin militaire, et dans les conditions où je tiens essentiellement à être placé, au point de vue scientifique, je veux être absolument correct : je me borne à spécifier que je n'entends parler que de la pelletiérine dont les formules figurent dans les archives de la science, c'est-à-dire, peut être préparée par tous les chimistes; et que j'écarte, avec le plus grand soin, tout ce qui pourrait se rattacher à la question dite : de *spécialité pharmaceutique.*

Dans mes expériences, j'ai adopté la manière suivante

pour l'ingestion de la pelletiérine : j'ai fait verser, dans un verre, le contenu du flacon, puis, j'ai fait remplir ce flacon d'eau pure et j'ai versé cette eau dans le verre. De cette manière, le tænifuge s'est présenté sous forme de quarante grammes de liquide et j'ai eu la certitude qu'aucune de ses parcelles n'était restée adhérente au flacon.

La moitié du contenu du verre est ingérée par le malade, pour commencer; puis, dix minutes, un quart d'heure ou une demi-heure après cette ingestion, suivant que le sujet supporte plus ou moins bien la pelletiérine, il en prend une seconde dose, qui est : la totalité, la moitié, le tiers ou le quart, suivant le cas, de ce qu'il reste de liquide. On continue ainsi de suite, jusqu'à complète ingestion. Il faut se souvenir que le but à atteindre est d'ingérer, le plus vite possible, le médicament, mais, à la condition expresse qu'il ne sera pas vomi. Par conséquent, le sujet restera couché, les yeux fermés, et se réglera sur ses sensations pour boire, plus ou moins vite, le médicament.

Une demi-heure, environ, après avoir avalé la totalité de la pelletiérine, un peu plus tôt, si c'est possible, c'est-à-dire, s'il n'y a pas de nausées, un peu plus tard s'il y a des craintes de vomissements, on administre le purgatif. Ce purgatif sera, ou bien de l'eau-de-vie allemande, à la dose de douze ou quinze grammes, ou bien de l'huile de ricin en émulsion ou en capsules, à la dose de trente, quarante ou cinquante grammes. Tel autre purgatif familier au malade pourra être employé, à la condition qu'il purge vite et assez vigoureusement.

Si on recourt à la fougère, un des meilleurs moyens est d'employer l'extrait éthéré contenu dans des capsules, comme dans la méthode dite Créquy-Limouzin. Ces capsules, en gélatine soluble, contiennent cinquante centigrammes d'extrait éthéré de rhizôme frais de fougère mâle des Vosges et cinq centigrammes de calomel à la vapeur. On en donne seize capsules pour un adulte; ce qui fait huit grammes d'extrait éthéré et quarante centigrammes de calomel; et on les prend le matin, à jeun, de cinq en cinq minutes, en les faisant passer à l'aide d'un peu d'eau pure ou sucrée.

Je n'ai pas besoin, j'espère, de répéter, à propos de la fougère, ce que j'ai dit, il y a un instant, à propos de la pelletiérine : que je ne veux préconiser que des substances dont la composition est bien connue dans la science, et que j'écarte, intentionnellement, tout ce qui touche aux spécialités pharmaceutiques. En effet, que le médicament porte telle ou telle marque de fabrique, peu m'importe, pourvu qu'il soit bon. Aussi, que la pelletiérine soit sous forme de poudre, d'électuaire, de granules ou de solution ; que la fougère soit sous forme de capsules, de pilules, ou d'extrait éthéré, à prendre en nature, ou dans une potion, la qualité seule, et non la provenance industrielle, me paraît devoir entrer en ligne de compte.

Trousseau conseillait de faire prendre, après la fougère, de cinq en cinq minutes, une perle d'éther, jusqu'à concurrence de six ou de dix. Je me suis expliqué déjà, au sujet de l'action de cet éther, que je crois très secondaire.

Si c'est la graine de courge qui est employée, on fait ingérer, en une seule fois, ou en deux fois, à dix minutes d'intervalle, la pâte de graine édulcorée, soit avec du sucre, soit avec du sirop, soit avec du miel, et on a eu soin d'aromatiser cette pâte avec quelques gouttes d'eau de menthe, ou d'eau de fleurs d'oranger. Quelques-uns ajoutent un peu d'eau-de-vie, de kirsch, de chartreuse ou d'anisette, pour faciliter l'ingestion. Une demi-heure après avoir ingéré la graine de courge, on absorbe le purgatif.

Je ne sache pas qu'on trouve dans le commerce, actuellement, la péporésine que Heckel a signalée comme le principe actif de la graine de courge. Au cas où elle s'y rencontrerait, on pourrait la faire ingérer, soit sous forme de pilules, ou d'électuaire, en donnant un purgatif ensuite, soit dissoute dans l'huile de ricin, comme le préconisait mon savant ami Heckel.

M. Laboulbène a tracé, dans le *Bulletin de thérapeutique*, les règles suivantes, qui sont, comme on va le voir, très rationnelles :

« Le malade prend le tænifuge en une ou plusieurs doses, suivant le cas, c'est-à-dire suivant la substance employée.

« Dès qu'il commence à sentir du malaise dans son abdomen, sensation d'un corps qui remue ou se pelotonne (ceci est une recommandation essentielle), on lui donne hardiment de l'huile de ricin, à la dose de quinze, trente, soixante, et jusqu'à quatre-vingt-dix ou cent grammes au besoin, pour obtenir des selles copieuses. ». (*Gaz. hôp.*, 1874, p. 123.)

Une fois le tænifuge et le purgatif ingérés, le malade reste couché, tenant les yeux fermés jusqu'à ce qu'il ait un besoin impérieux d'aller à la selle. Si ce besoin tarde plus d'une heure et demie ou deux heures, à se faire sentir, il faut, pour hâter l'action du purgatif, recourir à un lavement laxatif : séné, dix à quinze grammes; sulfate de soude, quarante grammes pour deux cent cinquante grammes de liquide.

Lorsque le malade veut aller à la selle, il se place sur le vase, à moitié plein d'eau tiède, dont j'ai parlé précédemment, de manière à ce que, si le ver ne sort qu'en partie, il soit soutenu par l'eau, et ait moins de tendance à se rompre. N'oublions pas de dire, que chaque fois que le malade voudra quitter le vase, il s'assurera que le ver ne pend pas à travers son anus, cas dans lequel il devrait rester sur le vase, de peur de casser le parasite; car, cette cassure entraînerait certainement l'insuccès de la tentative d'expulsion.

Dans beaucoup de circonstances, à la première ou à la seconde selle, le ver est expulsé en bloc, et comme un peloton, mais, malheureusement, il n'en est pas toujours ainsi. Nous devons donc examiner trois cas, qui peuvent se présenter :

1° *A.* — Le ver est tombé dans le vase, sans plus tenir à l'anus;

2° *B.* — Le ver est en partie dans le vase, en partie dans l'intestin, et pend à l'anus;

3° *C.* — Le ver n'est pas sorti du tout.

A. *Le ver est tombé dans le vase.* — On décantera, avec soin, le liquide qu'on remplacera par de l'eau claire, à une, deux ou trois reprises, de manière à bien laver le parasite, qu'on étendra ensuite sur une feuille de papier blanc, pour s'assurer si la tête a été expulsée. Ce fait de l'expulsion de la tête est très important ; la constatation de la présence de cette tête est toujours facile à faire, et si on ne retrouve pas cette tête d'une manière bien positive, on peut en inférer qu'elle n'est probablement pas sortie.

B. *Le ver est moitié dans le vase, moitié dans l'intestin.* — Il faut bien se souvenir que, si le ver se casse, la tentative d'expulsion est stérile, par conséquent le malade doit rester sur le vase, et, sous aucun prétexte, il ne doit tirer peu ou beaucoup, sur le tænia, pour tâcher de le faire sortir.

Jadis, on a proposé divers moyens mécaniques pour provoquer la sortie totale d'un ver qui apparaissait à l'anus ; les uns voulaient qu'on l'enroulât autour d'une carte, comme un écheveau de fil ; les autres parlaient de le lier avec un fil, sur lequel on exerçait des tractions. Franck parle même d'un cylindre de bois, dans lequel un médecin russe faisait passer le ver, et qui, en étant enfoncé dans l'anus, devait faciliter l'expulsion. On sait, aujourd'hui, qu'on ne parvient, ainsi, qu'à briser l'animal, sans aucune chance de succès.

Dans le cas de procidence du ver à l'anus, il faut faire préparer sans retard, s'il n'est déjà prêt, un lavement au sulfate de soude ou au grenadier ; et l'injecter avec la plus grande précaution, pour que l'introduction de la canule dans l'anus ne rompe pas le parasite. Si un premier lavement ne réussit pas, on recourt à un second. On pourrait aussi prendre un lavement avec cinq grammes d'éther pour cent grammes d'eau presque froide, dans le but d'étourdir le ver. Dans tous les cas, je le répète, il ne faut exercer aucune traction sur le parasite, car, on peut être certain, d'avance, que jamais on ne le fera sortir ainsi.

C. *Le ver n'est pas sorti.* — Il faut tâcher de provoquer de nouvelles selles, en très peu de temps, en prenant, soit des lavements purgatifs, soit des purgatifs salins, par la bouche, car, il faut bien se pénétrer de cet axiome : que lorsque la purgation tarde à s'effectuer, il y a de très grandes chances pour qu'on enregistre un insuccès.

Quand une première tentative d'expulsion du tænia a échoué, faut-il essayer, de suite, une seconde médication tænifuge, ou bien faut-il attendre plus ou moins longtemps avant de recommencer?

Nombre d'auteurs ont recommandé de revenir à la charge peu après la première tentative, quand on n'a pas réussi; nous avons vu, précédemment, que le codex prescrit de donner, jusqu'à trois fois, l'apozème de grenadier en neuf jours, pour chasser sûrement le tænia. Nous savons aussi que, dans plusieurs méthodes, il est expressément dit qu'il faut agir à diverses reprises, et à des intervalles rapprochés, quelques-unes d'entr'elles n'auraient jamais le moindre succès sans cela.

Néanmoins, je crois, pour ma part, au moins pour les cas où on a employé le grenadier en nature, la pelletiérine, la graine de courge, la fougère ou le cousso, qu'il ne faut pas recommencer de suite, après un premier échec. Précédemment, j'ai signalé la parésie intestinale, qui suit l'emploi de la pelletiérine, et j'ai dit qu'en donnant aussitôt une nouvelle dose de tænifuge, on allait, avec certitude, au devant d'un échec; je n'ai pas à y revenir.

Quant à ce qui est des méthodes où il est recommandé de recommencer, à peu de jours d'intervalle, la médication, j'ai assez dit qu'elles étaient défectueuses et impuissantes, trop souvent, pour pouvoir ajouter, en ce moment, qu'il vaut mieux les abandonner définitivement aujourd'hui, plutôt que de s'exposer à être obligé de fatiguer l'intestin par des agressions répétées.

D'après mon expérience, basée sur un grand nombre de faits, il faut attendre, au moins trois semaines, car on s'exposerait à faire une tentative inutile, surtout avec la pelletiérine et le grenadier, si on se hâtait trop. Je dirai même, qu'après avoir essayé, par tâtonnements, quel était le moment le plus favorable, je suis arrivé à ne recommencer la tentative que lorsque, de nouveau, des cucurbitins sont expulsés spontanément.

Mille raisons, on le comprend, font que cette manière de faire est la plus logique; on bénéficie ainsi, parfois, d'un résultat qui avait été bon, quoiqu'on eût cru qu'il était mauvais, parce qu'on n'avait pas trouvé la tête du ver la première fois ; car, plus d'une fois, assez fréquemment même, dois-je le dire, il arrive, avec la pelletiérine, que le ver soit tué, même alors qu'on n'a constaté que des évacuations insignifiantes d'anneaux le premier jour. D'ailleurs, comme le tænia ne provoque que des accidents minimes dans l'immense majorité des cas, il n'y a aucun péril en la demeure, lorsqu'on tarde à recommencer une expulsion qui n'avait pas réussi une première fois.

PROPHYLAXIE

Dans l'étude clinique, que nous faisons ici, des tænias de l'homme, nous ne pouvons entrer dans de longs détails au sujet de la prophylaxie, parce que cette prophylaxie est surtout du domaine de l'hygiène. Mais, néanmoins, de même que nous avons dit quelques mots de l'histoire naturelle et de la biologie de ces parasites, de même, il nous faut présenter des considérations sommaires touchant les moyens d'empêcher l'extension et la propagation des tænias dans les populations.

Ce que nous avons dit précédemment, touchant le cycle évolutif des tænias, a déjà fixé, certainement, les idées sur l'efficacité qu'auraient certaines mesures d'hygiène, touchant la propagation des cestoïdes. Ajoutons-y qu'il faut faire, tout d'abord, une recommandation qui a son importance sérieuse quand on parle, aux cliniciens, des moyens de diminuer la fréquence des tænias; c'est que : toutes les fois qu'on expulsera un de ces vers, qu'il soit armé, inerme ou bothriocéphale, il faudra le jeter aussitôt au feu, et non le jeter à l'eau, dans une fosse d'aisance, sur du fumier ou bien dans la terre : *le brûler*, et pas d'autre procédé de destruction, telle est la règle sage à suivre; car, si on agit autrement, on s'expose à préparer des centaines et des milliers de transmissions.

On m'objectera que c'est là un moyen d'une infime utilité, car, pour un tænia brûlé, il y en a mille qui sont conservés dans l'eau, les fosses d'aisance, le fumier, etc., etc.; je ne conteste pas la valeur de cette objection, mais, cependant, on ne saurait contester, non plus, l'utilité, quelque restreinte qu'elle soit, de ma recommandation.

Pour ce qui regarde le tænia armé, on a conseillé d'empêcher les porcs de manger les matières fécales humaines. L'application de cette mesure, qui a d'ailleurs coïncidé avec une meilleure disposition des porcheries, au point de vue de l'hygiène des animaux, a fait diminuer la ladrerie du porc. Or, on sait qu'aussitôt on a vu diminuer la fréquence du tænia armé, chez l'homme, dans des proportions très remarquables. C'est au point que certains pays, qui étaient infestés précédemment par le tænia, sont devenus au contraire très remarquables, au point de vue de la rareté du parasite.

En outre, l'établissement d'une surveillance très attentionnée de la viande de porc destinée à l'alimentation, est une mesure de la plus grande utilité. Dans certains pays, cette surveillance, employée concuremment aux moyens dont je viens de parler, a fait diminuer, très notablement, le nombre des atteintes de tænia chez les habitants.

Ce que nous savons de la biologie du tænia inerme, nous fait dire qu'il faudrait exercer, sur la viande de bœuf et de mouton, une surveillance analogue à celle qu'on exerce sur la viande de porc, de même qu'il faudrait chercher un moyen d'empêcher, si c'est possible, l'herbe dont se nourrissent ces animaux, d'être souillée par les matières fécales humaines, qui contiennent des œufs de tænia inerme. Sans doute, ces mesures combinées donneraient les mêmes résultats heureux. Je sais bien qu'elles seraient plus difficiles dans la pratique, à cause de la grande quantité de bœufs qu'on abat journellement. Néanmoins, il faut indiquer aux hygiénistes l'utilité de ces mesures.

Sans espérer beaucoup que les mesures de propreté des étables et que la modification de la fumure des prairies d'une part; que la police de l'hygiène, d'autre part, puissent obtenir, de longtemps encore, que la viande de bœuf de certains pays soit meilleure, au point de vue des cysticerques celluleux; nous devons ajouter qu'en attendant, un excellent moyen de diminuer la fréquence du tænia, dans les populations, c'est de faire cuire les viandes de l'alimentation, et de faire adopter les genres de cuisson dans lesquels les germes sont sûrement détruits. Il suffira de dire qu'en Abyssinie, où la viande de bœuf est mangée crue, le tænia est extrêmement commun, tandis que, dans les troupes françaises en garnison dans la métropole, c'est-à-dire, là où la viande de boucherie est surtout mangée bouillie, le tænia est extrêmement rare, pour que les idées soient fixées à ce sujet. Ce que nous apprend Léon Colin, du Val-de-Grâce, à ce sujet, est assez remarquable, pour qu'on comprenne, du coup, toute l'importance qu'il y a à faire cuire suffisamment le bœuf que l'on consomme.

D'ailleurs, le fait, si connu, que le tænia a augmenté notablement à Saint-Pétersbourg, et précisément chez les enfants en bas âge, du jour où Weisse a préconisé la viande crue contre la diarrhée infantile; celui bien établi aussi : de l'augmentation de fréquence du tænia, en France, à mesure que la coutume des viandes peu cuites, et, même, de l'ingestion de la viande crue, s'est propagée, sont si probants et si bien démontrés aujourd'hui, qu'ils ne laissent aucun doute.

Quel est le degré de cuisson qu'il est nécessaire de faire subir à la viande, pour mettre les individus à l'abri des chances de propagation du tænia? Divers expérimentateurs ont cherché à le déterminer, et, en particulier, Lewis, de Calcutta. Lewis, exposant des cysticerques de bœuf à une température de + 60, les a vu mourir chaque fois et il a constaté, par ailleurs, qu'après cinq minutes de cuisson dans l'eau à 100°, c'est-à-dire, en ébullition, un gigot ordinaire de mouton atteint, dans son intérieur, la température de 77°. Il semble donc qu'une ébullition d'un quart d'heure au plus, est suffisante pour détruire les germes de tænia et, par conséquent, que la viande bouillie ne présente plus aucun danger sous ce rapport.

Quant à la viande rôtie, il est plus difficile de déterminer au bout de combien de temps d'exposition au feu elle n'est plus dangereuse, car, il peut se présenter maintes conditions qui font varier le problème. Mais, dans tous les cas, il suffit que la viande ne sòit pas *saignante*, comme on dit, pour que les cysticerques qu'elle contient soient détruits; par conséquent, on devra conseiller de pousser le rôtissement assez, pour faire disparaître la couleur rouge et l'aspect cru d'une viande, quand on voudra qu'elle n'expose plus à aucun danger de transmission du tænia inerme ou armé.

Pour ce qui est du bothriocéphale, nous ne sommes encore que très incomplètement renseignés sur les voies de transmission, mais, cependant, dans certaines localités, comme les bords du lac de Genève, on a constaté que l'ingestion de l'eau du lac, prédispose à contracter le parasite, tandis que l'usage de l'eau de source permet d'échapper aux atteintes du ver. Il y a, là, tout un horizon sur lequel l'hygiéniste doit méditer.

Pour la transmission du bothriocéphale, on a accusé aussi certains poissons : le saumon, la truite, le lavaret, etc., etc. Bien qu'on ne sache pas encore, au juste, dans quelle limite cette accusation est fondée, il est sage de conseiller aux populations de ne manger tous ces poissons qu'après leur avoir fait subir un mode de cuisson suffisant pour détruire les germes qu'ils peuvent contenir.

Nous pourrions, sans doute, entrer ici dans de longues considérations secondaires pour faire ressortir la nécessité qu'il y a, dans le pays où le tænia est fréquent, à ce que les sujets soient vigoureux, bien nourris, etc., etc., puisqu'on admet, généralement, que le tempérament débile, ou affaibli, prédispose les individus à contracter le parasite. Mais, ce serait une longueur absolument inutile dans le cas où nous sommes placé actuellement, c'est-à-dire, dans une étude clinique des tænias de l'homme. Donc, nous nous bornerons à rappeler que ces tænias, procédant des germes ingérés au cours de l'alimentation, par les individus, leur prophylaxie consiste, en somme, uniquement en quatre points :

1º Détruire les œufs de tænia sortant de l'intestin de l'homme, afin que les animaux dont nous faisons notre nourriture soient moins fréquemment contaminés par leur ingestion ;

2º Surveiller la viande de boucherie, la charcuterie et le poisson, afin que les hommes, de leur côté, ingèrent le moins possible, de germes avec ces aliments ;

3º Faire, autant qu'on peut, usage de viandes suffisamment cuites pour que les germes de tænia : armé, inerme, ou bothriocéphale, qu'elles contiennent soient détruits par la chaleur ;

4° User de l'eau des sources, ou de l'eau filtrée dans des filtres suffisamment serrés, de préférence à l'eau des rivières, des mares, des étangs et des lacs, où certains germes se trouvent quelquefois.

Voilà, en somme, dans l'état actuel de nos connaissances encore très incomplètes sur les divers détails de la biologie des tænias, les seules règles que nous puissions formuler, pour ce qui touche à la prophylaxie de ces parasites. Elles sont extrêmement aléatoires, on le comprend ; elles ne peuvent fournir que de très minimes résultats efficaces, mais, enfin, elles peuvent se réclamer de l'adage : *Melius anceps quam nullus.*

FIN

TABLE DES MATIÈRES

Pages

FIN DE LA TABLE

Toulon. — Imprimerie du Var, angle des rues Picot et d'Antrechaus.